トマト、冷蔵庫に入れてませんか？

ピンポーン
ガチャ
はーい
よっ!!
遊びにきて
やったぞ
主人公
ハルミ
やったぞ
息子
ショウ
お姉ちゃん
久しぶりー!
お義母《かあ》さん
元気?
相変わらずよー
健康元気ちゃん
普段は静かなのに
料理となると
熱いのよねー
今日も土曜日なのに
朝から野菜
買いに行ったわ

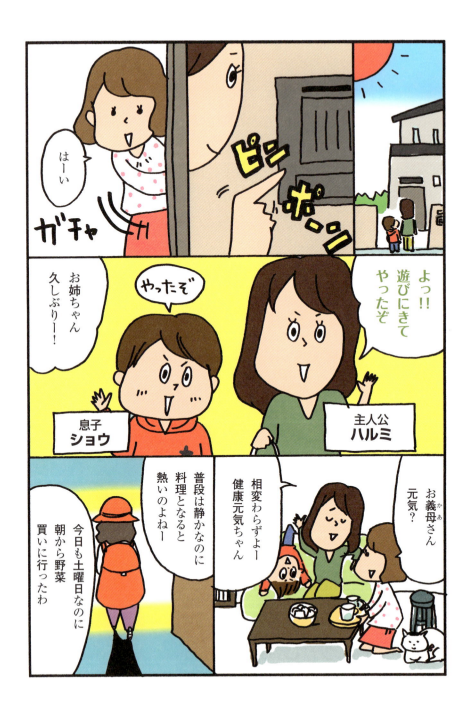

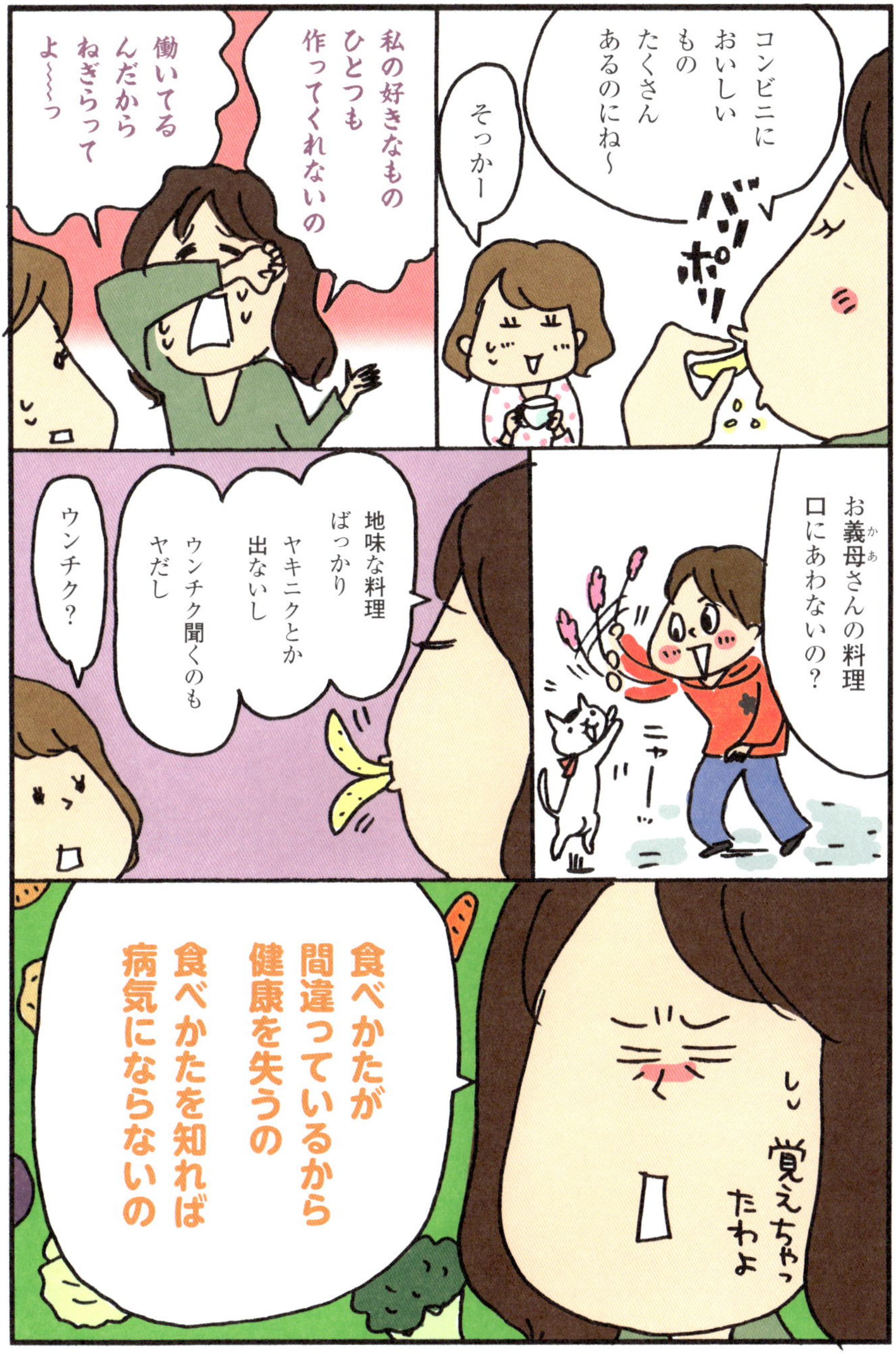
コンビニにおいしいものたくさんあるのにね～
バリ
ポリ
そっかー
私の好きなものひとつも作ってくれないの
働いてるんだからねぎらってよ～～っ
お義母《かあ》さんの料理口にあわないの？
ニャー!!
地味な料理ばっかりヤキニクとか出ないしウンチク聞くのもヤだし
ウンチク？
食べかたが間違っているから健康を失うの食べかたを知れば病気にならないの
覚えちゃったわよ

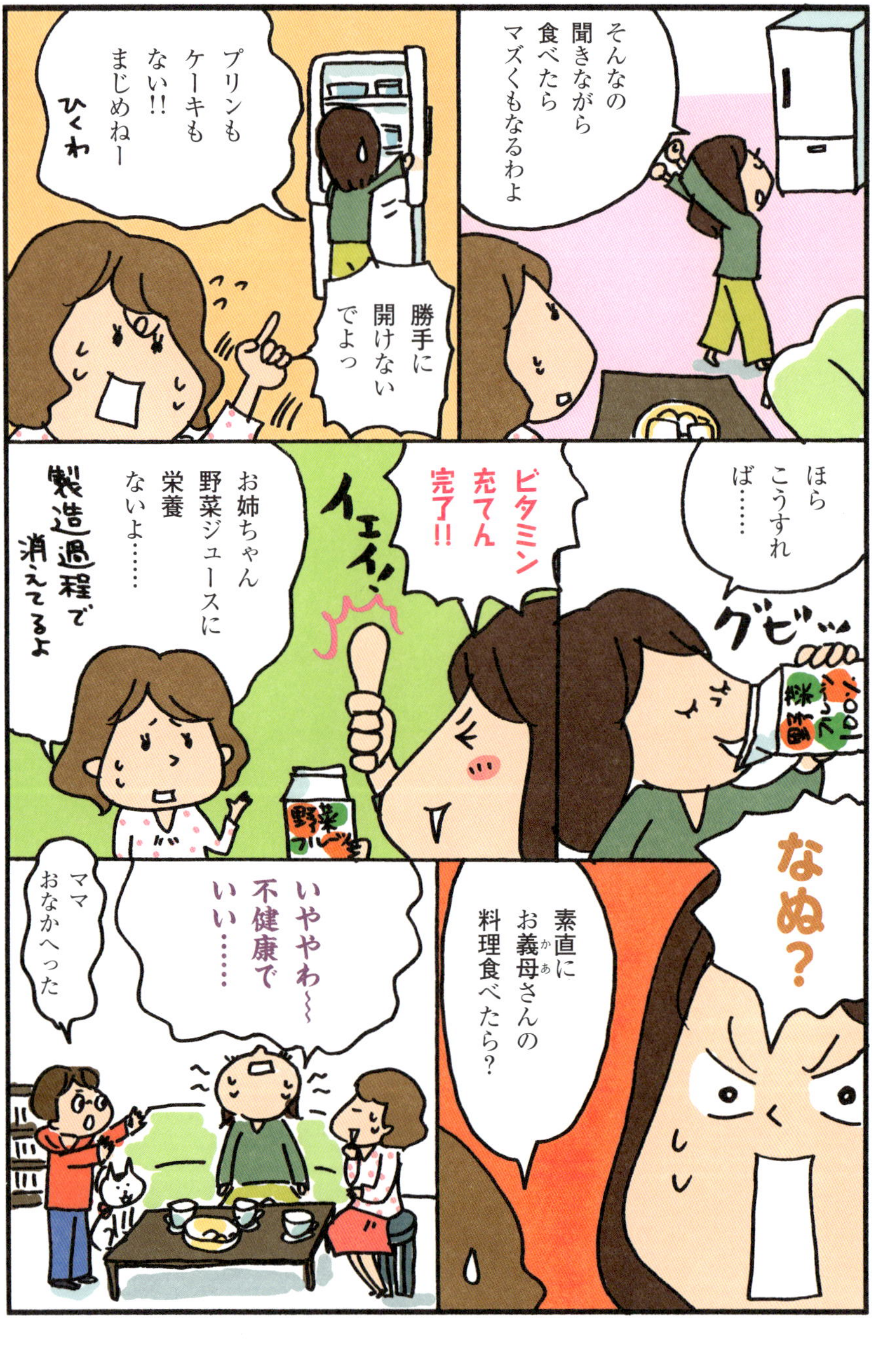
そんなの聞きながら食べたらマズくもなるわよ
プリンもケーキもない!!まじめねー
ひくわ
勝手に開けないでよっ
ほらこうすれば……
グビッ
ビタミン充てん完了!!
イエイ!
お姉ちゃん野菜ジュースに栄養ないよ……
製造過程で消えてるよ
なぬ?
素直にお義母《かあ》さんの料理食べたら?
いややわ~~不健康でいい……
ママおなかへった

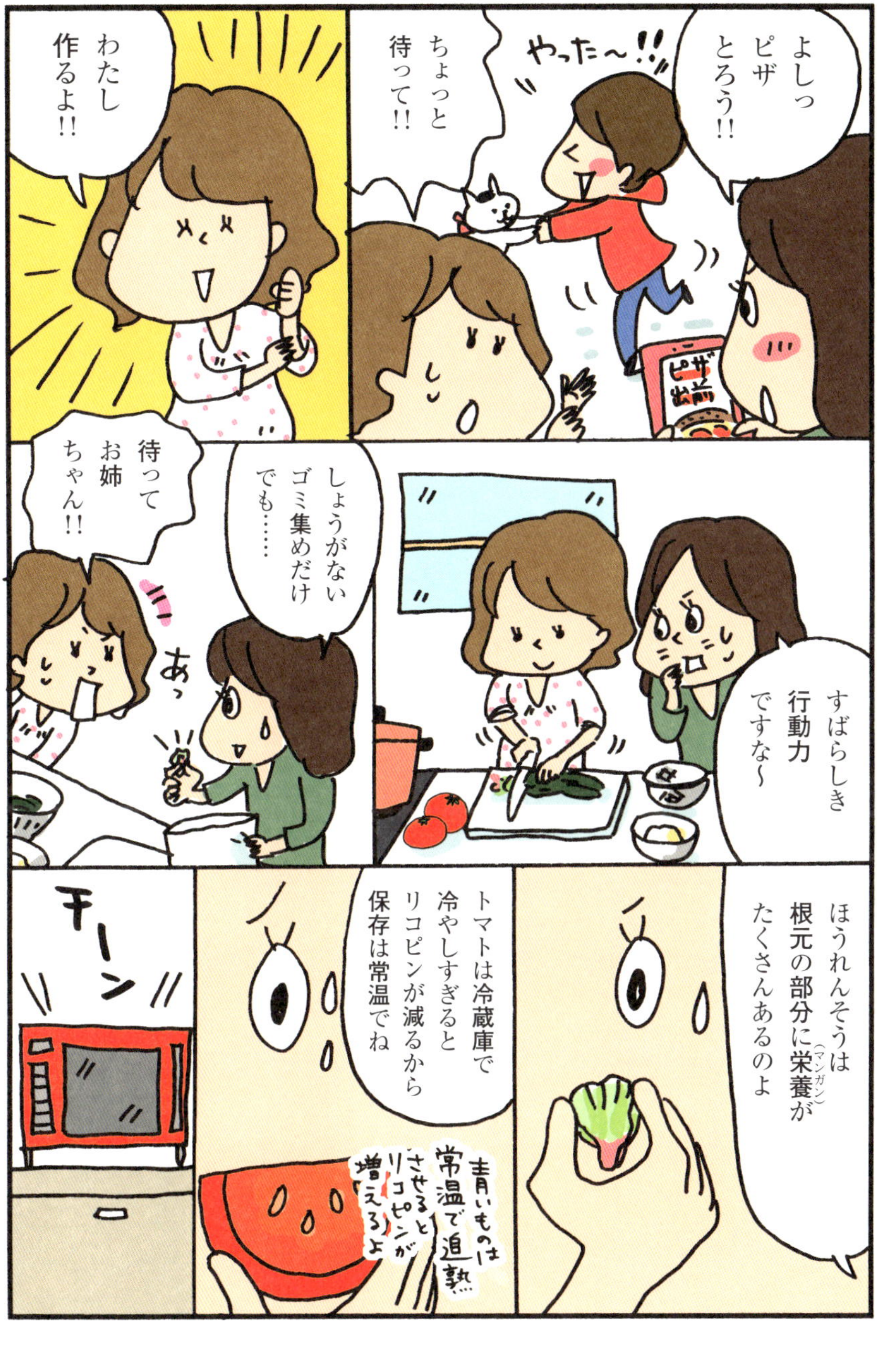
よしっ ピザ とろう!!
やった〜!!
ちょっと待って!!
ピザ 出前
わたし作るよ!!
すばらしき行動力ですな〜
しょうがないゴミ集めだけでも……
待ってお姉ちゃん!!
あっ
ほうれんそうは根元の部分に栄養《（マンガン）》がたくさんあるのよ
トマトは冷蔵庫で冷やしすぎるとリコピンが減るから保存は常温でね
青いものは常温で追熟させるとリコピンが増えるよ
チーン

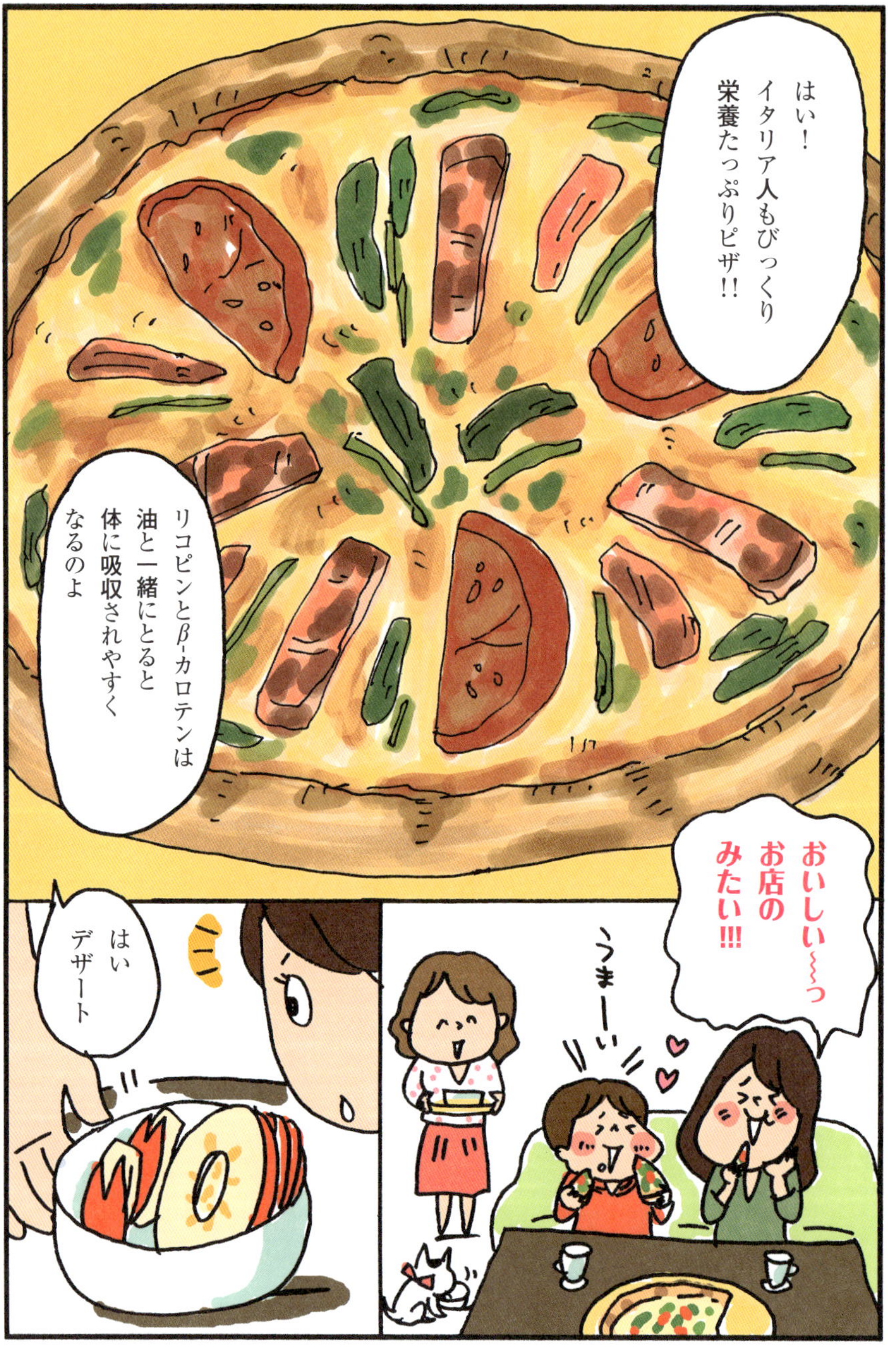
はい！
イタリア人もびっくり
栄養たっぷりピザ!!
リコピンとβ-カロテンは
油と一緒にとると
体に吸収されやすく
なるのよ
おいしい〜っ
お店の
みたい!!!
うまーい
はい
デザート

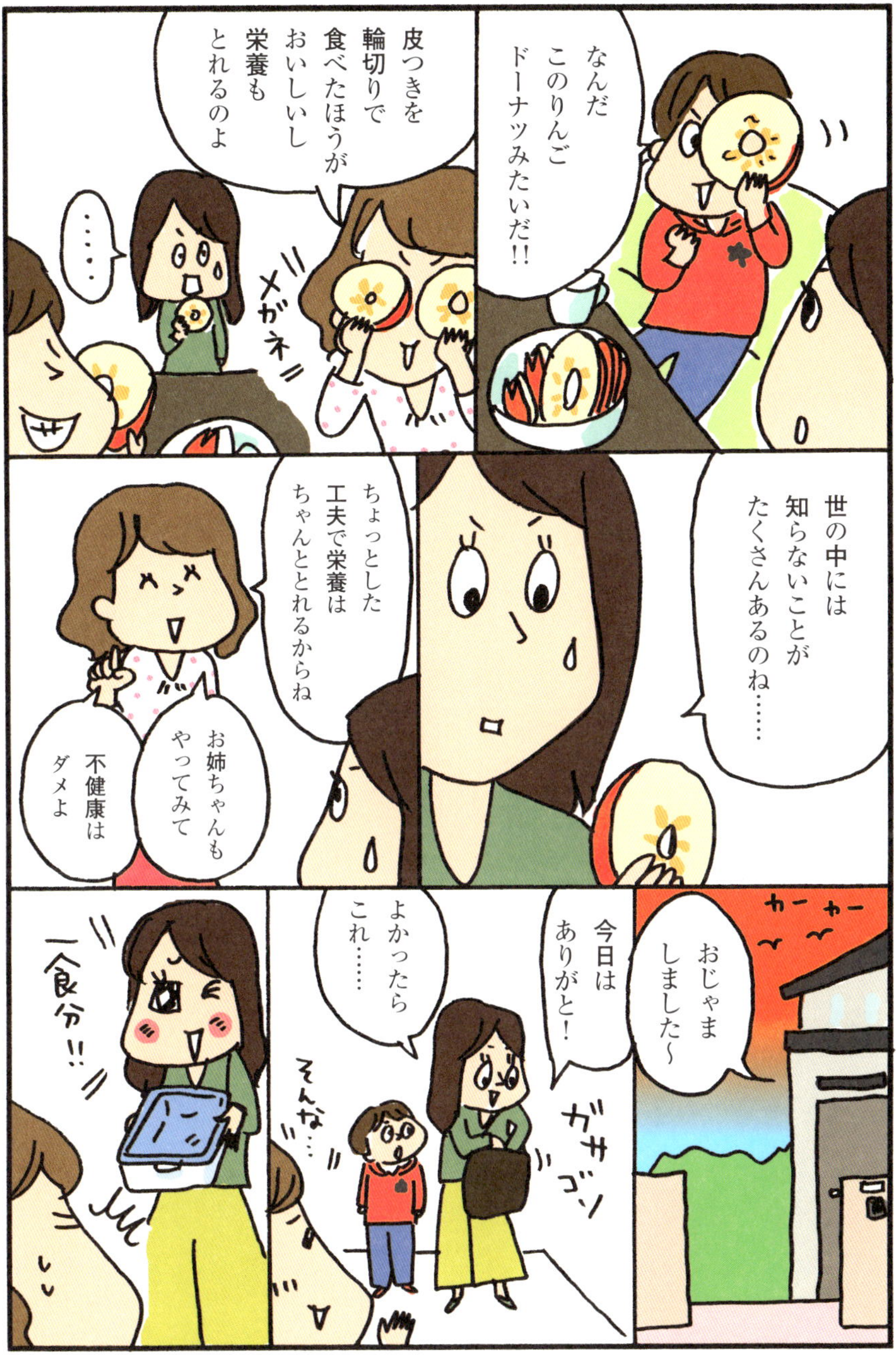
なんだ このりんご ドーナツみたいだ!!
皮つきを輪切りで食べたほうがおいしいし栄養もとれるのよ
メガネ
……
世の中には知らないことがたくさんあるのね……
ちょっとした工夫で栄養はちゃんととれるからね
お姉ちゃんもやってみて
不健康はダメよ
カーカー
おじゃましました〜
今日はありがと!
ガサゴソ
よかったらこれ……
そんな…
一食分!!

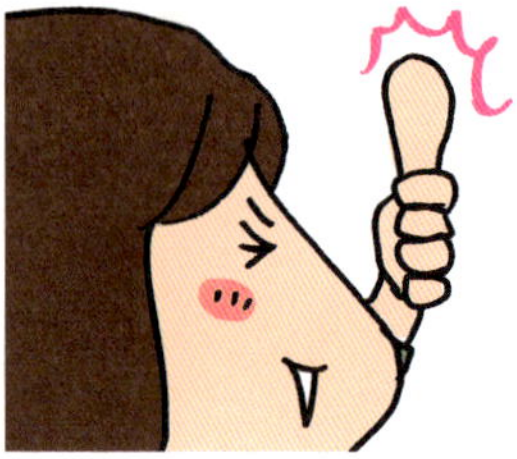

もくじ

1章 ビタミン・ミネラルをとろう！

キャベツ……22
白菜……24
だいこん……26
BISTRO栄養レシピ……**28**
ゴーヤ（にがうり）……30
さつまいも……32
じゃがいも……34
BISTRO栄養レシピ……**36**
トウミョウ……38
ごぼう……40
かぶ……42
BISTRO栄養レシピ……**44**
ブロッコリー……46
もやし……48
ピーマン……50
BISTRO栄養レシピ……**52**
しいたけ……54
まいたけ……56
たけのこ……58
BISTRO栄養レシピ……**60**
ながいも……62
アボカド……64
いちご……65
みかん……66
キウイフルーツ……67
かき……68

2章 たんぱく質・脂質をとろう！

鶏肉（むね）……76
豚肉（ロース）……78
牛肉（もも）……80
BISTRO栄養レシピ……**82**
たら……84
ぶり……86
いか……88
BISTRO栄養レシピ……**90**
さけ……92
いわし……94

豆腐 …… 96
BISTRO栄養レシピ …… 98
とうもろこし …… 100
くり …… 102
納豆 …… 103
オリーブ油／えごま油／あまに油 …… 104

3章 B（ビー）、たりてますか？

ほうれんそう …… 112
えだまめ …… 114
オクラ …… 116
BISTRO栄養レシピ …… 118
かつお …… 120
さんま …… 122
あさり・しじみ …… 124
BISTRO栄養レシピ …… 126
レバー（豚） …… 128
バナナ …… 129
玄米 …… 130

4章 ファイトケミカルをとろう！

たまねぎ …… 138
にんじん …… 140
アスパラガス …… 142
BISTRO栄養レシピ …… 144
かぼちゃ …… 146
ねぎ（白ねぎ） …… 148
なす …… 150
BISTRO栄養レシピ …… 152
トマト …… 154
にら …… 156
こまつな …… 158
BISTRO栄養レシピ …… 160
りんご …… 162
ぶどう …… 163
レモン …… 164
緑茶 …… 165

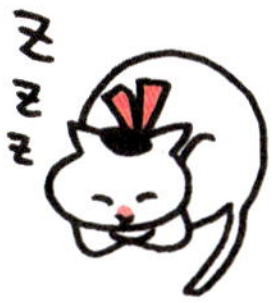

本書の使いかた

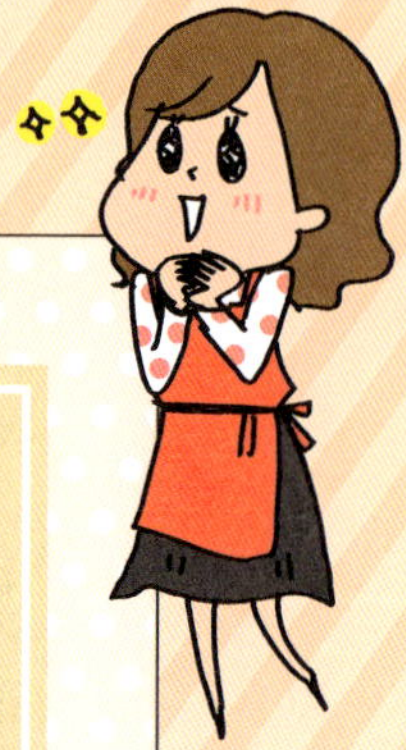

おいしい見わけかた

- 濃い赤色で、ツヤとハリがある
- ヘタのあたりから香りがする
- おしりに星印（白い筋）が見える

春夏の赤を求めて トマト

Point 2

新鮮でおいしいものの見分けかたがわかる！

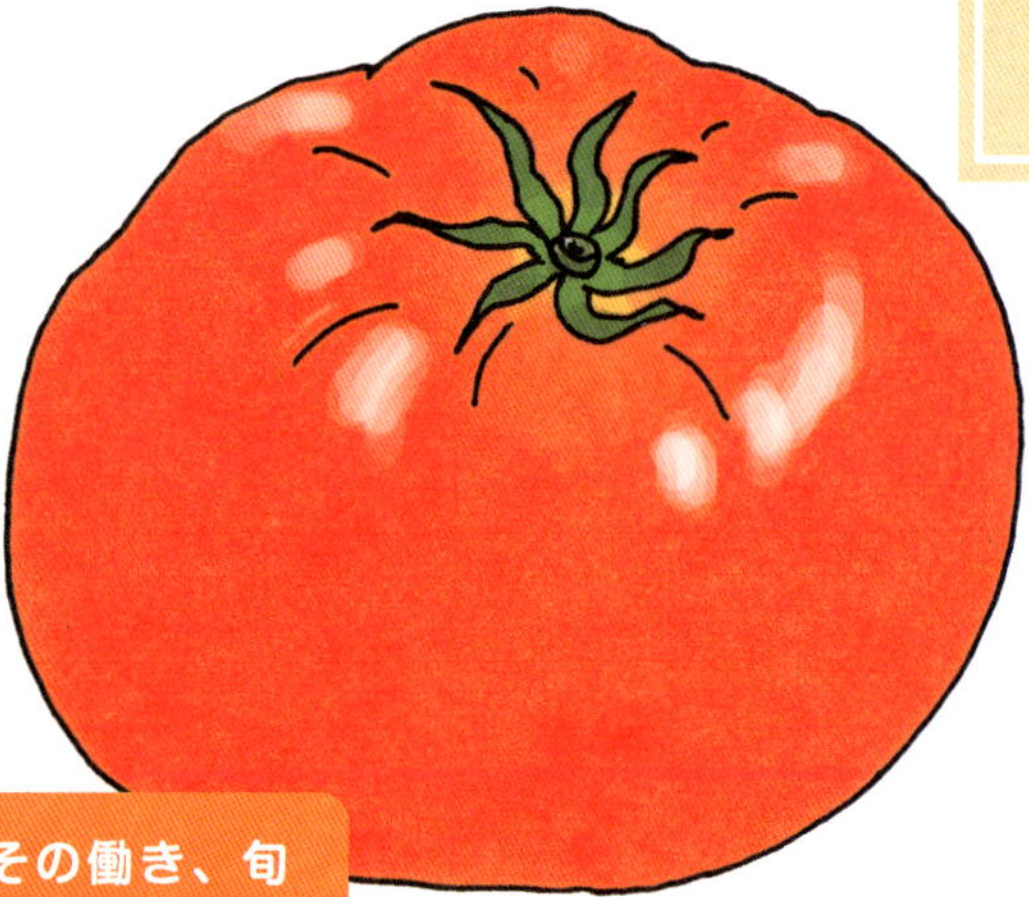

栄養とその働き、旬や品種のことなどについて詳しく解説！

〔注目の栄養素・成分〕

リコピン

β-カロテン

赤色…トほど…脈硬化…果のあ…をたく…います…カロテ…ンC、…どのミ…く含ん…春のものは甘みと酸味が強くおいしいですが、夏のほうがβ-カロテンが多いというデータもあります。

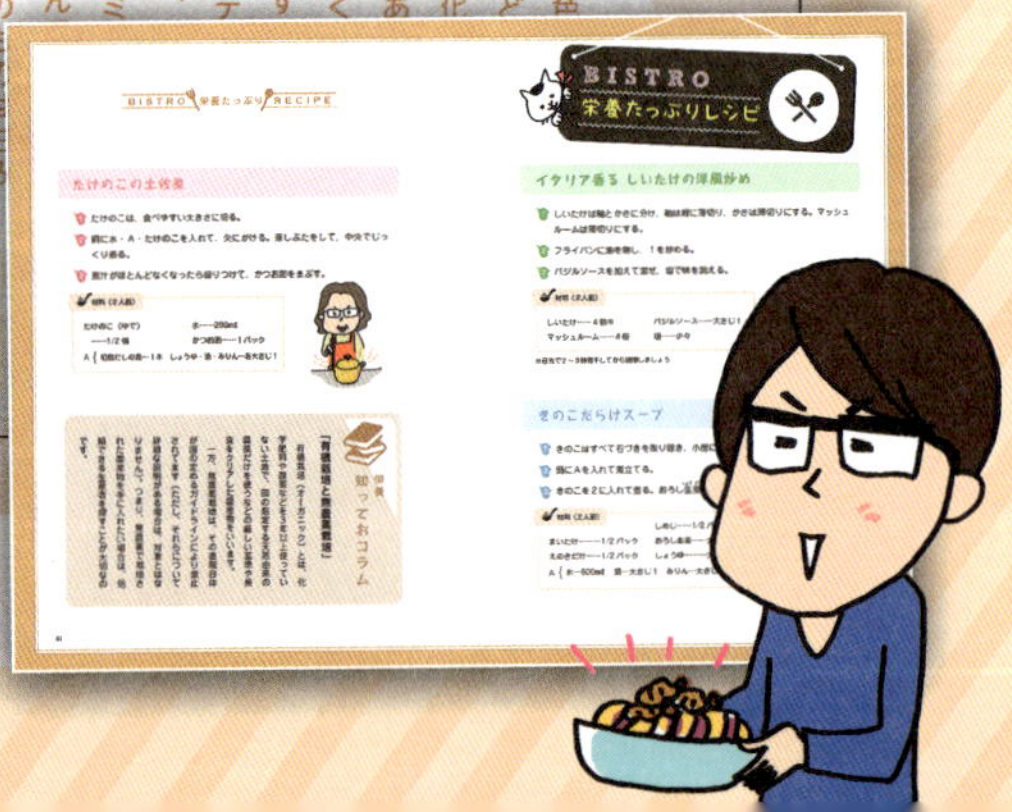

Point 4

一品レシピがついている！

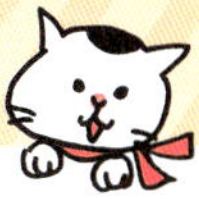

Point1

大切な栄養素を逃さない調理法や保存法、食べかたがよくわかる！

栄養を逃がさない 調理法

【熱を加える】

リコピンは、生よりも加熱したほうが吸収が高まります。スープやカレーに入れて煮込んだり、ピザにのせて焼いたり、ソースにしたりして食べましょう。

生で食べる場合は、油を含むドレッシングやマヨネーズなどと合わせたり、アボカドとの組み合わせも効果的です。

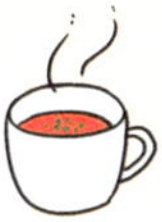

栄養を逃がさない 保存法

常温

トマトは寒いところが苦手なので、新聞紙で包み、ヘタを下にして家の涼しい場所に置いて保存します。

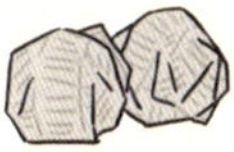

冷凍

密閉できるポリ袋に並べ、空気が入らないように口を閉じて保存します。

感は変わるので、

で保存し、ソース

るのもいいでしょ

解凍するときに流れ出てしまう栄養素もあるので、上手に調理しよう！

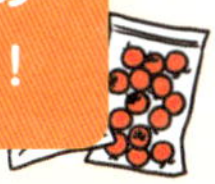

栄養をおいしくとるコツ

トマトを冷蔵庫で冷やしすぎると、リコピンが減ってしまいます。暑い時期や完熟している場合以外は、常温で保存しましょう。

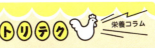

トリテク　栄養コラム

「プランターでも」

トマトは家庭菜園の定番。簡単にできるので、挑戦してみましょう。水を少なめにあげるのが、甘く育てるコツです。

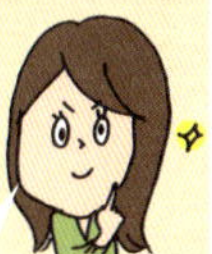

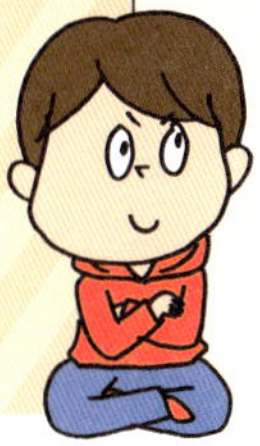

Point3

栄養をとるためのテクニックや、食材に関する役立つ話題が満載！

キャラクター紹介

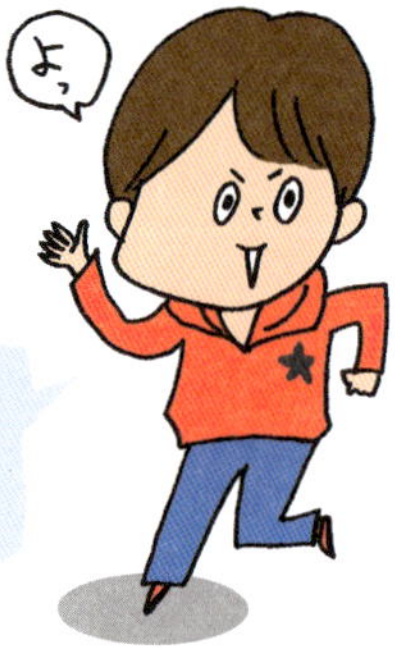

ショウ

息子

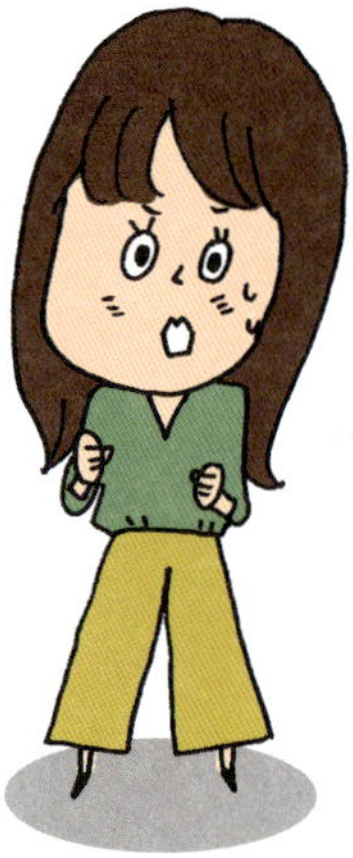

ハルミ

元気！

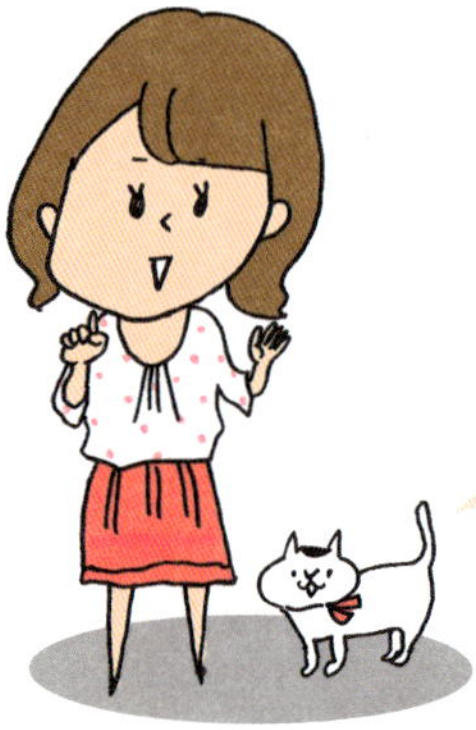

マイ

ハルミの妹
料理がうまい

気になるネコ

癒《いや》される

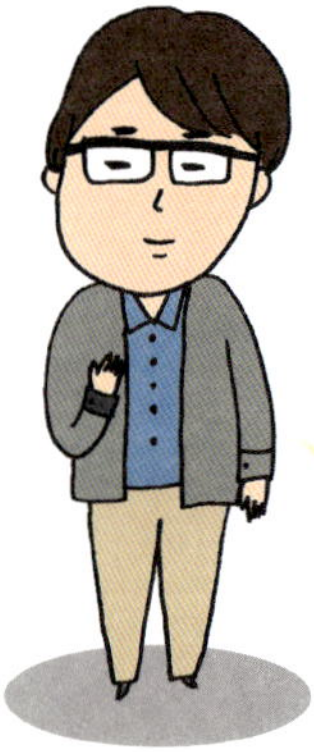

ダンナ

ここぞというときは
決めてくれるはず

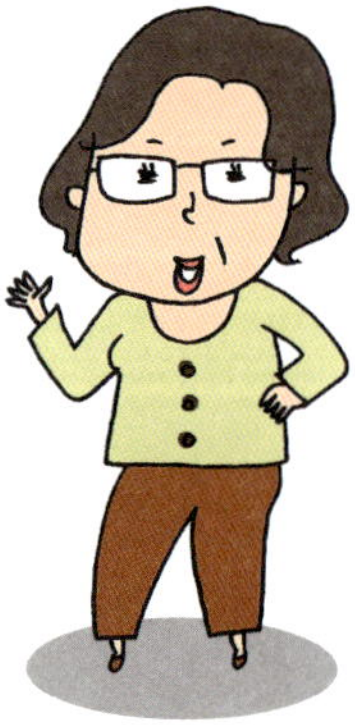

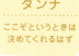

お義母《かあ》さん

ちょっと
めんどくさい

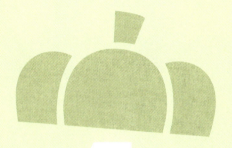

1

ビタミン・ミネラルをとろう！

Vitamin , Mineral wo toro!

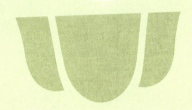

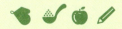

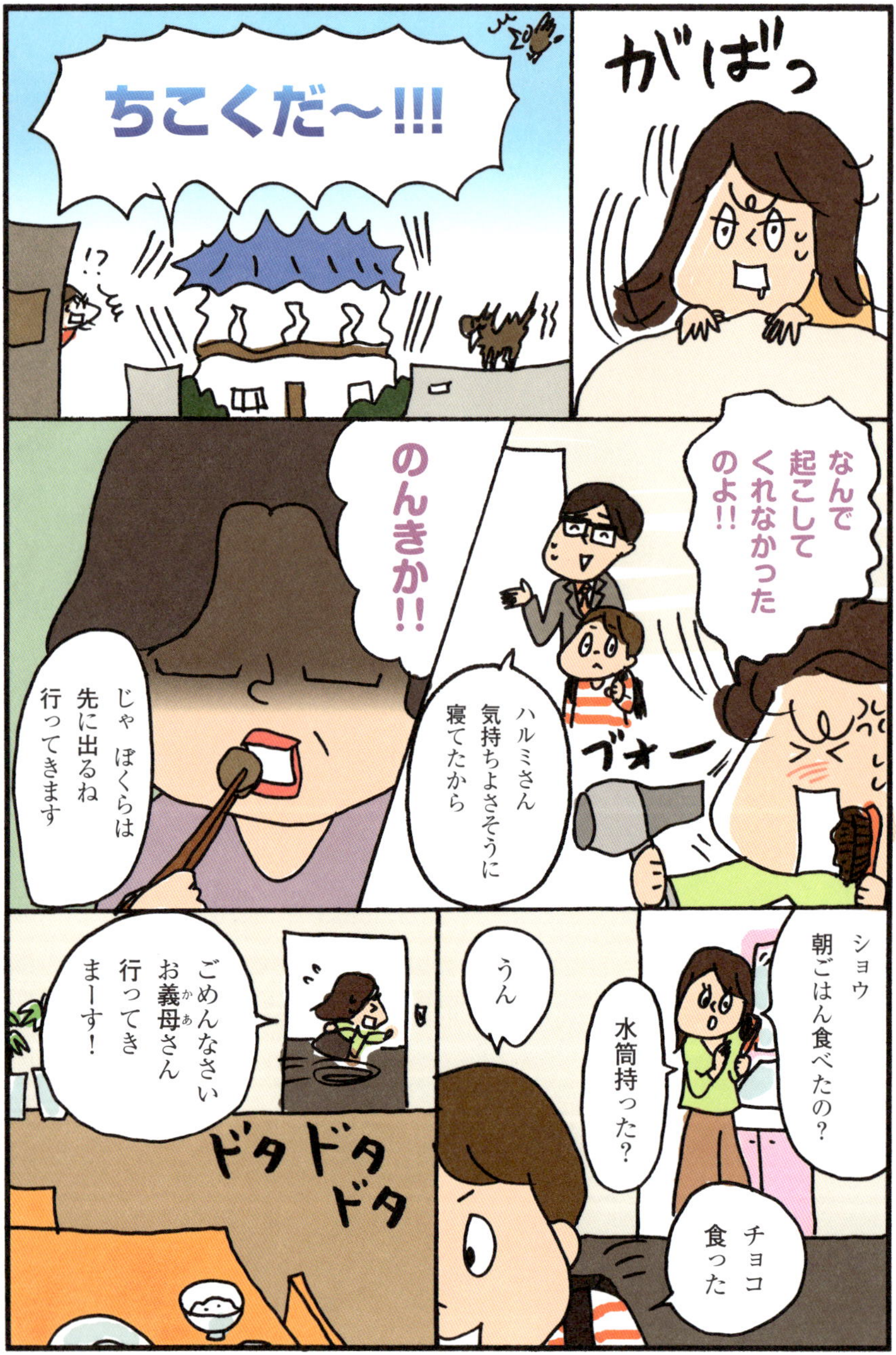
がばっ
ちこくだ〜!!!
!?
なんで起こしてくれなかったのよ!!
ブォー
ハルミさん気持ちよさそうに寝てたから
のんきか!!
じゃ ぼくらは先に出るね行ってきます
ショウ朝ごはん食べたの?
水筒持った?
うん
チョコ食った
ごめんなさいお義母《かあ》さん行ってきまーす!
ドタドタドタ

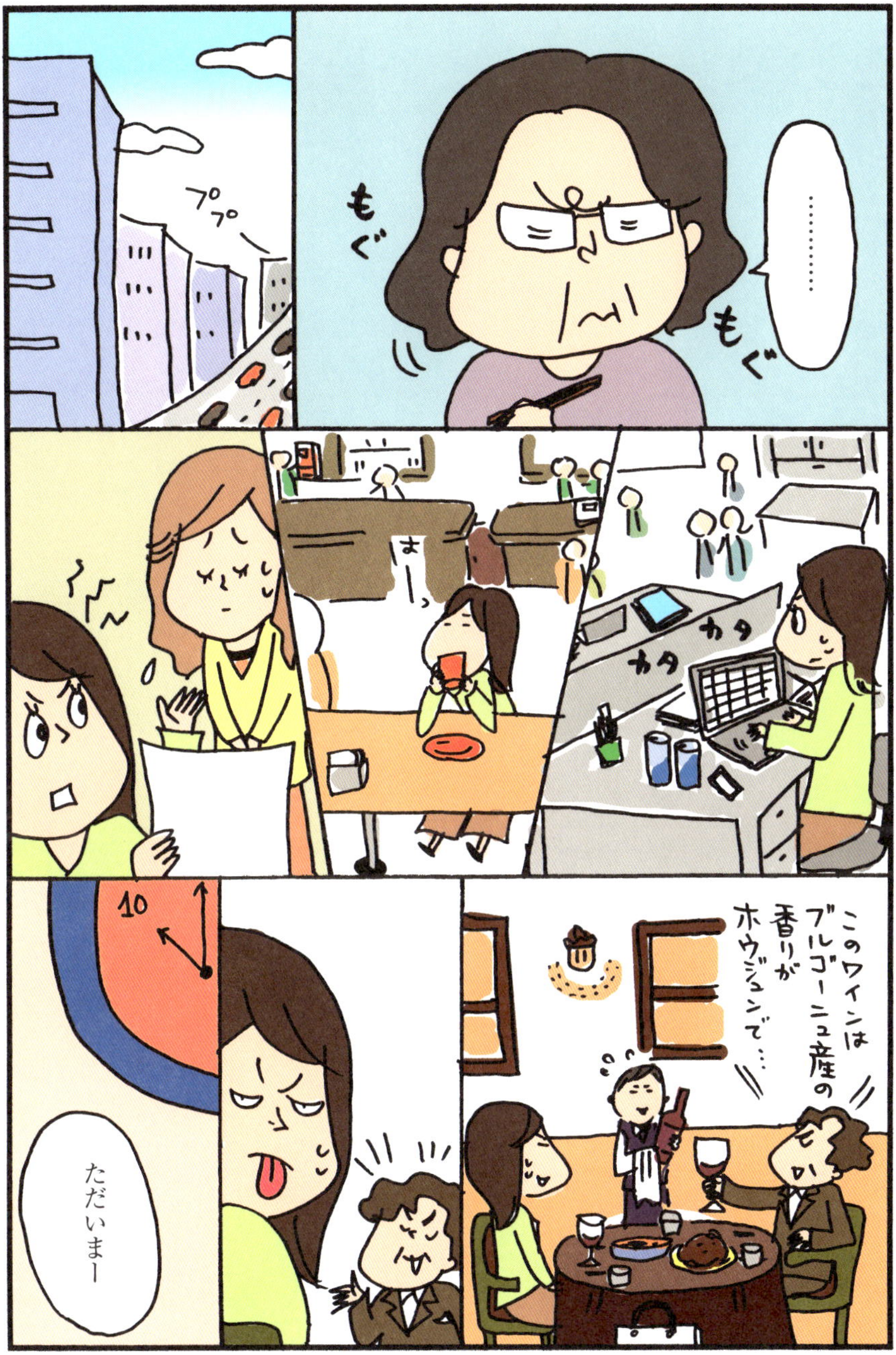
もぐ
もぐ
…………
ププー
カタ
カタ
はーっ
このワインはブルゴーニュ産の香りがホウジュンで…
10
ただいまー

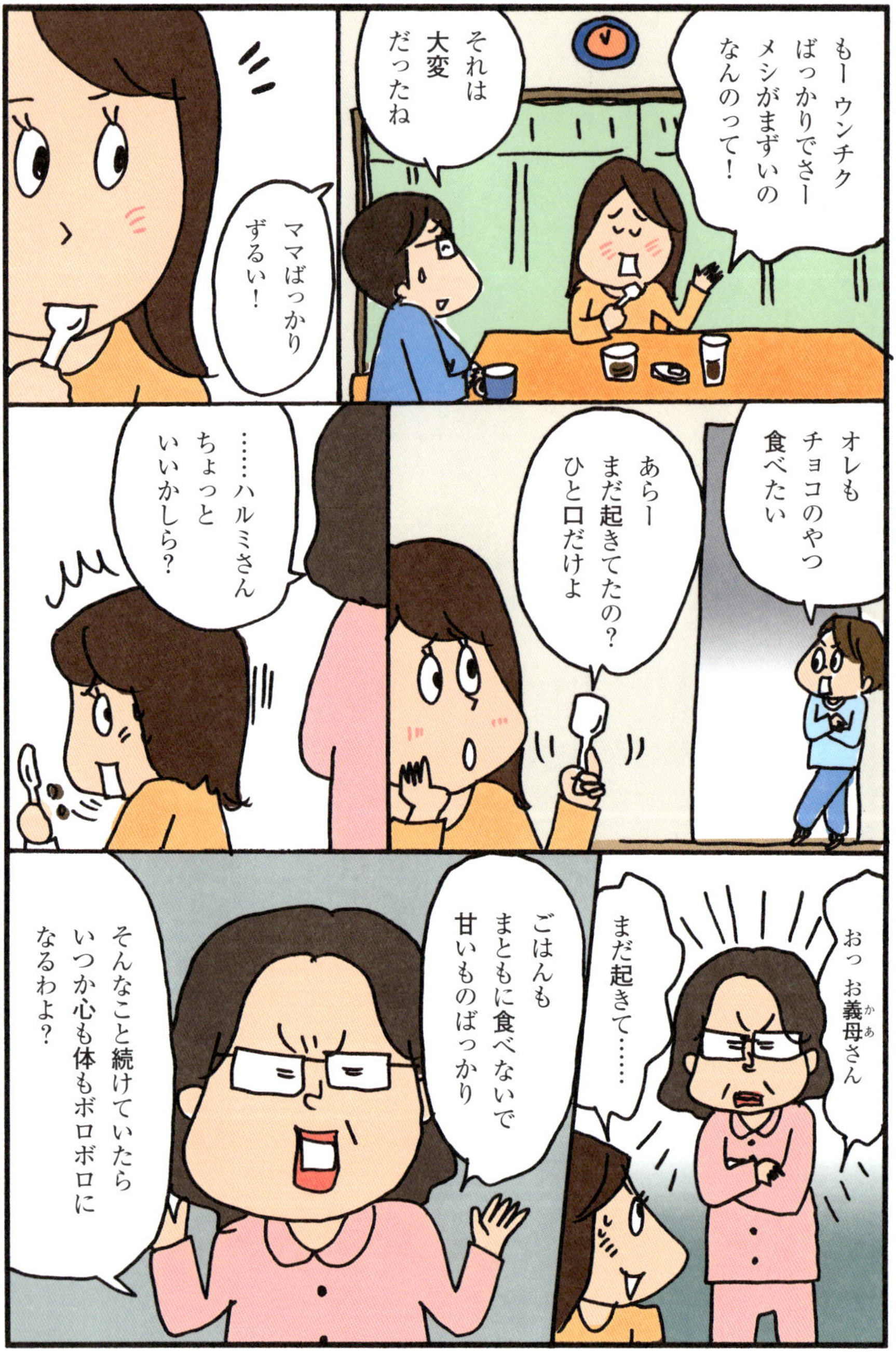

もーウンチク
ばっかりでさー
メシがまずいの
なんのって！
それは
大変
だったね
ママばっかり
ずるいい！
オレも
チョコのやつ
食べたい
あらー
まだ起きてたの？
ひと口だけよ
……ハルミさん
ちょっと
いいかしら？
おっ お義母《かあ》さん
まだ起きて……
ごはんも
まともに食べないで
甘いものばっかり
そんなこと続けていたら
いつか心も体もボロボロに
なるわよ？

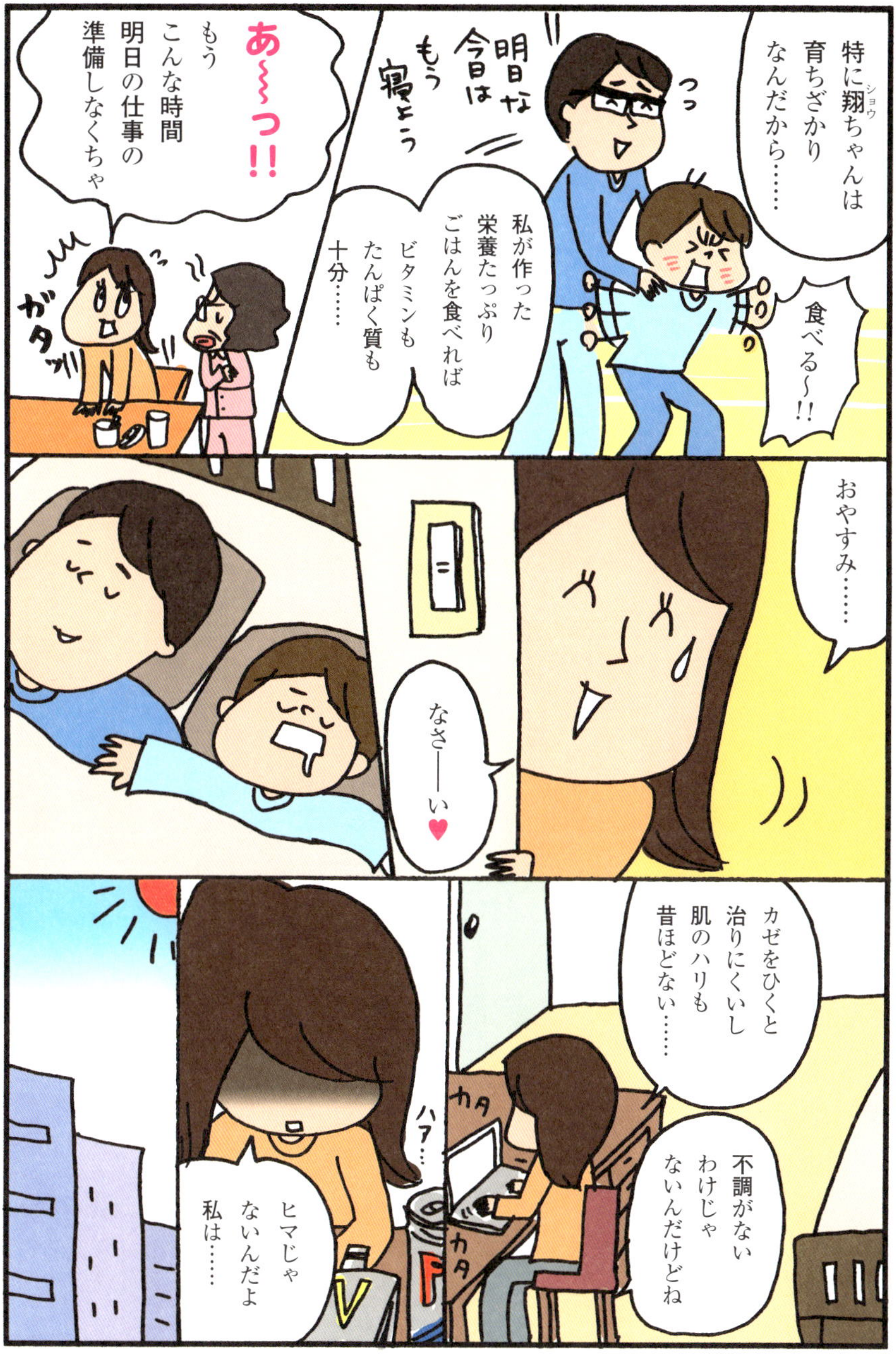
特に翔《ショウ》ちゃんは育ちざかりなんだから……
食べる〜!!
明日な 今日はもう寝よう
私が作った栄養たっぷりごはんを食べればビタミンもたんぱく質も十分……
あ〜〜っ!!
もうこんな時間明日の仕事の準備しなくちゃ
ガタッ
おやすみ……
なさ――い♥
カゼをひくと治りにくいし肌のハリも昔ほどない……
不調がないわけじゃないんだけどね
カタ
カタ
ハァ…
ヒマじゃないんだよ私は……

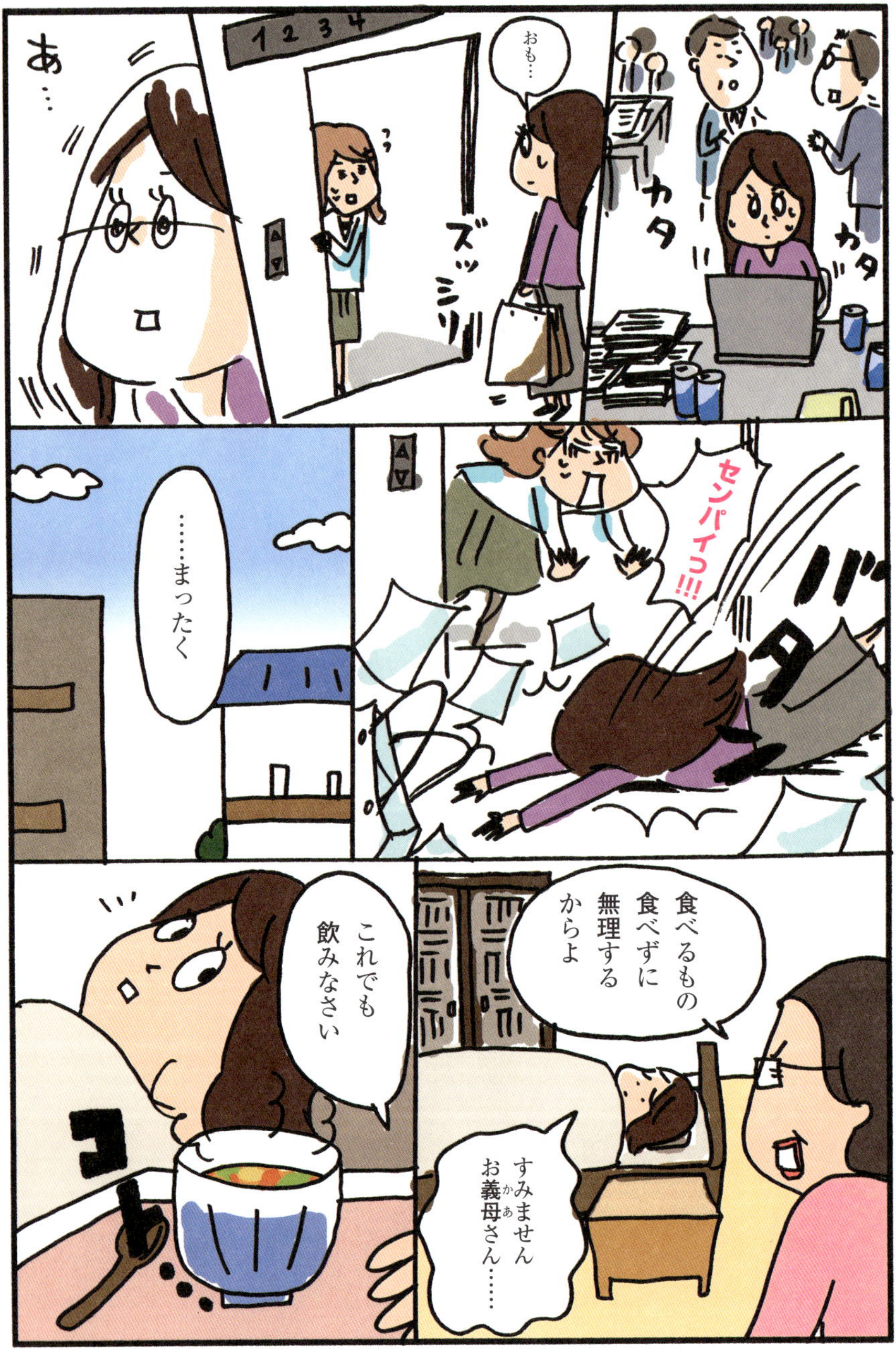
カタ
カタ
おも…
ズッシリ
あ…
センパイっ!!!
バタ
……まったく
食べるもの食べずに無理するからよ
すみませんお義母《かあ》さん……
これでも飲みなさい
コト

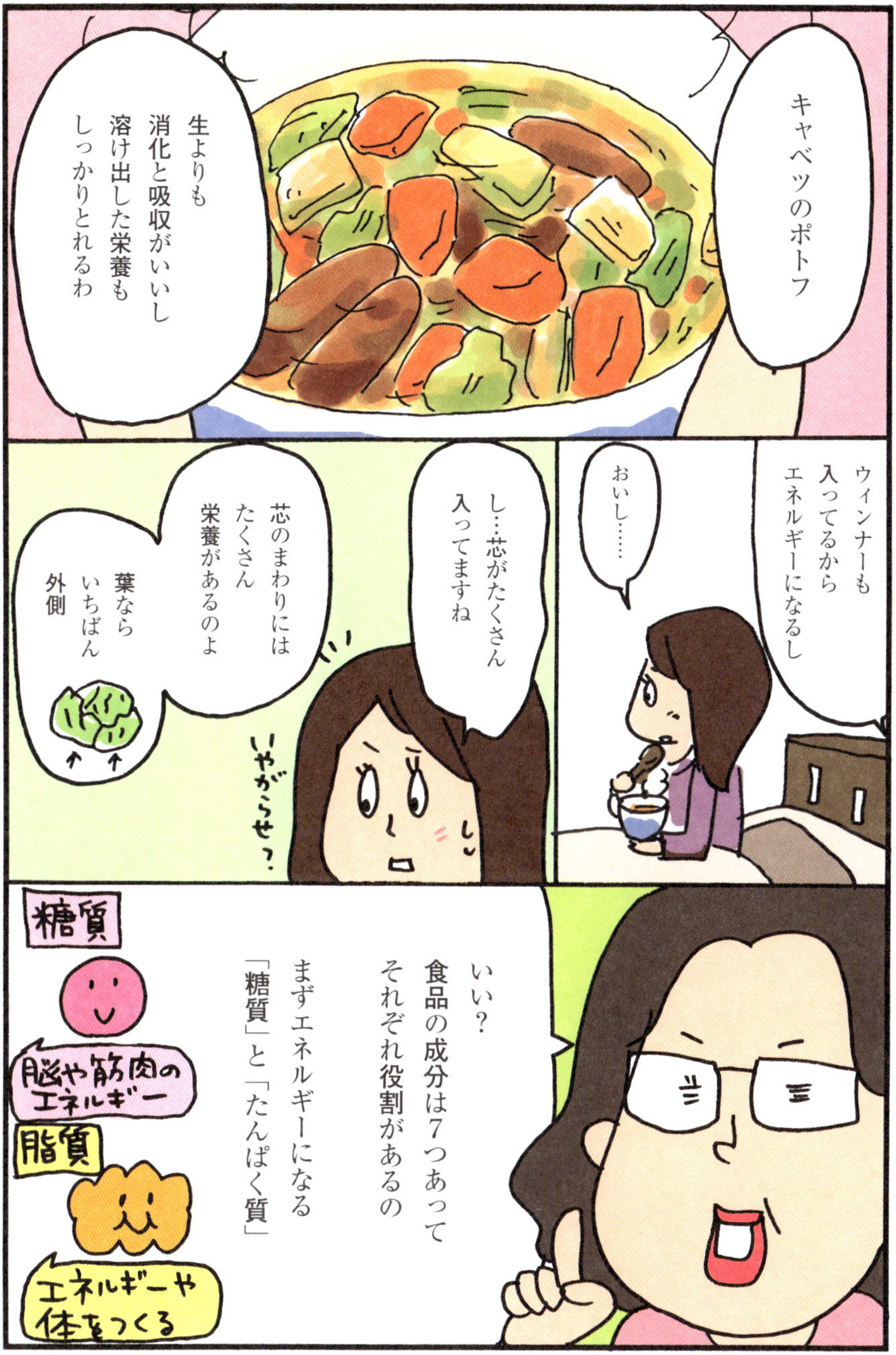
キャベツのポトフ
生よりも
消化と吸収がいいし
溶け出した栄養も
しっかりとれるわ
ウィンナーも
入ってるから
エネルギーになるし
おいし……
し…芯がたくさん
入ってますね
いやがらせ?
芯のまわりには
たくさん
栄養があるのよ
葉なら
いちばん
外側
いい?
食品の成分は7つあって
それぞれ役割があるの
まずエネルギーになる
「糖質」と「たんぱく質」
糖質
脳や筋肉のエネルギー
脂質
エネルギーや体をつくる

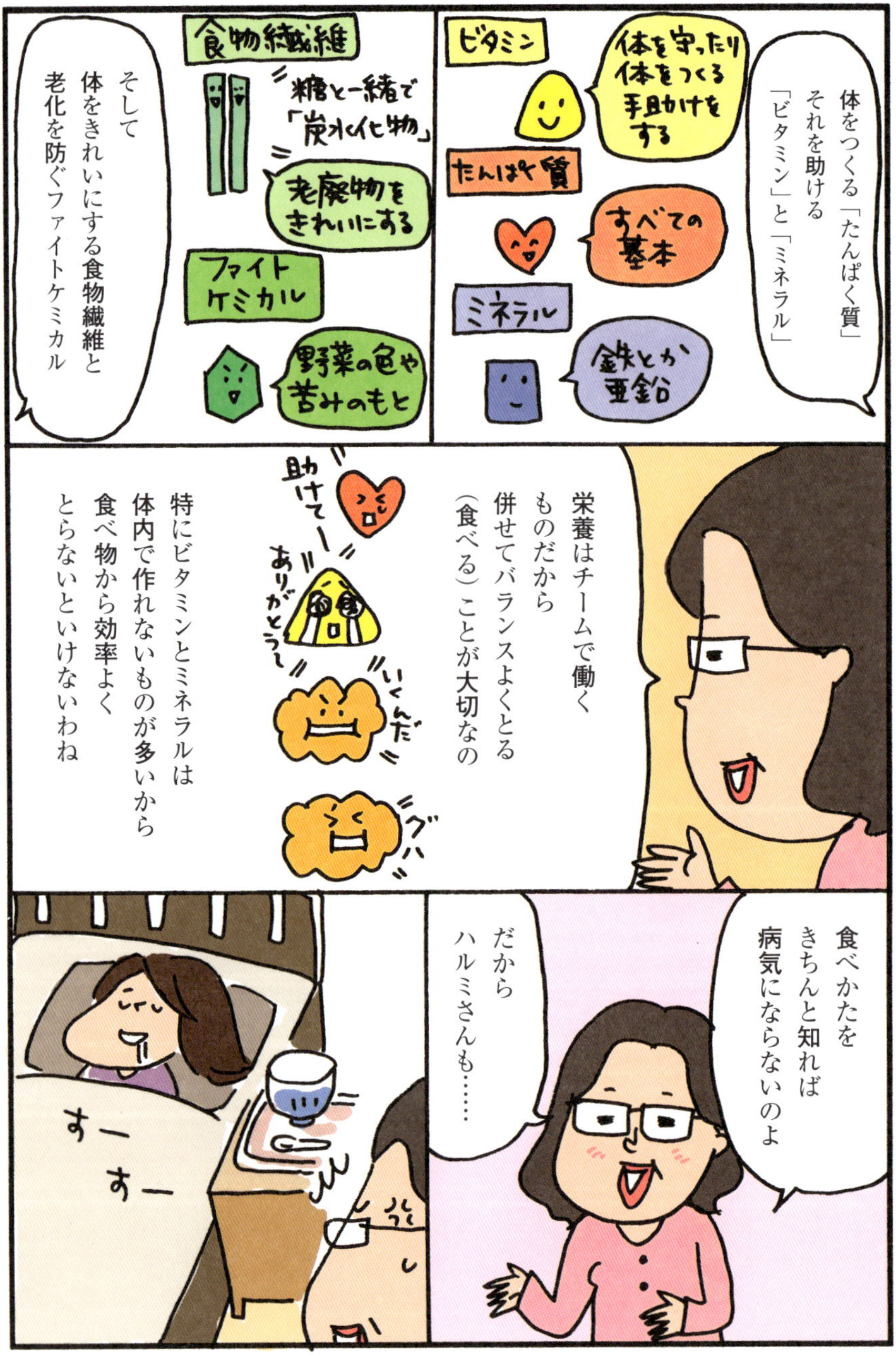
体をつくる「たんぱく質」
それを助ける
「ビタミン」と「ミネラル」
ビタミン
体を守ったり体をつくる手助けをする
たんぱく質
すべての基本
ミネラル
鉄とか亜鉛
食物繊維
糖と一緒で「炭水化物」
老廃物をきれいにする
ファイトケミカル
野菜の色や苦みのもと
そして
体をきれいにする食物繊維と
老化を防ぐファイトケミカル
栄養はチームで働く
ものだから
併せてバランスよくとる
（食べる）ことが大切なの
助けてー
ありがとう
いくんだ
グハ
特にビタミンとミネラルは
体内で作れないものが多いから
食べ物から効率よく
とらないといけないわね
食べかたを
きちんと知れば
病気にならないのよ
だから
ハルミさんも……
すー
すー

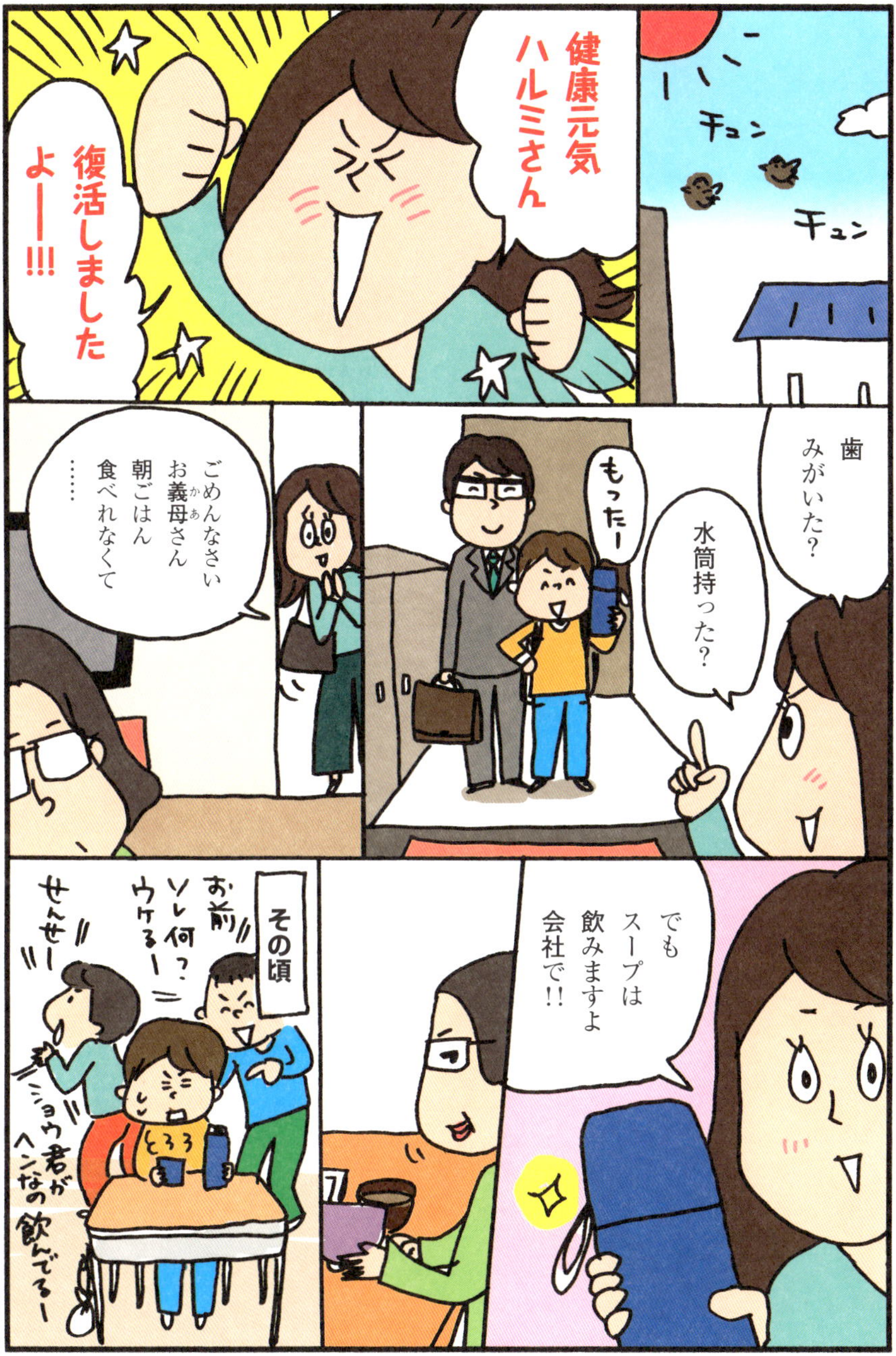
チュン
チュン
健康元気ハルミさん
復活しましたよーー!!!
歯みがいた？
水筒持った？
もったー
ごめんなさい お義母《かぁ》さん 朝ごはん食べれなくて……
でもスープは飲みますよ会社で!!
その頃
お前ソレ何？ウケるー
とろろ
せんせー
ショウ君がヘンなの飲んでるー

捨てるとこなし！キャベツ

おいしい見わけかた

- 鮮やかな緑色で、ツヤとハリがある
- 葉がしっかりと巻いている
- ずっしりと重い

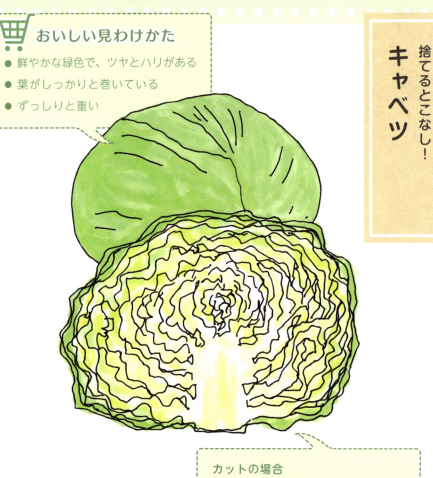

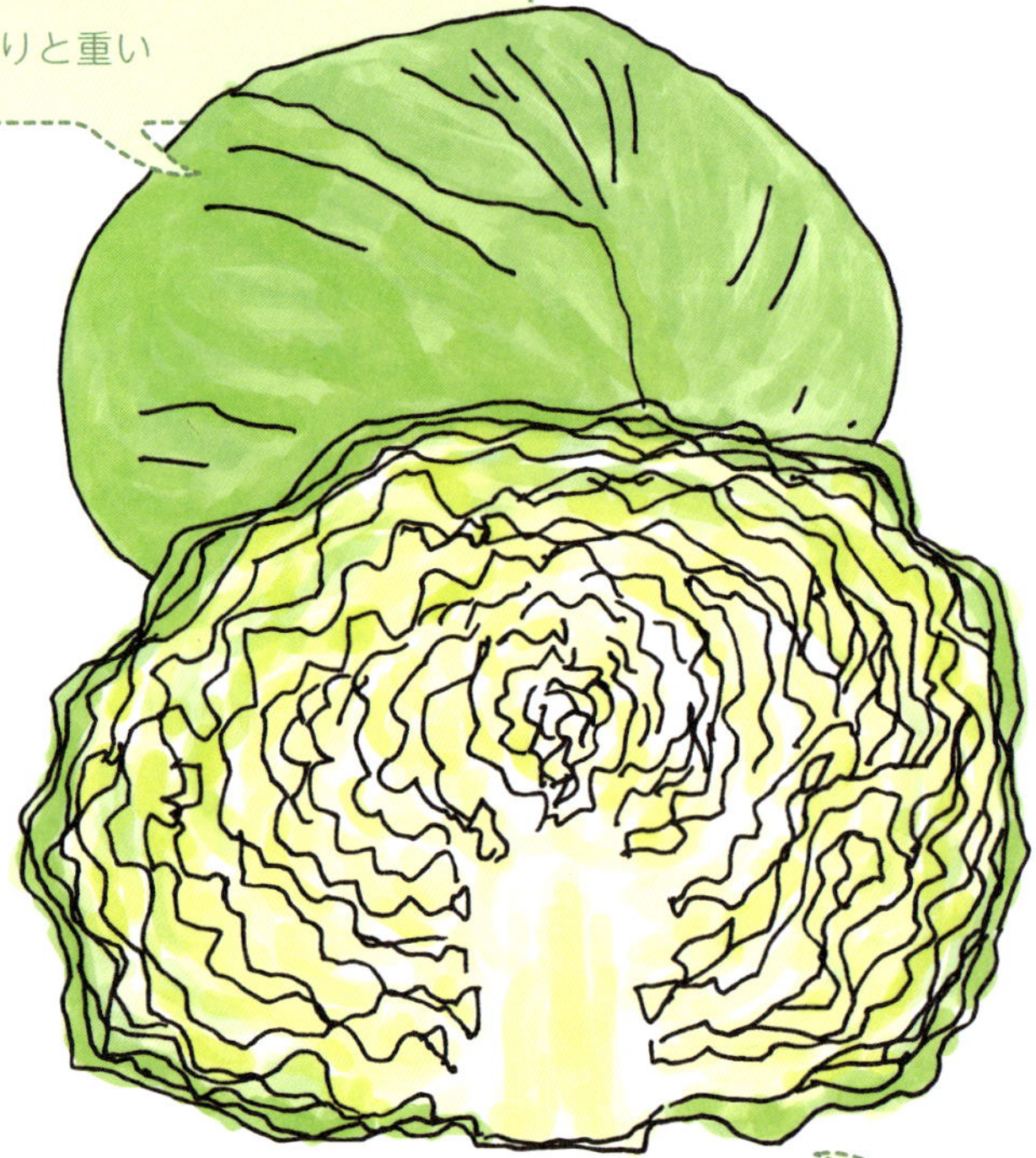

カットの場合

- 葉が詰まっている
- 切り口が盛り上がっていない
- 芯の高さが３分の２以下

キャベツは、ビタミンC・K・U、カリウム・カルシウムなどのミネラルを含んでいます。ビタミンUはキャベジンとも呼ばれ、胃腸の粘膜修復を促進する働きがあります。

３〜６月に出回る春キャベツ、７〜10月に出回る高原キャベツ、11〜２月に出回る冬キャベツがあります。

〔注目の栄養素・成分〕

- ビタミンU
- カリウム
- カルシウム

栄養を逃がさない調理法

【生・蒸す・煮る】

ビタミン類を効率よくとるには、生で食べるのが一番。ただし、千切りキャベツを水にさらすと、食感はよくなりますが、ビタミンCは流れ出てしまいます。氷水に1分程度を心がけましょう。

また、葉の外側や芯の周辺には、ビタミンが多く詰まっています。芯自体も栄養をたくさん含んでいるので、捨てずに食べましょう。

栄養を逃がさない保存法

冷蔵

芯の切り口を少しくりぬいて、濡らしたペーパータオルを詰めます。新聞紙で包み、ポリ袋に入れて口を軽く閉じて保存します。

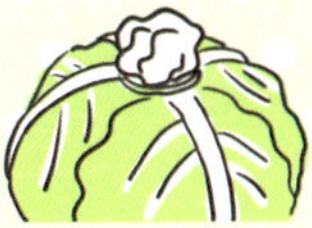

冷凍

千切りやざく切りなど適当な大きさにして、塩もみするかサッとゆでます。密閉できるポリ袋に入れ、空気を抜いて保存します。

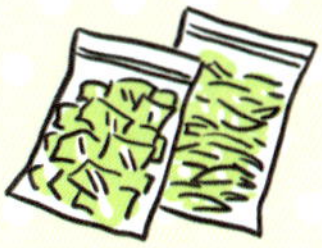

栄養をおいしくとるコツ

春キャベツは、甘く柔らかいので生がおすすめ。冬キャベツは旨味が多く歯ごたえがあるので、加熱する料理が向いています。

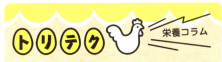

トリテク　栄養コラム

「食べかたに工夫を」

キャベツは蒸したり煮込んだりすると、かさが減って食べやすくなるだけでなく、消化もしやすくなります。

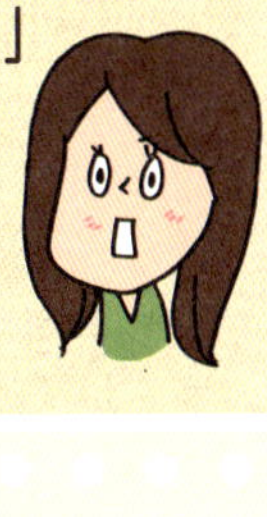

白菜

見た目も中身もいいヤツ

おいしい見わけかた

- 外側の葉が青々としている
- 葉がしっかりと巻いている
- ずっしりと重い

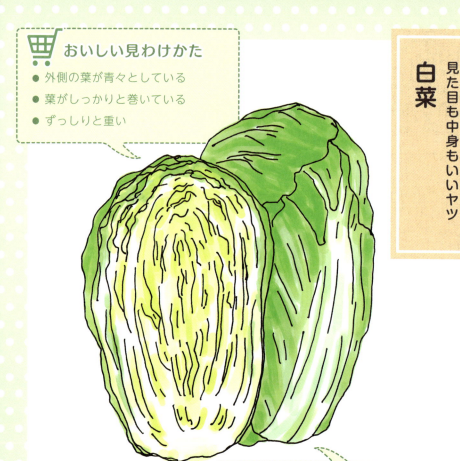

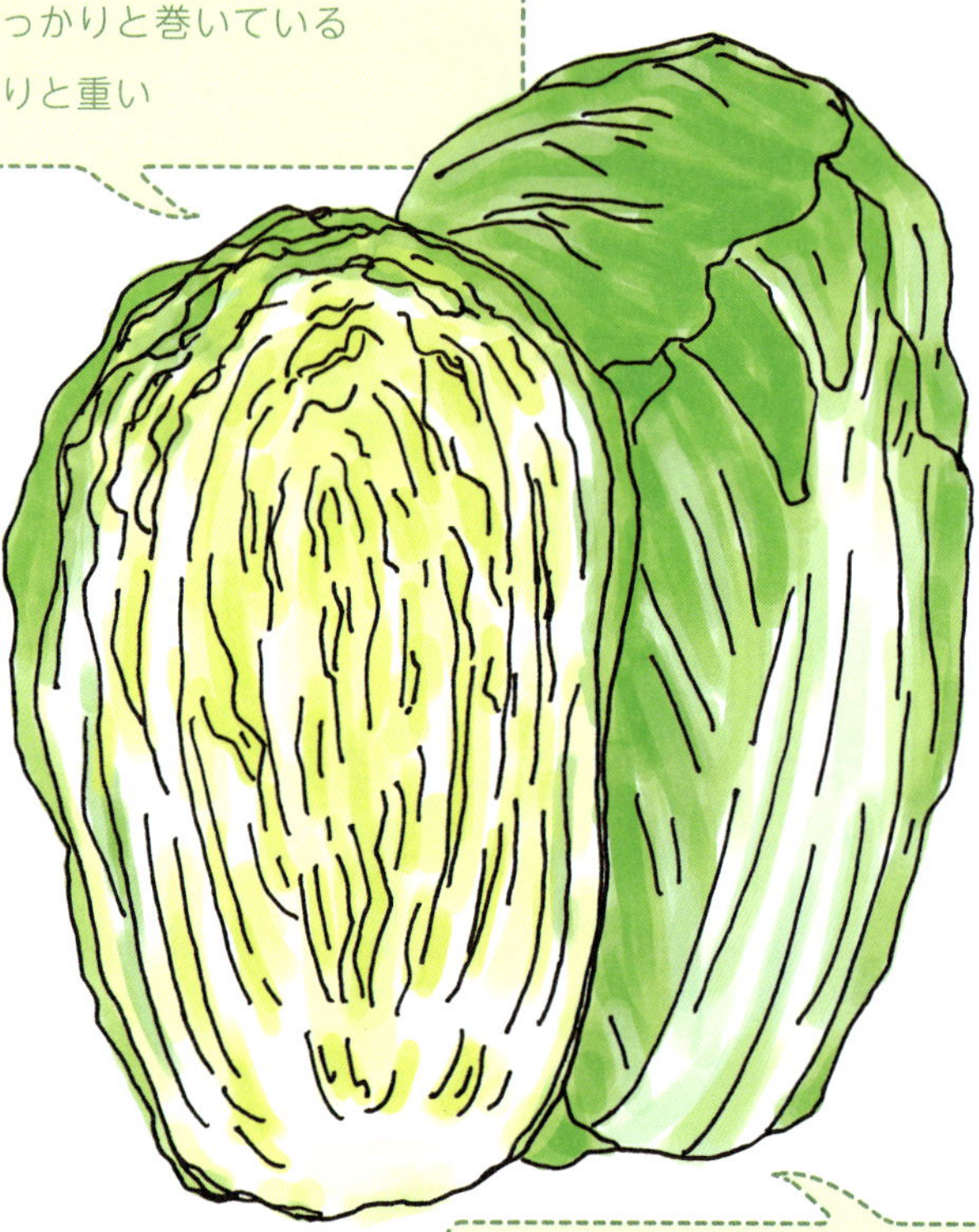

カットの場合

- 葉が詰まっている
- 切り口が盛り上がっていない
- 芯の高さが３分の２以下

白菜はほとんどが水分ですが、ビタミンK、カリウム・カルシウムといったミネラルなどを含んでいます。キャベツ同様、葉の外側や中心部にたくさん栄養があります。

旬は11〜1月。鍋物のイメージが強いですが、漬物やサラダなど、さまざまな調理法で食べられます。

〔注目の栄養素・成分〕

- ビタミンK
- カリウム
- カルシウム

栄養を逃がさない 調理法

【煮る】

煮ることでかさが減って食べやすくなる、煮汁に溶け出したビタミンやミネラルをとることができるなど、多くのメリットがあります。

白菜は生で食べることもできるので、キャベツやレタスの代わりにサラダに入れてもいいでしょう。

栄養を逃がさない 保存法

冷蔵

カットされているものは、芯を取ってラップに包み、冷蔵庫のドアポケットに。丸ごとの場合は新聞紙で包み、家の涼しい場所に立てて置きます。

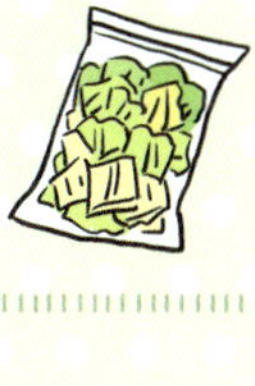

冷凍

固めにゆでたら絞って密閉できるポリ袋へ。食感は変わることがあるので、うまく使い分けましょう。

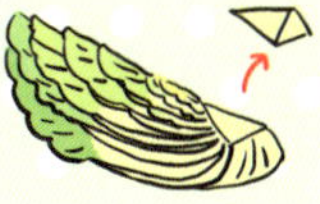

栄養を おいしくとるコツ

芯は、蒸し物やサラダに向いています。斜めに包丁を入れて薄くしたり（そぎ切り）、千切りにしたりすると、食べやすくなります。

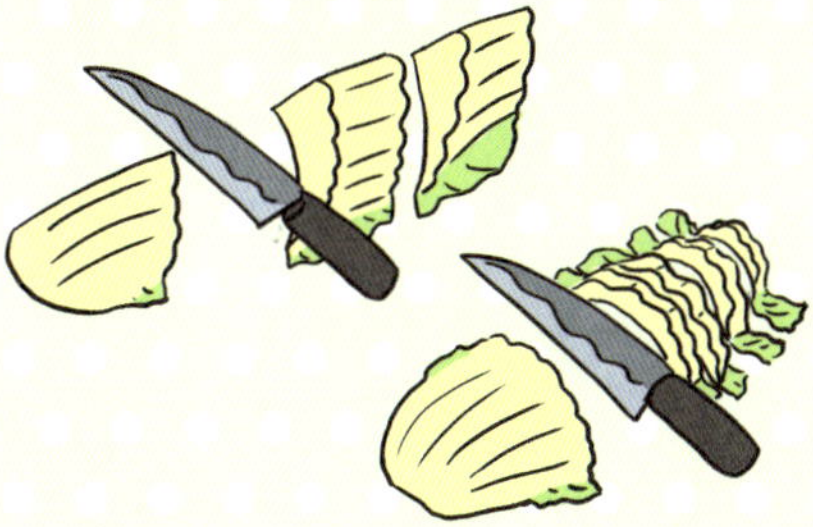

葉を大切に
だいこん

おいしい見わけかた

- 白色でツヤとハリがある
- 太く重みがあり、ひげ根が少ない
- 葉が濃い緑色

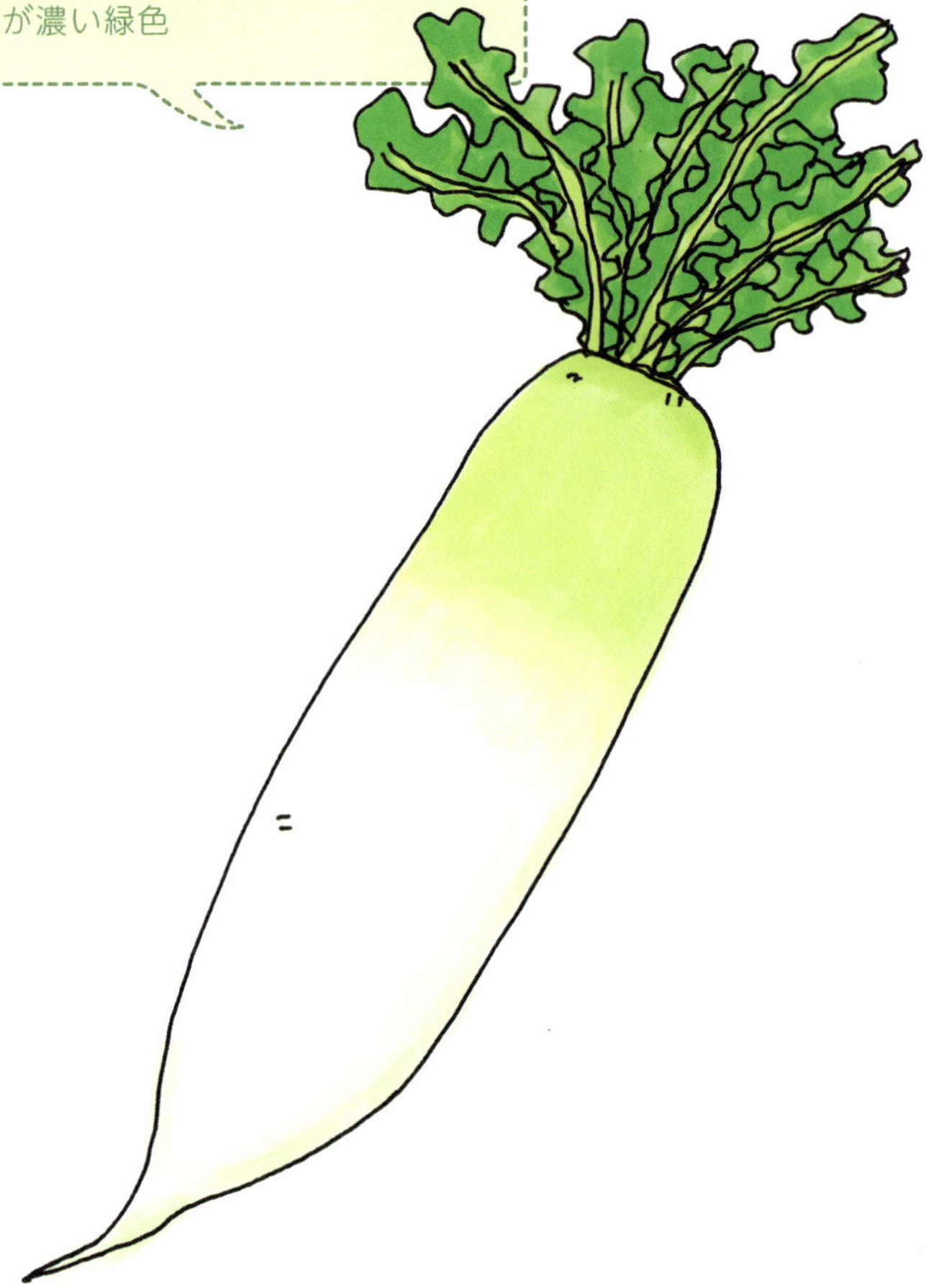

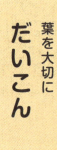

だいこんは、根（実）にビタミンC、カリウム（ミネラル）、ジアスターゼ（消化を助ける酵素）などを、葉にβ-カロテン、ビタミンC、カリウムなどを含んでいます。

1年中手に入れることができますが、12～2月の寒い時期のものは甘みがあって、おいしいです。

〔注目の栄養素・成分〕

- ビタミン
- β-カロテン
- ジアスターゼ

栄養を逃がさない 調理法

【葉を食べよう】

葉には根（実）よりも栄養があるので（ビタミンCは約4倍）、上手に調理して食べましょう。生のままが理想ですが、油で炒めても β-カロテンの吸収がアップします。

根（実）に含まれるビタミン類やジアスターゼは熱に弱いので、すりおろすのがベスト。ただ、ほぼ水分なので、煮て甘みや食感を楽しむのもアリです。

栄養を逃がさない 保存法

冷蔵

葉と根（実）を切り離したら、葉は少し濡らした新聞紙にくるんで野菜室に。根（実）は半分にしてラップで包み、ドアポケットへ。

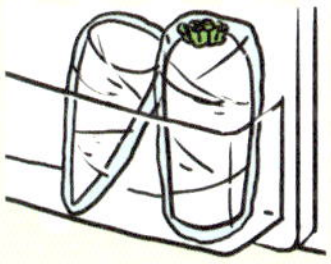

冷凍

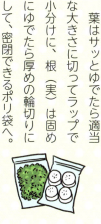

葉はサッとゆでたら適当な大きさに切ってラップで小分けに、根（実）は固めにゆでたら厚めの輪切りにして、密閉できるポリ袋へ。

栄養をおいしくとるコツ

だいこんおろしの辛みが苦手な方は、若い大根より成長した大根を選びましょう。すりおろすときは、頭（葉）に近いほうを。これは、根の付近に辛みの元となる成分が多いためです。円を描くようにおろし金に当てるのも効果的です。

時間とともに味や成分が抜けていくので、早めに食べましょう。

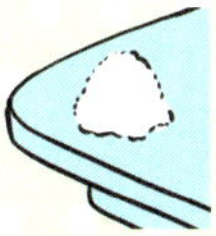

BISTRO

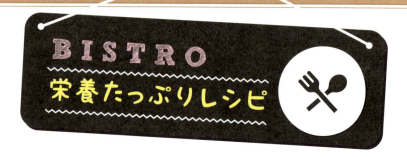

栄養たっぷりレシピ

キャベツの身も心もあったかポトフ

1. キャベツは半分に、にんじんはいちょう切りに、たまねぎはくし形切りに、ウィンナーは斜めに半分に切る。
2. 鍋に水・にんじん・たまねぎ・ローリエを入れ、火が通ったらウィンナー・キャベツを加える。
3. サッと火を通し、Aで味つけをする。

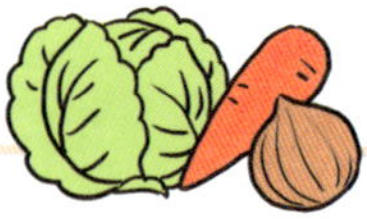

材料（2人前）

キャベツ……1/4個
にんじん……2cm
たまねぎ………1/4個
ウィンナー……2本
ローリエ……1枚
水……800mℓ
A {コンソメの素…1個　塩…小さじ1/2　こしょう…少々

※参考：7cm ≒牛乳パックの一辺

白菜とオレンジのオシャレサラダ

1. 白菜は千切りに、ベビーリーフは食べやすい大きさに切る。
2. オレンジは皮をむいて小房に分け、薄皮をむく。
3. 1・2を混ぜ合わせ、食べる直前にドレッシングで和える。

材料（2人前）

白菜……2枚
オレンジ……1/2個
ベビーリーフ……1パック
市販のドレッシング
（フレンチ・イタリアン・和風など）

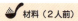

シャキシャキしらすおろし和え

1. だいこんはすりおろす。葉はゆでて刻んでしょうゆをまぶし、水気をきる。
2. しらすに熱湯をかけ、すりおろしただいこんと混ぜる。
3. 葉と２を混ぜ合わせ、しょうゆをかける。

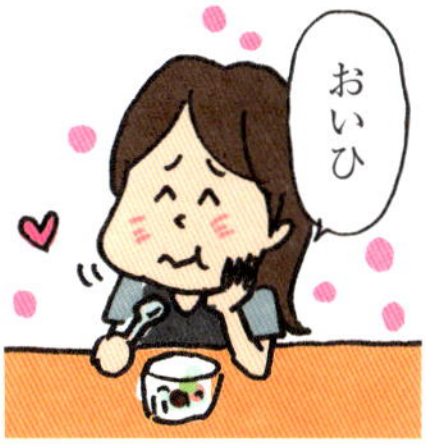

材料（２人前）

だいこん……５cm	しらす………大さじ２
だいこんの葉……１本分	しょうゆ……適量

栄養 知っておコラム

「旬のものはウマイ！」

旬という言葉を耳にしたことはありませんか？ 旬とは、その食材をたくさん収穫することができる時期のことです。今や、私たちはほとんどの食材を1年中手に入れることができますが、旬のものは安くておいしい（味が濃く、風味がある）だけでなく、栄養をたくさん含んでいます。その時期にしか味わえないおいしさを、めいっぱいいただきましょう。

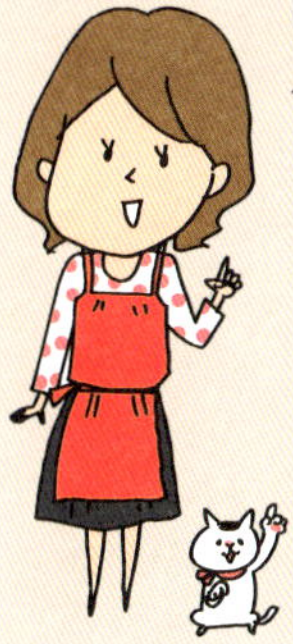

認めるべき個性

ゴーヤ（にがうり）

おいしい見わけかた

- 全体が濃い緑色で、ツヤがある
- イボが細かく、密集している
- 太さが均一で、ずっしりと重い

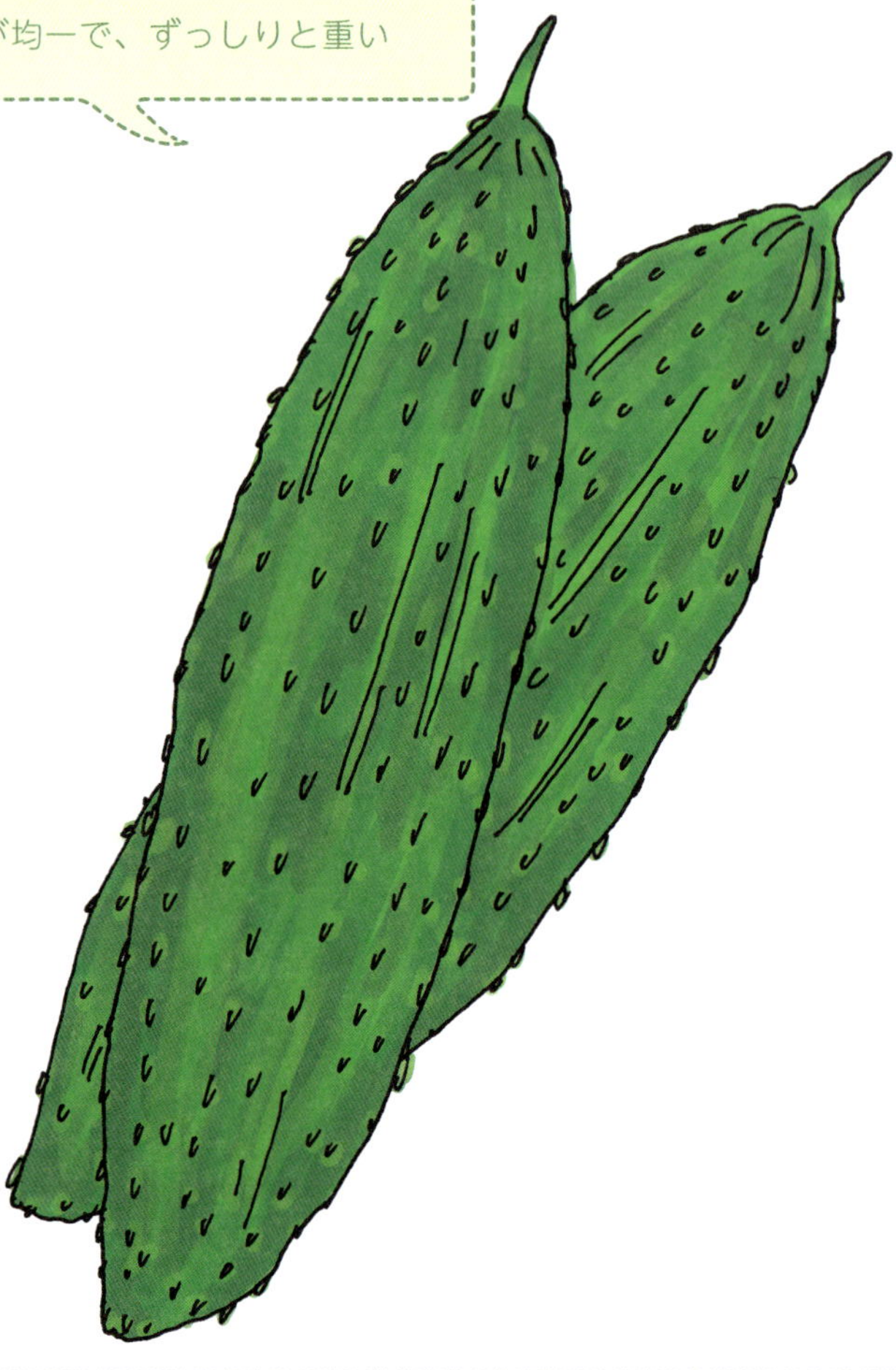

ゴーヤは、夏が旬の野菜です。未熟な青い状態で売られていますが、完熟すると黄色くなります。

ゴーヤはビタミンCを多く含んでいますが、加熱しても壊れにくいという特徴があります。また、苦味の成分（モモルデシン）には、血糖値を下げる作用があります。

〔注目の栄養素・成分〕

ビタミンC

モモルデシン

栄養を逃がさない 調理法

【炒める】

沖縄料理のゴーヤチャンプルーは、豚肉・豆腐・卵などが入っていて、ビタミン類とたんぱく質をバランスよくとることができます。苦味が苦手な場合は、小さく切ったり濃い味つけにしたりすれば、気にならなくなります。

ビタミンCは、水にさらしたりゆでたりすると流れ出てしまうので、気をつけましょう。

栄養を逃がさない 保存法

冷蔵

タネとワタを取り除き、ラップで空気を抜くように包んだら、野菜室に。冷蔵庫に入らない場合は、丸ごと新聞紙で包み、涼しい場所に置きます。

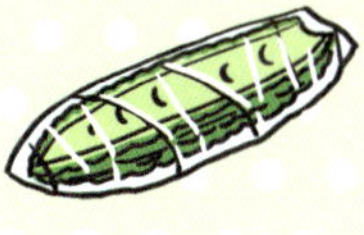

冷凍

軽くゆでて、冷水で締めたら水気を拭き、密閉できるポリ袋へ。食感が変わることがあるので、上手に使い分けましょう。

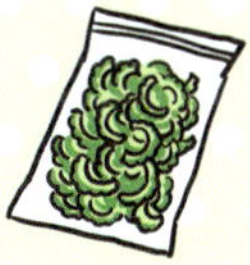

栄養をおいしくとるコツ

色が白い「白ゴーヤ」は、苦味が少ないのが特徴です。サラダゴーヤとも呼ばれ、生で食べることができます。

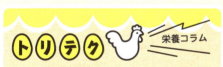

トリテク 栄養コラム

「おいしい体験」

ゴーヤは、プランターでも簡単に育てることができます。窓際で育てれば、夏の強い日差しを遮るカーテンに！

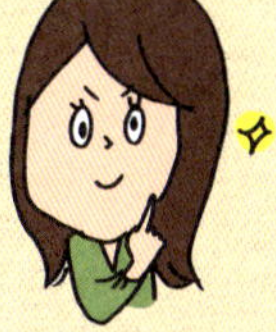

おいしい見わけかた

- 皮の色が鮮やかでムラがない
- 切り口に蜜が出ている
- 丸みがありふっくらとしている

じっくりよさを引き出そう

さつまいも

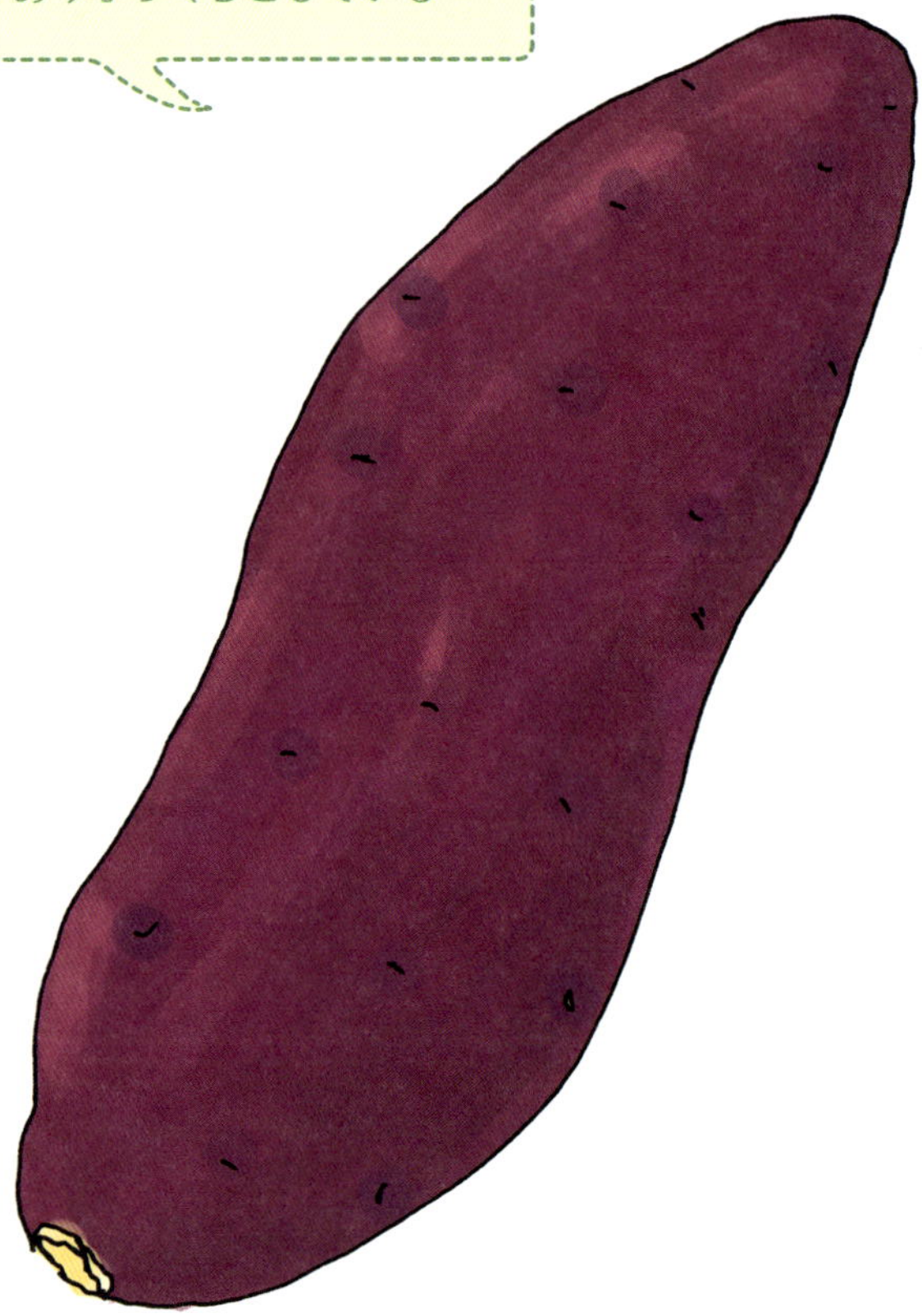

〔注目の栄養素・成分〕

- ビタミンC
- カリウム
- カルシウム
- 食物繊維

　さつまいもは、カルシウム・カリウムなどのミネラルや食物繊維を多くとることができます。熱に強いビタミンCを含んでいるので、さまざまな調理法で食べることができます。

　秋を代表する食べ物ですが、1〜2月に出回るものが最も甘いです（倉庫で貯蔵・熟成されるため）。

栄養を逃がさない 調理法

【皮つきで加熱】

さつまいものビタミンCは加熱しても壊れないので、時間をかけて火を通し、しっかりと甘みを引き出しましょう。アルミホイルに包んで160℃のオーブンで90分ほど焼くか、蒸し器でふかすとおいしくなります。

時間がないときは、200～220℃で40～60分ほど。電子レンジでの調理は甘みが出ないので、あまりおすすめしません。

栄養を逃がさない 保存法

常温

寒い場所が苦手なので、新聞紙で1本ずつ包み、家の涼しい場所に置きます。切ったものは、ラップをして野菜室で保存します。

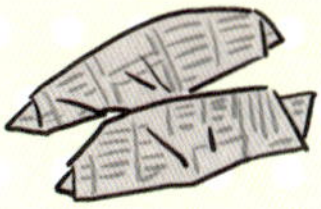

冷凍

加熱（蒸すなど）したものを輪切りに、もしくはつぶして小分けにし、密閉できるポリ袋に入れて保存します。

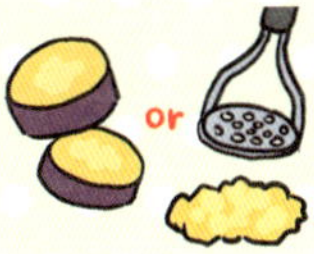

栄養をおいしくとるコツ

さつまいもには、さまざまな品種があります。関東で出回っている「ベニアズマ」は、料理だけでなくお菓子にも向く万能選手です。関西で多く生産される「高系《こうけい》14号」（鳴門《なると》金時《きんとき》や宮《みや》崎紅《ざきべに》など）は甘みが強いのが特徴です。鹿児島県などで作られる「コガネセンガン」は実が白く、主に焼酎の原料になります。

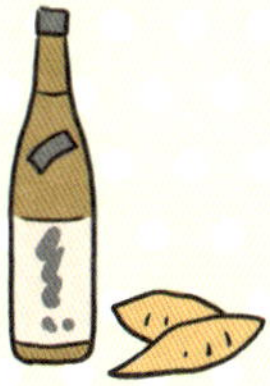

水風呂に入れてください
じゃがいも

おいしい見わけかた

- 大きすぎず、デコボコが少ない
- 色ムラがなく、表面がきれい
- 固さと重みがある

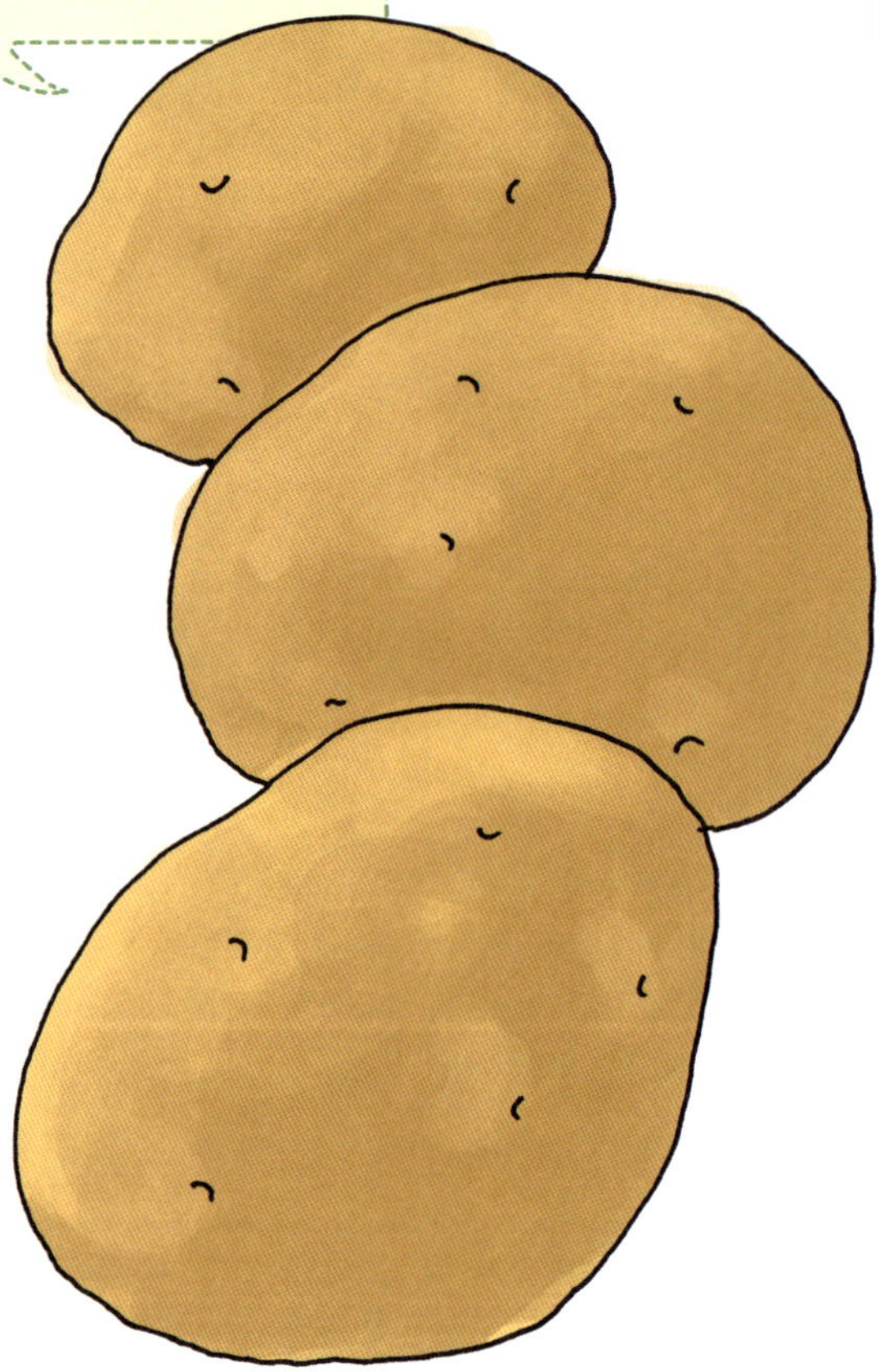

じゃがいもは、ビタミンCとカリウム（ミネラル）を豊富に含んでいます。じゃがいものビタミンCはでんぷんに守られているので、熱に強いのが特徴です。

1年中流通していますが、7月に収穫されるものは、春のものに比べて約5倍のビタミンCがあるというデータもあります。

〔注目の栄養素・成分〕

ビタミンC

カリウム

栄養を逃がさない 調理法

【皮つきで蒸す】

皮つきのまま蒸せば、ビタミンCやカリウムが流れ出ません。

ゆでる場合は水からが鉄則。ふっくら仕上がります。沸騰したお湯に入れると、火がすぐに通らないだけでなく、栄養がどんどん流れ出てしまいます。

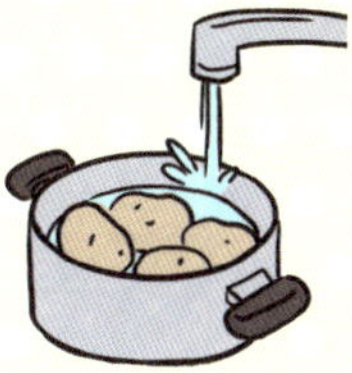

栄養を逃がさない 保存法

常温

新聞紙で包み、家の涼しい場所に置きます。切ったものは、ラップに包んで野菜室で保存するといいでしょう。

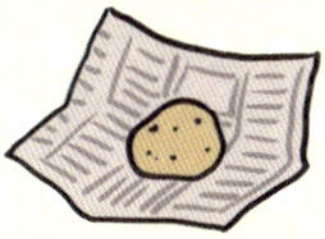

冷凍

ゆでてマッシュポテトにしたら、ラップで小分けにし、密閉できるポリ袋に入れて保存します。

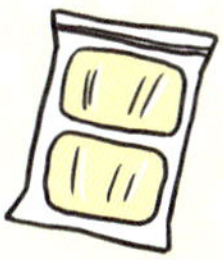

栄養をおいしくとるコツ

「男爵《だんしゃく》」はホクホクしている、「メークイン」は煮崩れしにくいなどの特徴があるので、それらを生かした調理をしましょう。

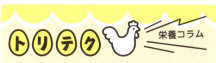

トリテク 栄養コラム

「フライドは敵？」

フライドポテトは、一定量を食べ続けない限り、健康や体重への影響を過度に気にする必要はありません。

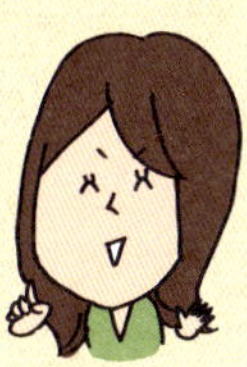

BISTRO

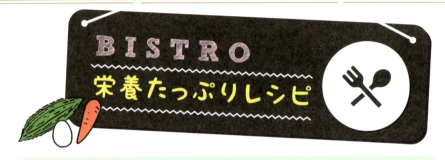

栄養たっぷりレシピ

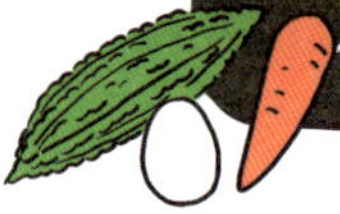

ゴーヤの優しい卵炒め

1. ゴーヤは縦半分に切ってワタを除いたら、5mm 程度の厚さの半月切りに。にんじんは短冊切りにする。卵は溶いておく。
2. フライパンに油を熱したら、ゴーヤ・にんじんを炒めて、塩・こしょうで味つけをする。
3. 2に溶いた卵を回し入れ、大きくかき混ぜる。

材料（2人前）

ゴーヤ………1/2本	卵……1個	こしょう……少々
にんじん……5cm	塩……小さじ1	

さつまいもとくるみのハニーロースト

1. さつまいもは、皮をむかずに5mm 程度の厚さの輪切りにする。
2. くるみはビニール袋などに入れて、麺棒やボウルの底などで粗く砕く。
3. 油をひいたフライパンにさつまいもを並べ、くるみ・ハチミツを回しかけてふたをし、弱火で10～15分焼く。

材料（2人前）

さつまいも……中1本	ハチミツ……大さじ2
くるみ……大さじ2	

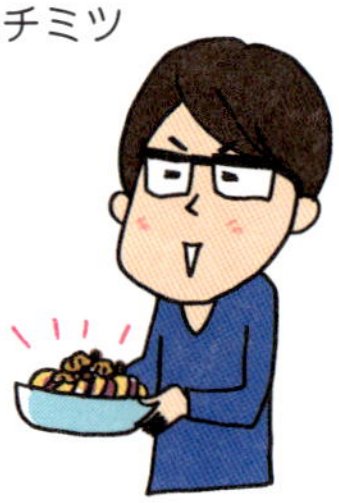

BISTRO 栄養たっぷり RECIPE

オシャレ居酒屋風 粉ふきいも

1. じゃがいもはよく洗って芽を取り除き、皮つきのままレンジで５分ほど加熱する。
2. 皮をむいて一口大に切り、水気がなくなるまで鍋で転がす。
3. ハーブソルト・こしょうで味つけする。

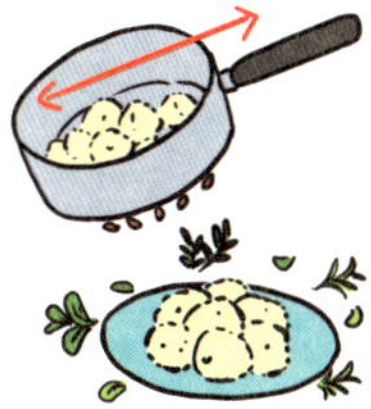

材料（２人前）

じゃがいも
……大１個（小２個）

ハーブソルト
……小さじ 1/2
こしょう……少々

栄養 知っておコラム

「農薬の落としかた」

農作物を栽培する過程において、害虫や病気対策として一定量の農薬が使われます。農薬自体は厳しい安全性試験に合格しており、またすぐに分解されるようになっているため、ほとんど残らないとされています。ただし、流通の過程でついた汚れを落とす意味でも、調理前には水洗いを心がけましょう。不安な場合は、重曹《じゅうそう》や専用洗剤を使う方法もあります。

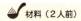

野菜界の新エース
トウミョウ

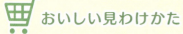

おいしい見わけかた

- 葉や茎が濃い緑色
- 葉が開いている
- 茎が長すぎない

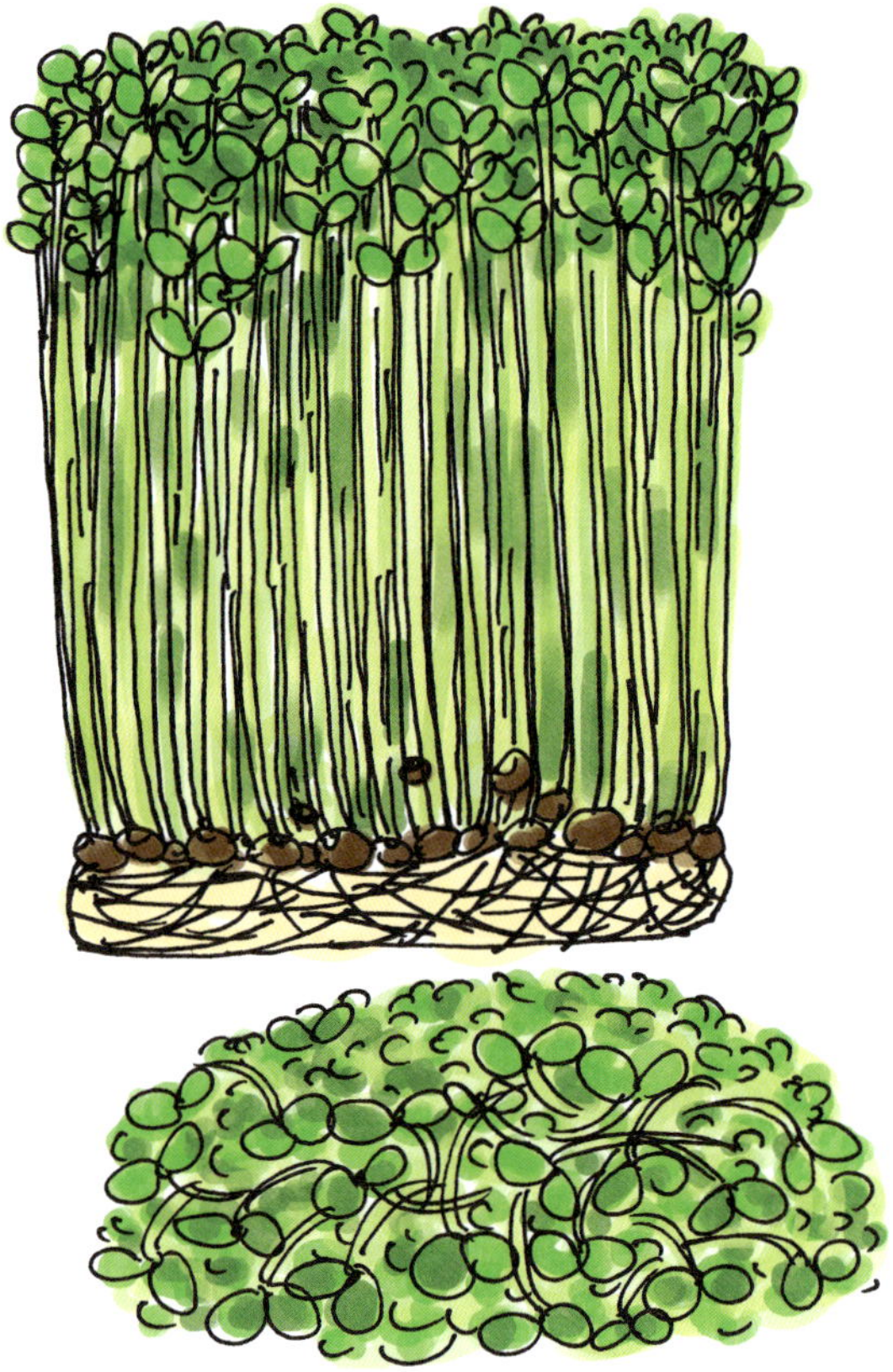

トウミョウは、えんどうまめ（グリンピース）の若菜です。

ビタミンC、カリウム・カルシウムなどのミネラルを多く含んでいますが、β-カロテンは野菜の中でもトップクラス（かいわれだいこんの1.5倍）。食物繊維の量も、さつまいもとほぼ同じです。

〔注目の栄養素・成分〕

ビタミンC

β-カロテン

カリウム

カルシウム

栄養を逃がさない 調理法

【サラダや炒め物】

生のままサラダで食べれば、ビタミンやミネラルを多くとることができます。

また、油と一緒に食べると、β-カロテンの吸収がよくなります。長く加熱するとビタミンCが減ってしまうので、高温でサッと炒めましょう。

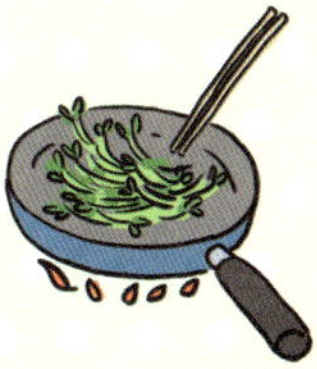

栄養を逃がさない 保存法

冷蔵

袋詰めのまま（袋に入っていない場合はポリ袋にゆったりと入れる）、立てて野菜室で保存します。

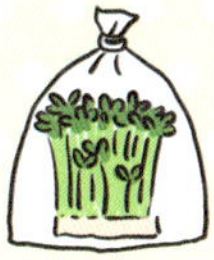

冷凍

根元を切って手早くゆでたら、食べやすい長さにします。水気を拭きとったら、平らになるように密閉できるポリ袋に入れて、保存します。

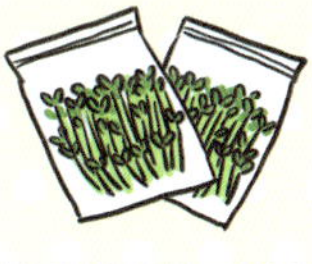

栄養をおいしくとるコツ

トウミョウは、1年中スーパに並んでいる上に価格も安いお得な野菜です。カットして残った根の部分を水に浸けておくと、10日ほどで成長してまた食べられるようになります。

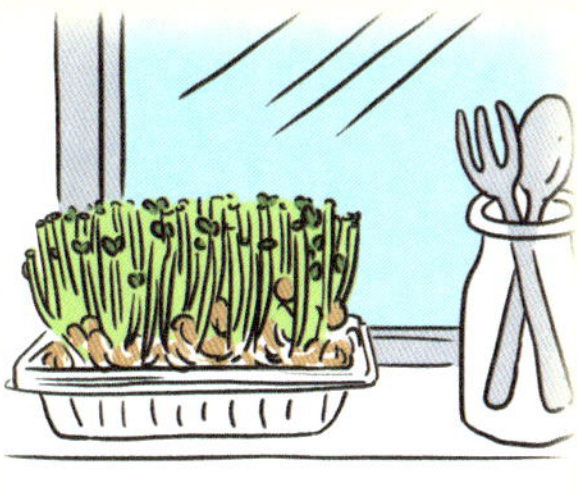

一緒に食べないか？

ごぼう

おいしい見わけかた

- 切り口に「す（空洞）」がない
- 太さが均一で弾力がある
- ひげ根が少ない

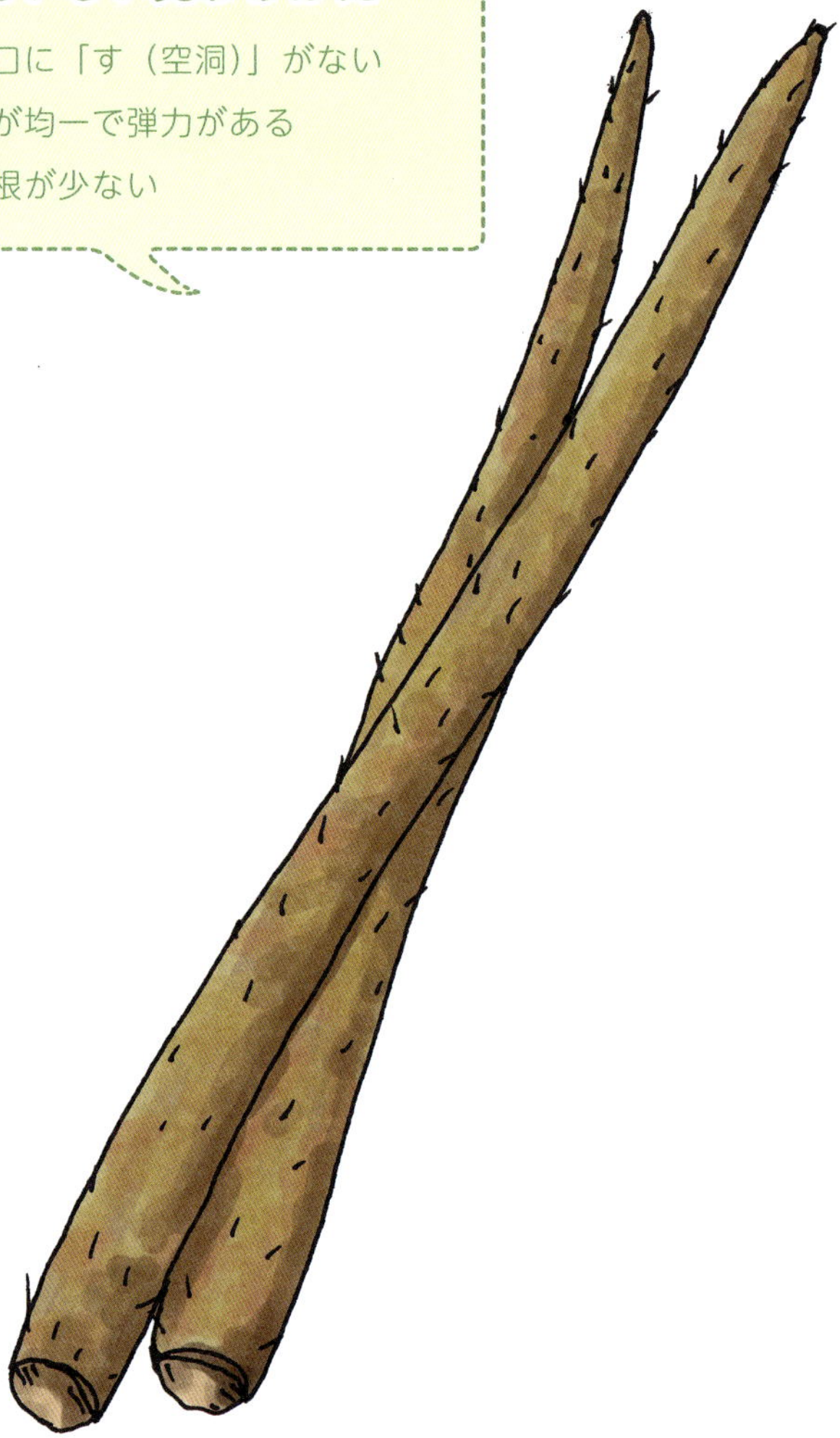

ごぼうは、カリウム・カルシウム・マグネシウムなどのミネラルや食物繊維が豊富。中でも、イヌリンという成分は血糖値の上昇を抑えます。

　冬と春が旬ですが、春に出回る新ごぼうは柔らかく香りが強めです。珍しい品種としては、太く数キロにもなる「大浦《おおうら》ごぼう」があります。

〔注目の栄養素・成分〕

- ミネラル
- 食物繊維

栄養を逃がさない 調理法

【煮る】

汁物に入れることで、水に溶け出しやすいカリウムやイヌリンなどを無駄なくとれます。また、ごぼうはビタミンが少ないので、β-カロテンを多く含むにんじんと一緒に食べる「きんぴらごぼう」は、よい組み合わせのひとつです。

調理をする際は、皮を薄めにむくと、より多くのポリフェノールをとることができます。

栄養を逃がさない 保存法

常温

泥つきは新聞紙で包み、ポリ袋に入れ、家の涼しい場所に。洗いごぼうは、ポリ袋に入れて口をゆるめに閉じ、ドアポケットなどに立てて保存します。

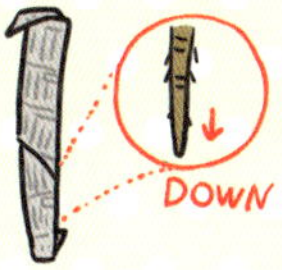

冷凍

小さく切ったものを蒸したら、ラップで小分けにします。密閉できるポリ袋に、できるだけ空気が入らないように入れて保存します。

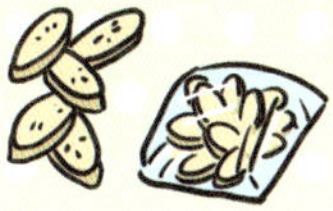

栄養をおいしくとるコツ

さまざまな切りかたで、ごぼうの食感を楽しみましょう。

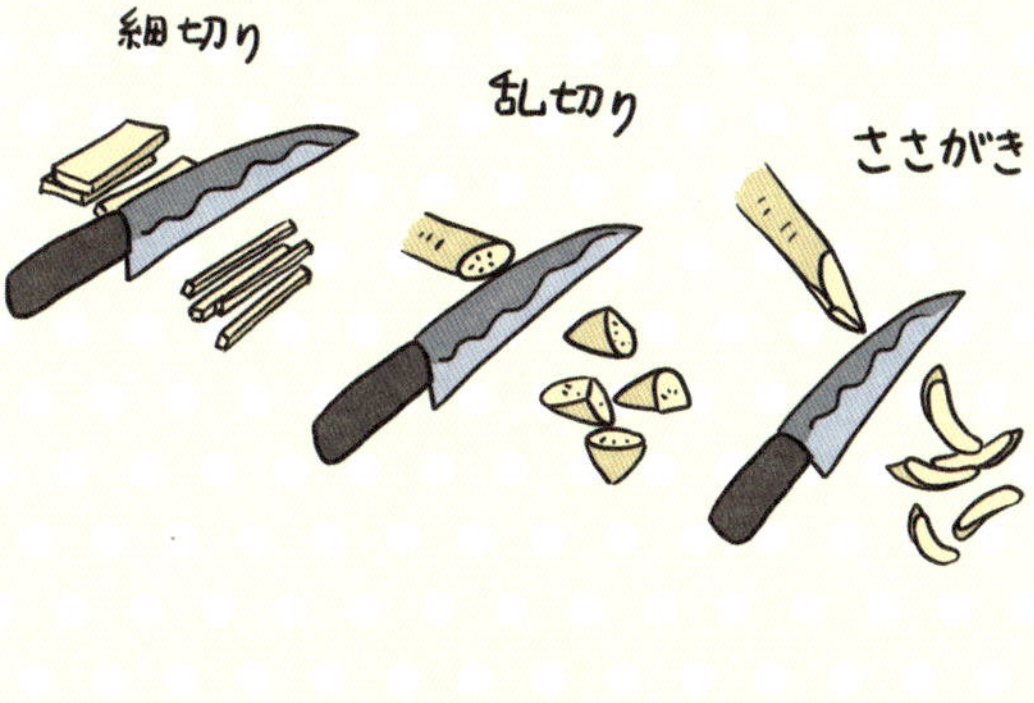

かぶ

別名・七草のすずな

おいしい見わけかた

- 白くハリがあり、丸い
- 葉が濃い緑色で、適度に固い
- 根（実）と葉の境目が薄い緑色

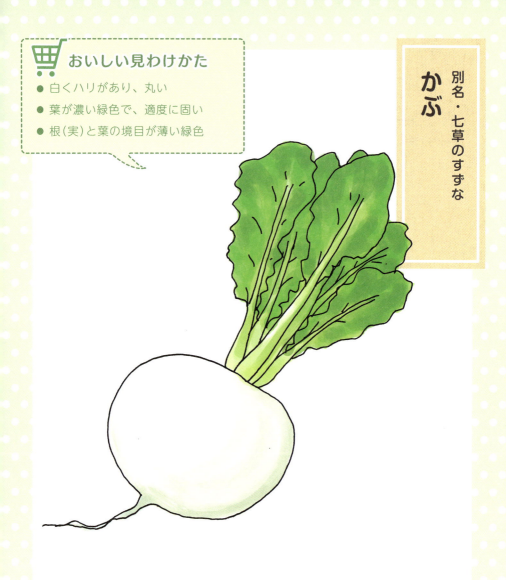

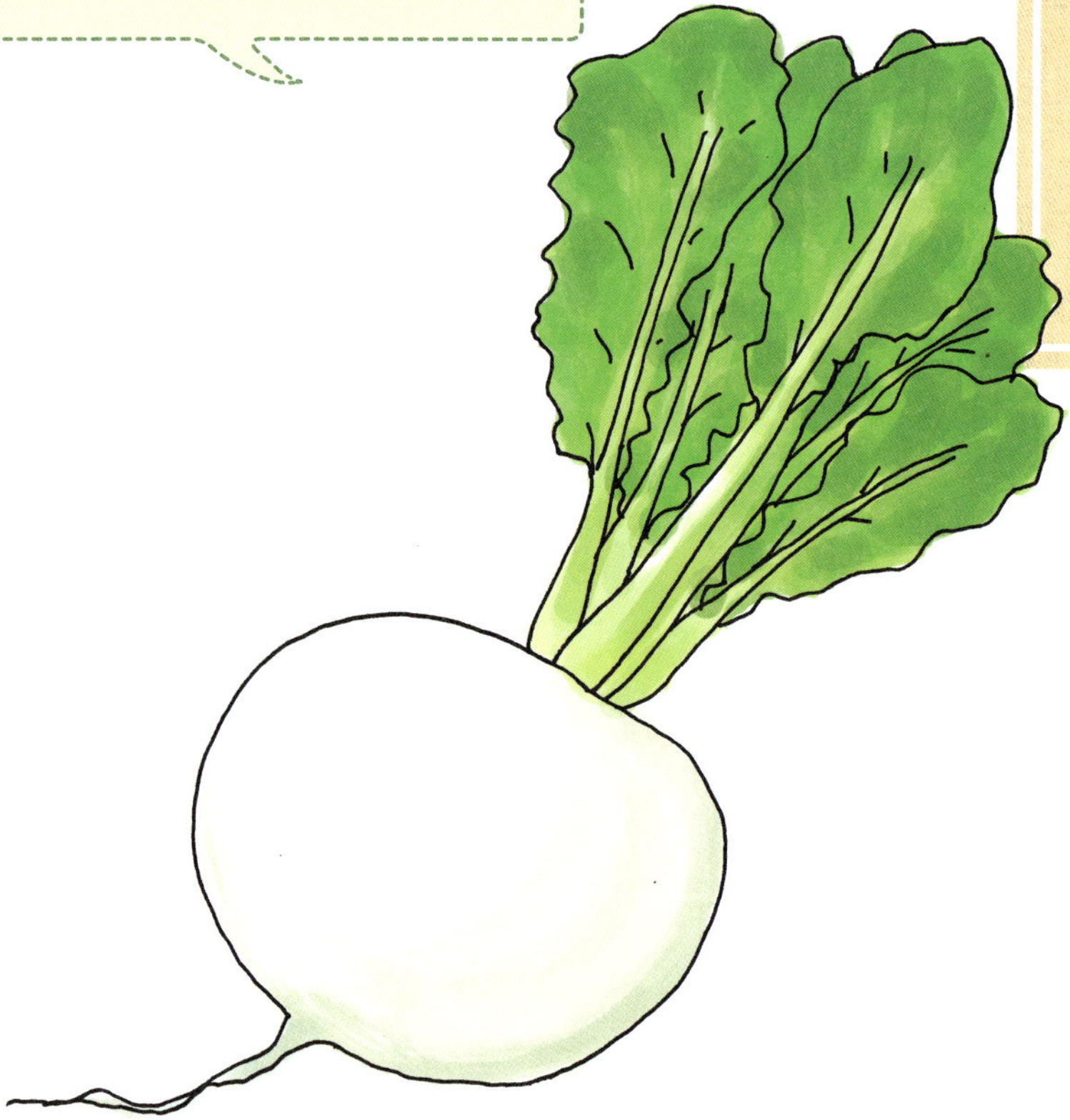

かぶはビタミンC、ミネラル、消化・吸収を助ける酵素（ジアスターゼ）などを含んでいます。特に葉は、β-カロテンやビタミンC、カルシウムを根（実）より多くとることができます。

夏を除き、ほぼ1年中出回っていますが、寒い時期が甘くておいしいです。

〔注目の栄養素・成分〕

- ビタミンC
- カルシウム
- β-カロテン

栄養を逃がさない 調理法

【根と葉で使い分け】

根（実）は、漬物がおすすめです。火を通す場合は、煮物など汁を一緒に食べることができるものがいいでしょう。また、しいたけなどビタミンDを含む食材と合わせて食べると、カルシウムの吸収が高まります。葉は、油で炒めることで、β-カロテンの吸収がよくなります。

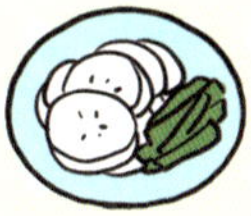

栄養を逃がさない 保存法

冷蔵

新聞紙で包み、ポリ袋に入れて保存します。葉は、少し濡らした新聞紙に包んで野菜室へ（傷みやすいので早めに食べましょう）。

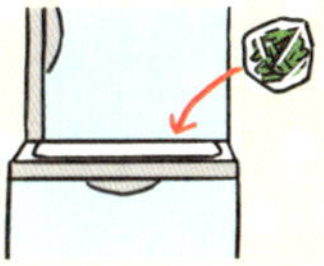

冷凍

根（実）も葉も、だいこんと同じように保存します。煮物に使う場合は、くし形切りなどにし、固く塩ゆでします（使うときは凍ったまま鍋に）。

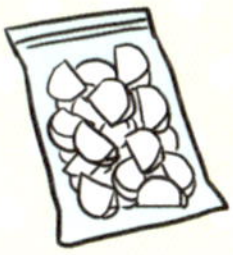

栄養をおいしくとるコツ

みずみずしさを保つために、買ってきたらすぐに根（実）から数センチ上に包丁を入れて葉を切り離しましょう。

トリテク 栄養コラム

「東西の違い」

東日本で栽培されている品種は漬物に、西日本で栽培されている品種は煮物に向いています。

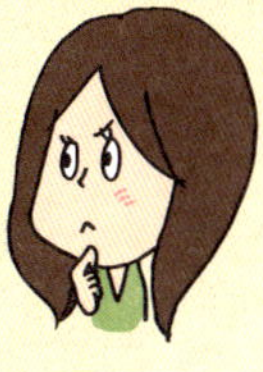

BISTRO

栄養たっぷりレシピ

トウミョウとジャコの薫《かおり》冷《ひや》奴《やっこ》

1. トウミョウは、根の部分を切り落として4cmの長さに切る。
2. フライパンにごま油を熱し、トウミョウ・ちりめんじゃこを入れて強火で炒める。
3. 酒・しょうゆで味つけして、半分に切った豆腐にかける。

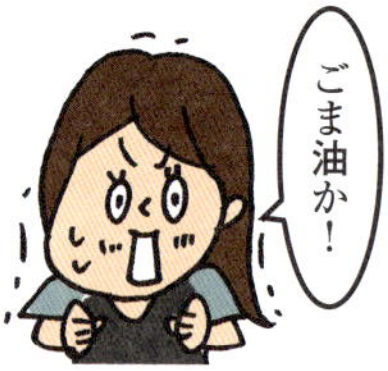

材料（2人前）

トウミョウ……1袋
ちりめんじゃこ……大さじ2
木綿（絹）豆腐……1/2丁
ごま油……大さじ1
酒……大さじ1
しょうゆ……小さじ1

ごぼうとれんこんの新恋人きんぴら

1. ごぼうとにんじんは棒切り、れんこんはいちょう切りにする。
2. フライパンに鷹の爪・ごま油を入れて熱し、1を加えて炒める。
3. Aを加え、ひと煮立ちさせたら火を止める。

材料（2人前）

ごぼう………10cm
にんじん……4cm
A｛酒・みりん…各大さじ1、しょうゆ…小さじ1
れんこん……100g
鷹の爪………4～5片
ごま油………大さじ1

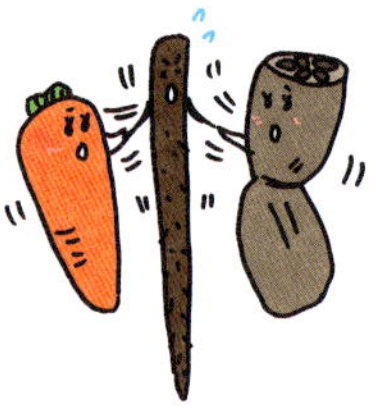

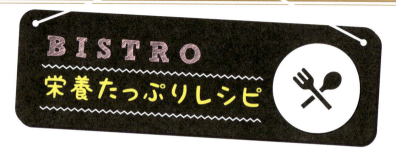

BISTRO 栄養たっぷり RECIPE

かぶとベーコンの炒め煮

1. かぶは縦半分にして5mm程度の厚さに切り、葉は刻む。ベーコンは1.5cm幅、にんにくはみじん切りにする。
2. フライパンに油を熱し、にんにく・ベーコンを炒める。
3. かぶと葉を加えて炒め合わせたら、酒をふって水分がなくなるまで炒め、Aで味つけする。

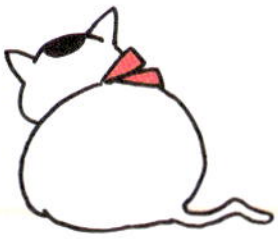

材料（2人前）

かぶ……2個
かぶの葉……2個分
ベーコン（ハーフサイズ）……2枚
にんにく……1片
酒……大さじ2
A｛塩…小さじ1/2　こしょう…少々

栄養 知ってお コラム

「便利な調理器具・無水鍋」

ビタミンの中には、水に溶け出しやすく、長時間加熱すると壊れてしまうものがあります。そこで、上手に活用したいのが無水鍋。密閉性のある特殊な構造を持ち、熱の伝わりがよい素材で作られているため、少量の水や油（食材の持つ水分や油分）で調理することができます。加熱時間が短くてすむため、栄養やうま味・風味がほとんど逃げません。

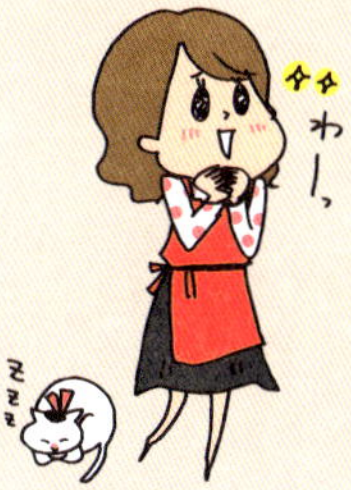

君がいれば何もいらない
ブロッコリー

おいしい見わけかた

- つぼみが鮮やかな緑色
- つぼみが密集し盛り上がっている
- 茎の切り口がみずみずしい

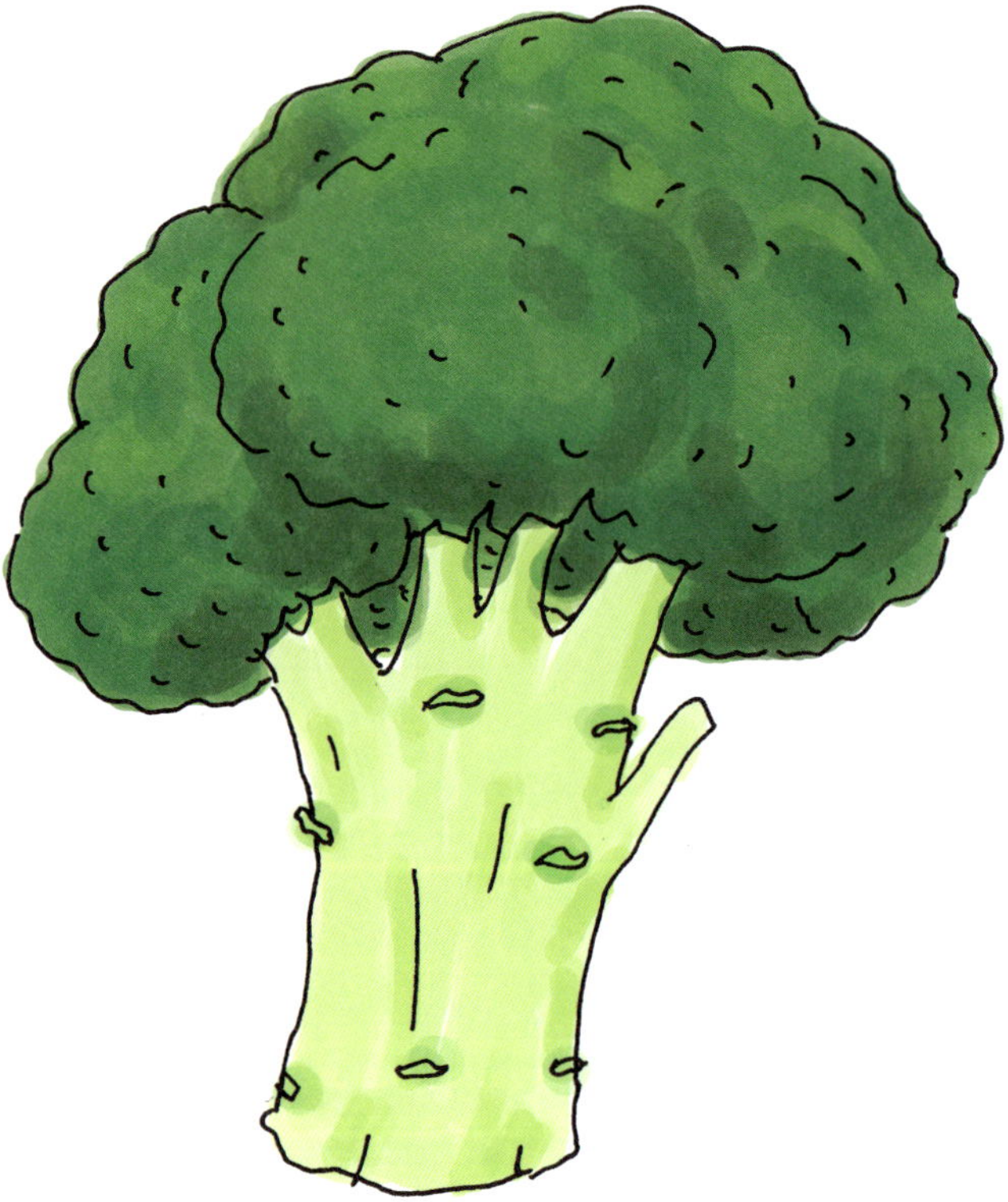

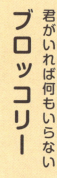

〔注目の栄養素・成分〕

ビタミンC・E

β-カロテン

ブロッコリーのビタミンCはレモンの約2倍で、1日に必要とされる量がとれるほど。ビタミンE、β-カロテン、カリウム（ミネラル）、葉酸（ビタミンB群）なども豊富です。旬は11〜3月ですが、12〜2月のものは、夏に比べて倍のビタミンCがあるというデータもあります。

栄養を逃がさない 調理法

【鮮度が命！】

ブロッコリーは鮮度が落ちやすいため、買ってきたらすぐに（黄色くなる前に）調理しましょう。豊富なビタミンCをより多く残すには、蒸します。鍋に少しだけ水を入れ、ふたをする方法でもOK。

ドレッシングやマヨネーズをつけたり、炒め物などに入れて油と一緒に食べると、β-カロテンの吸収もよくなります。

栄養を逃がさない 保存法

冷蔵

頭の部分を新聞紙で包み、ポリ袋に入れて保存します（早めに食べるようにしましょう）。

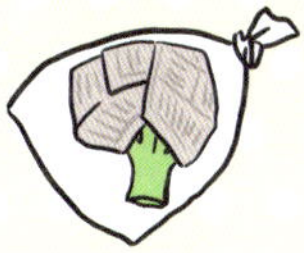

冷凍

小さく切って蒸したら（茎も皮をむいて一緒に）、冷まします。水気を拭きとって、重ならないように密閉できるポリ袋に入れて保存します。

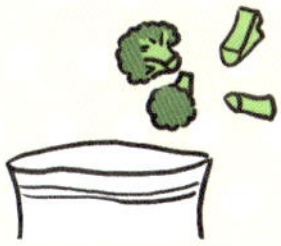

栄養を おいしくとるコツ

茎にも、つぼみと同じように栄養があります。食物繊維も多く含んでいるので、皮をむくなど上手に調理して食べましょう。

トリテク

栄養コラム

「芽にも注目！」

ブロッコリースプラウト（芽）には、スルフォラファン（ファイトケミカル）がたっぷり。スーパーで探してみては？

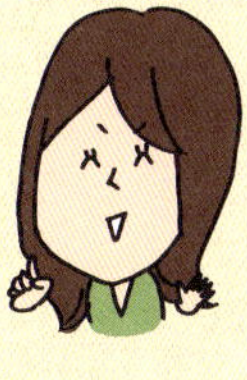

もやし

ヒゲが大事なんです

おいしい見わけかた

- 白くて太く、ツヤとハリがある
- ひげ根が白く短い

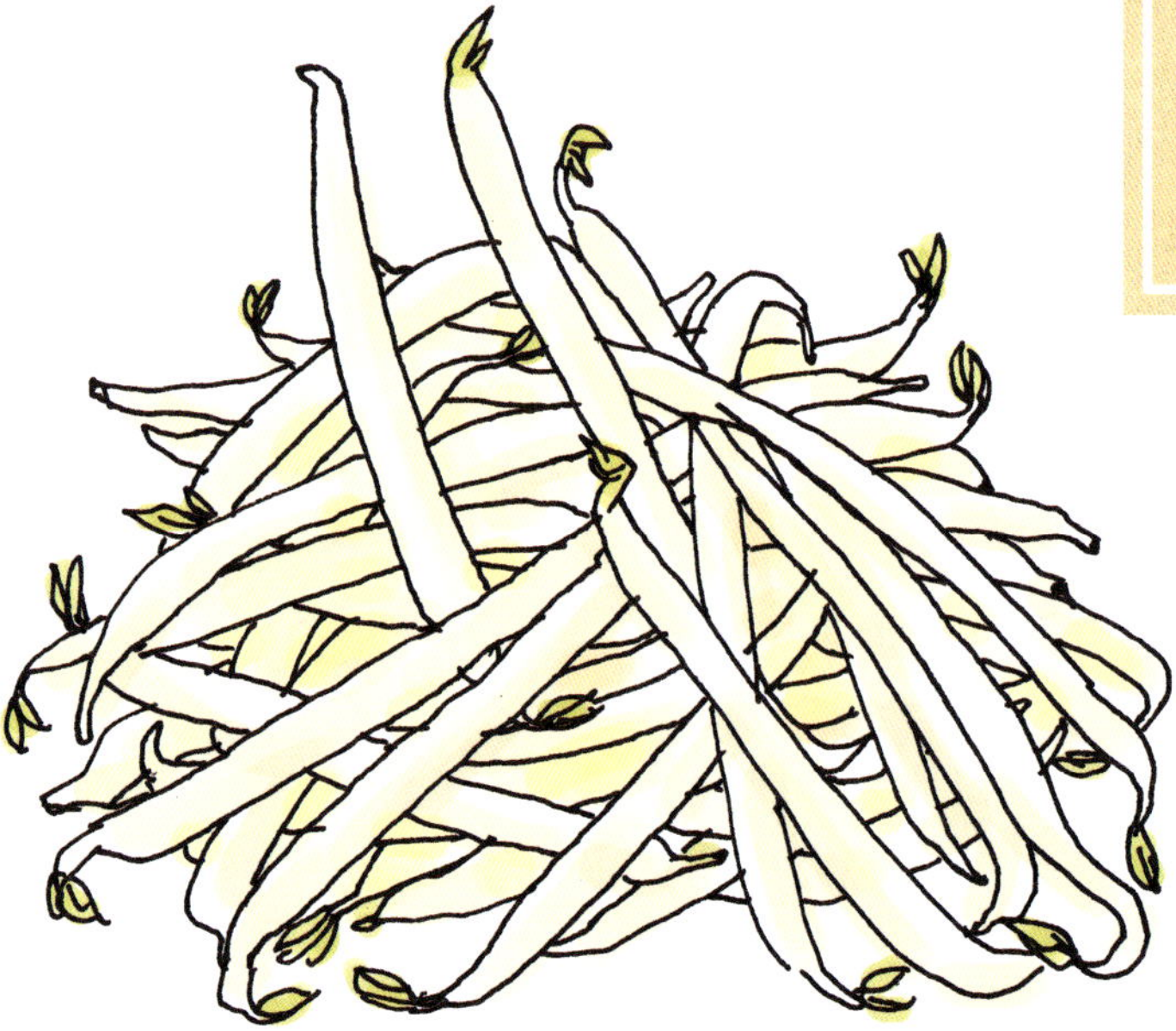

大豆もやしの場合

- 豆が黒ずんでいない

〔注目の栄養素・成分〕

食物繊維

もやしは約95%が水分です。食物繊維を多く含みますが、他の栄養素は少ないので、さまざまな食材と組み合わせて食べるといいでしょう。

一般的な「緑豆《りょくとう》もやし」のほか、シャキっとした食感の「黒豆もやし」、ナムルなどに使われる「大豆もやし」などがあります。

栄養を逃がさない 調理法

【鮮度が命!】

とても傷みやすいので、買ったらその日のうちに食べるのが基本です。ひげ根を取ると食感はよくなりますが、せっかくの食物繊維を捨てることになるので、そのまま食べるのもOK。

調理は、すばやく行いましょう。栄養素の減りを抑えるだけでなく、食感も残ります。

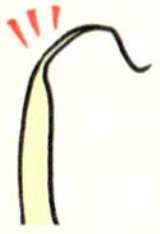

栄養を逃がさない 保存法

冷蔵

軽く加熱して（湯通しでも可）冷ましたら、密閉できるポリ袋に入れて保存します。

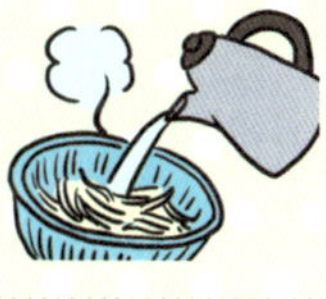

冷凍

サッと加熱し冷ましたら、密閉できるポリ袋へ。みそ汁などに入れる場合は凍ったままでOK。食感が変わることがあるので、うまく使い分けましょう。

栄養をおいしくとるコツ

もやしは強火で炒めると、細胞が壊れて後から水分が出てしまいます。これを抑えるためには、フライパンの底に炎の先がギリギリつくくらいの弱火にして、時間をかけて火を通しましょう。

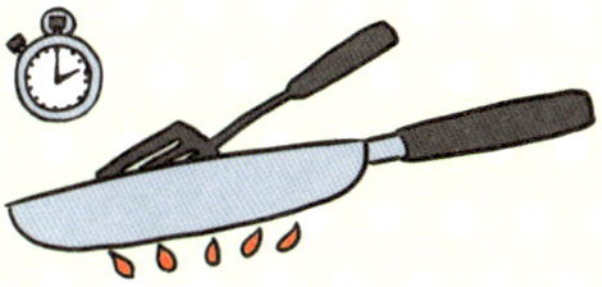

子どもウケしたい ピーマン

おいしい見わけかた

- 鮮やかな緑色
- 肉厚でツヤがある
- ヘタの切り口がみずみずしい

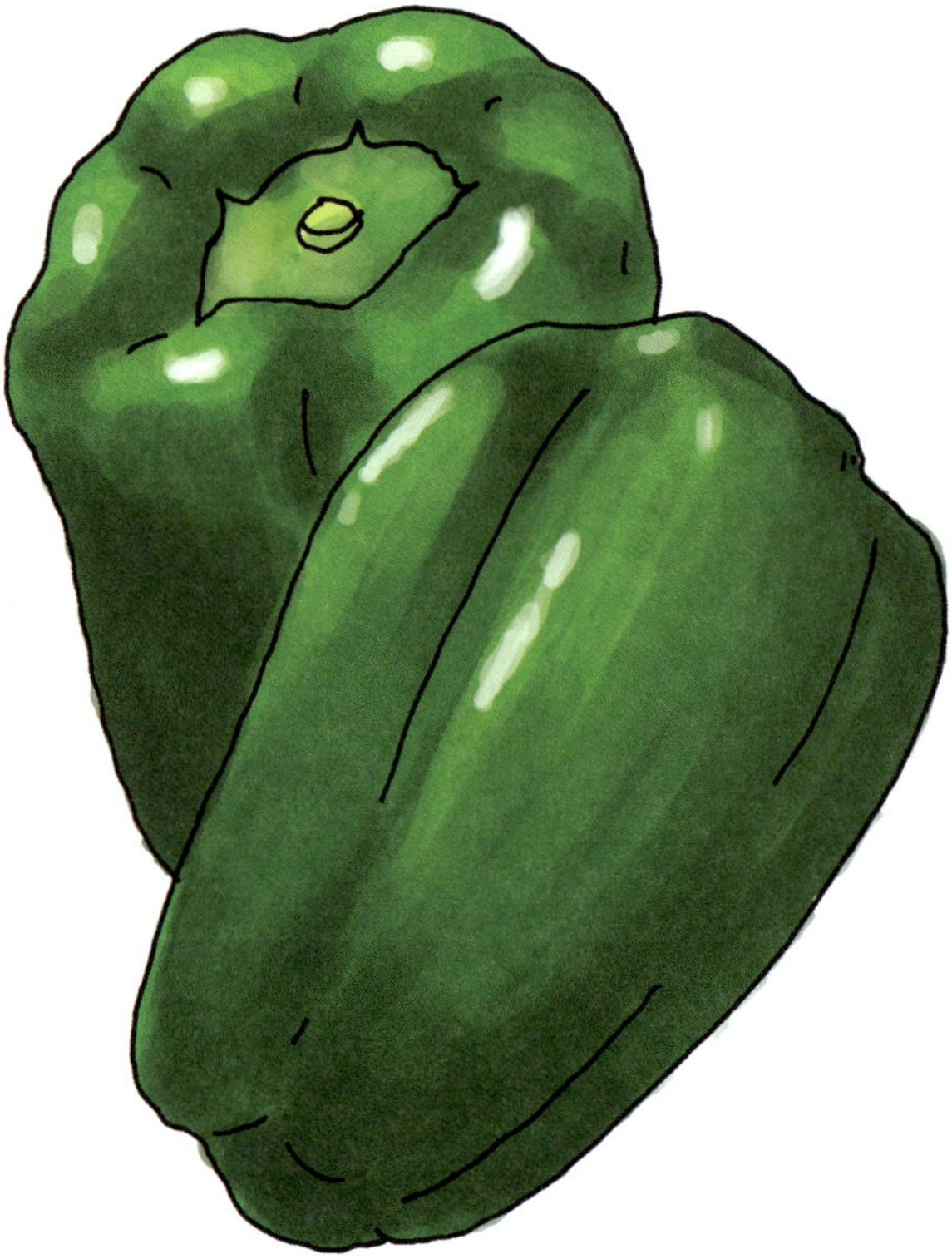

〔注目の栄養素・成分〕

ビタミンC

β-カロテン

ピーマンは、β-カロテンやビタミンCがたっぷり。独特の苦味の元になっている成分（ピラジンなど）には、血液をサラサラにするなどの効果もあります。

最近では、ピーマンの苦味が苦手な方でも食べやすい「こどもピーマン（ピー太郎）」という品種も出回っています。

栄養を逃がさない 調理法

【炒・焼・揚】

ピーマンのビタミンCは加熱しても壊れにくいので、さまざまな料理に使うことができます。香りが苦手な場合は、牛乳やチーズなどの乳製品や油と組み合わせると、気にならなくなります。

タネとワタには特に苦味がありますが、血液をサラサラにするピラジンを多く含んでいるので、上手に調理して食べましょう。

栄養を逃がさない 保存法

冷蔵

新聞紙で包み、ポリ袋に入れて口をゆるく閉じたら、野菜室へ。使いかけのものは、タネとワタを取ってラップで包みます。

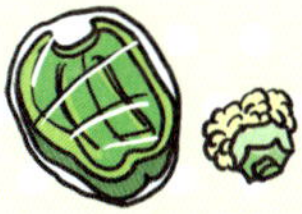

冷凍

使いやすい大きさに切って軽く加熱したら、密閉できるポリ袋へ。食感は変わるので、調理の際はうまく使い分けましょう。

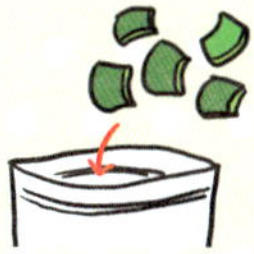

栄養をおいしくとるコツ

フードプロセッサーで細かくしてパウンドケーキなどに混ぜれば、子どもでも食べやすくなります。

トリテク 栄養コラム

「甘いピーマン」

赤ピーマンはビタミンA・Eを多く含み、甘みもあります。買うときは、赤パプリカと間違えないように!

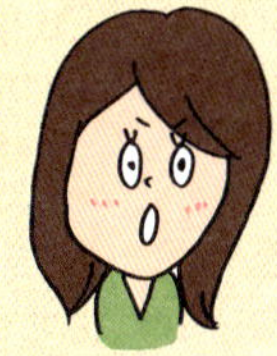

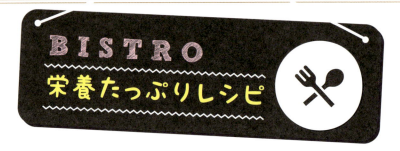

BISTRO 栄養たっぷりレシピ

ブロッコリーの茜《あかね》サラダ

1. ブロッコリーは小房に分けたら、固めに蒸す（もしくは塩ゆでにする）。
2. りんごは、半分を皮つきのままいちょう切りにして、塩水にさらす。
3. もう半分は皮ごとすりおろし、ドレッシングと混ぜ合わせる。
4. 1・2・レッドキドニービーンズを混ぜ合わせ、3で和える。

材料（2人前）

ブロッコリー……1/2個
りんご……1/4個
レッドキドニー
ビーンズ……大さじ2
市販のフレンチドレッシング

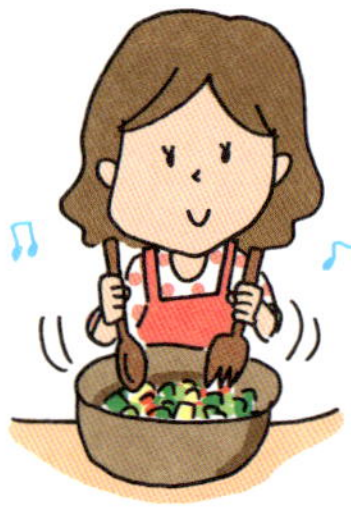

もやしとにらの炒めナムル

1. もやしは根を除き、にらはもやしの大きさに合わせて切る。
2. もやしとにらを、油をひいたフライパンでサッと炒める。
3. 温かいうちにAで和える。

材料（2人前）

もやし……100g
にら………1/2束
A ｛ごま油…小さじ1
すりごま…小さじ1/2
塩…少々｝

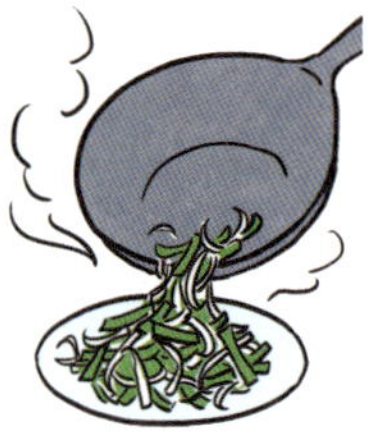

いつものピザトースト

1. ピーマンは縦に半分に切ってタネを除き、半月切りに。ウィンナーは斜め薄切りにする。
2. 食パンは半分に切ってピザソースを塗り、１を散らしてのせる。
3. チーズをのせて、オーブントースターで４分焼く。

材料（２人前）

ピーマン
赤ピーマン
……各 1/4 個

ウィンナー……２本
食パン（４枚切り）
……２枚

ピザソース……大さじ３
チーズ……適量

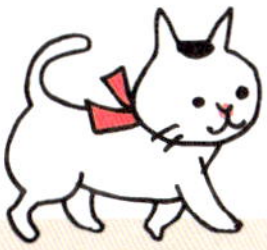

栄養 知っておコラム

「水道水はNG！」

水道水は、栄養面から見ると調理にはおすすめできません。これは、水道水にカルキが含まれるためです。カルキは、私たちが安心・安全に飲むことができるようにするために欠かせないものですが、ビタミンCが消えてしまうのです（中和。カルキを消すためにビタミンCが使われる）。このため、例えばビタミンCを多く含むお茶やレモン水を作るときは、煮沸もしくは浄水器を通した水道水などを使用するといいでしょう。

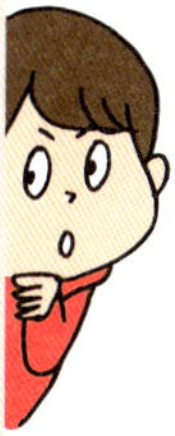

干されてもいい味出します

しいたけ

おいしい見わけかた

- カサが薄い茶色で、巻き込んでいる
- 肉厚でハリがあり、乾いている

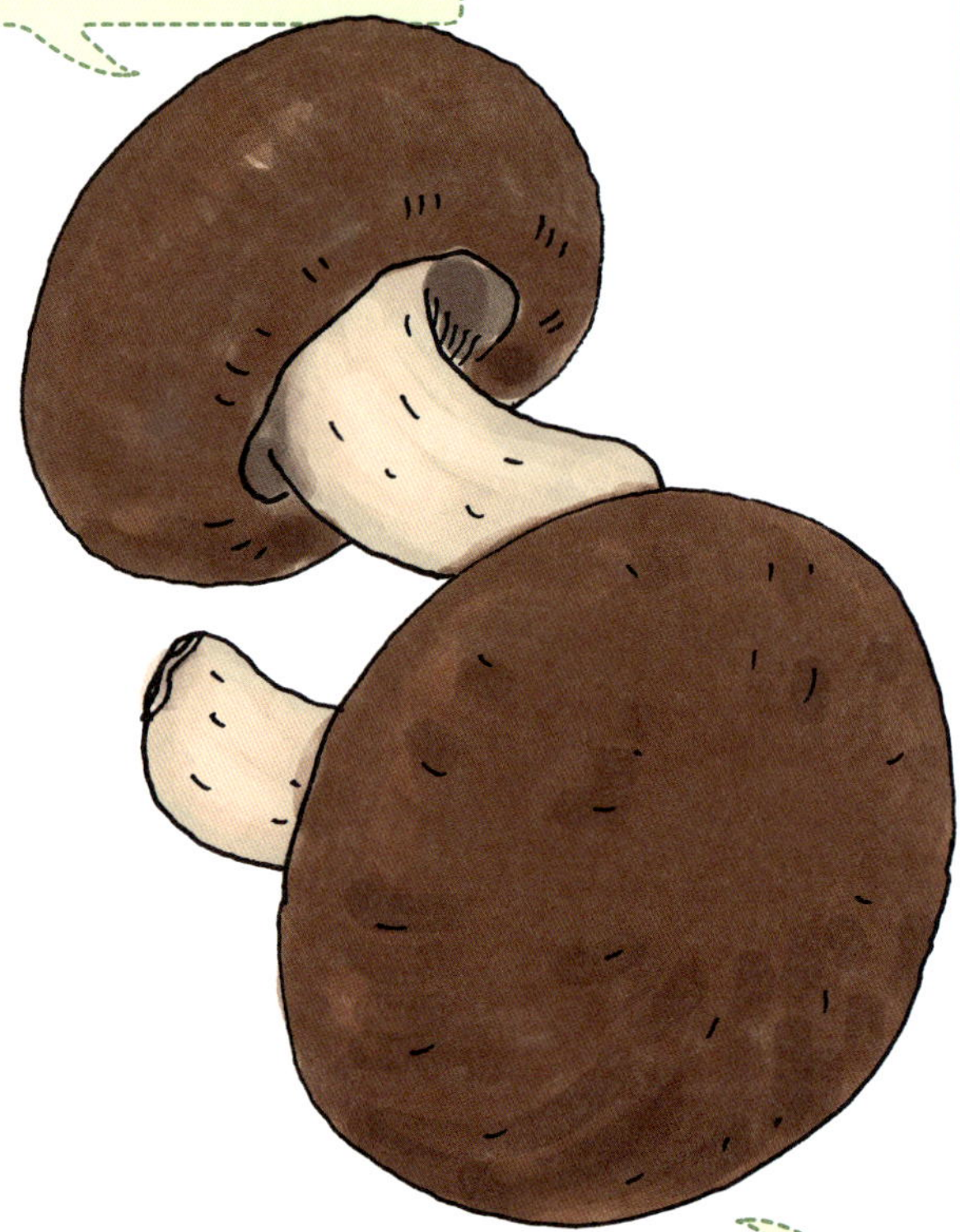

- カサの裏が白く、ひだが細かい
- 軸が太く短い

〔注目の栄養素・成分〕

ビタミンD

ナイアシン

食物繊維

しいたけはビタミンDのほか、ナイアシン・パントテン酸といったビタミンB群、食物繊維などを含んでいます。

エリタデニンというしいたけ特有の成分は、コレステロール値や血圧を下げるなどの効果があるため、生活習慣病の予防に役立ちます。

栄養を逃がさない 調理法

【炒める】

油やバターで炒めると、ビタミンDが体に吸収されやすくなります。また、魚介類や乳製品と一緒に食べることで、それらに含まれるカルシウムを効果的にとることができます。

しいたけなどのきのこ類は低カロリーなので、上手にレシピに活用しましょう。

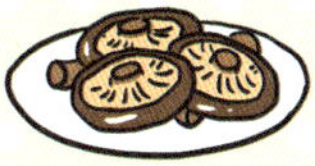

栄養を逃がさない 保存法

冷蔵

1つずつ新聞紙で包んだら、軸を上にしてポリ袋に入れ、口をゆるめに閉じて保存します。

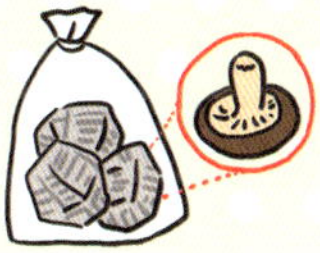

冷凍

しいたけは、冷凍するとうま味が増えます。適当な大きさに切ったら、密閉できるポリ袋で保存します。解凍すると水分が出るので、調理の際は凍ったまま使いましょう。

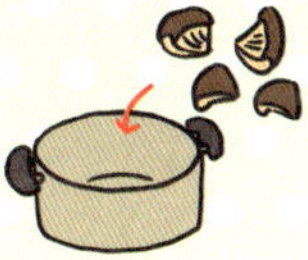

栄養を おいしくとるコツ

太陽に当てると、ビタミンD・香り・うま味がアップします。軸を上にしてザルに並べ、2～3時間ほど日光浴させましょう。

トリテク　栄養コラム

「干ししいたけを戻す」

軽く洗い、カサの裏がひたるように水に浸け、ラップをして一晩冷蔵庫に。急ぐときは、電子レンジで数分加熱してもOK。

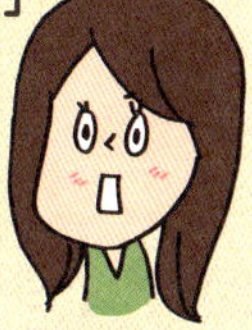

今日から冷凍して食べること

まいたけ

おいしい見わけかた

- カサが肉厚で、濃い茶色
- カサにツヤとハリがあり、水分がにじんでいない
- 茎が白く、締まっている

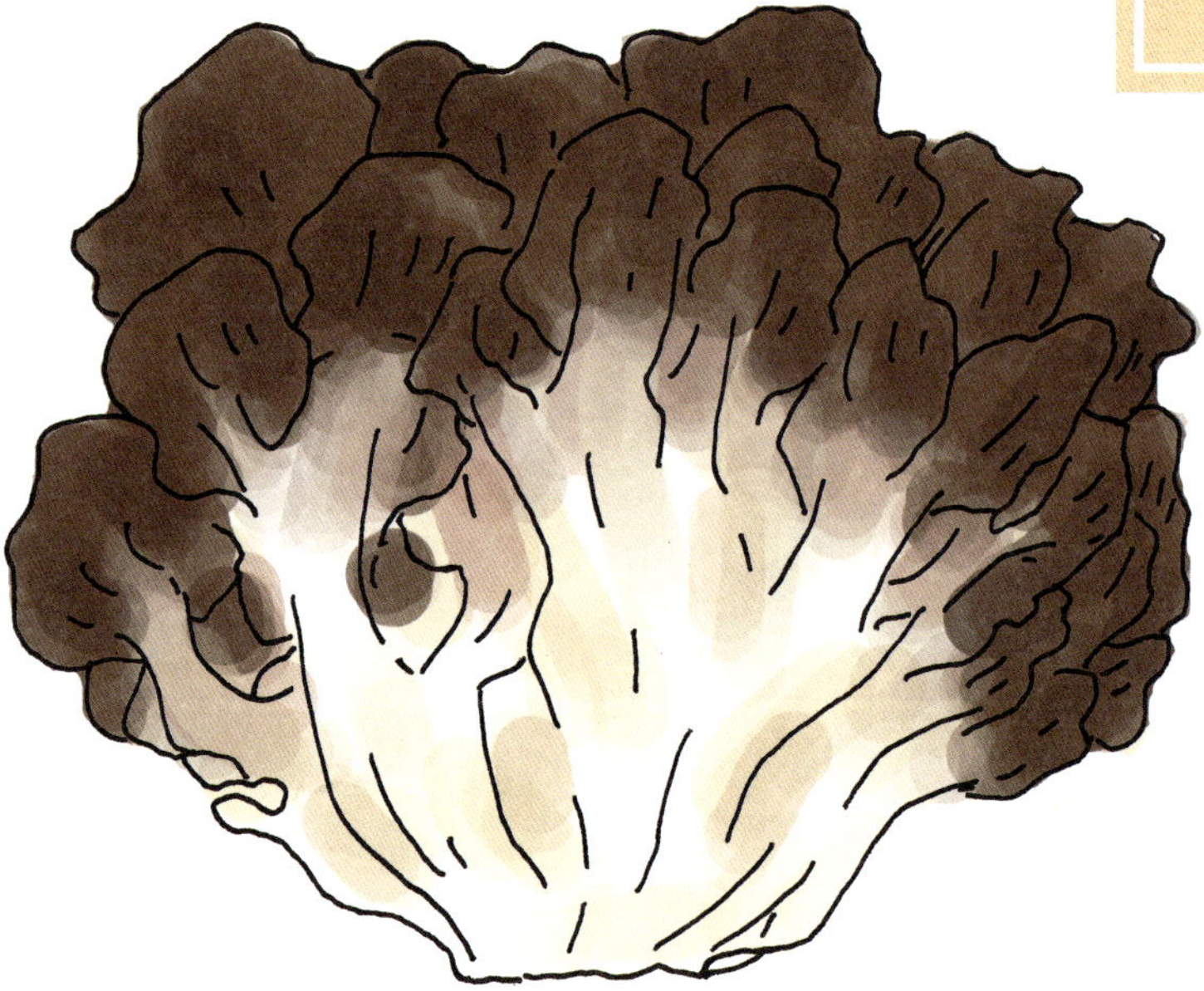

〔注目の栄養素・成分〕

- ビタミンD
- ビタミンB群
- 食物繊維

まいたけは、ビタミンD、ビタミンB_1・B_2・ナイアシンなどのビタミンB群、食物繊維が豊富です。

まいたけはMXフラクションという体に有益な成分を含んでおり、血糖値の上昇を抑える、コレステロールの吸収を抑え排泄《せつ》を促進するなどの働きがあります。

栄養を逃がさない 調理法

【煮る・炒める】

鍋やスープ、みそ汁にすると、溶け出した栄養素を丸ごととれます。また、ビタミンDは油と相性がいいので、炒め物やホイル焼きもいいでしょう（しいたけ同様、太陽に2〜3時間当てると、ビタミンDや香り・うま味が増えます）。

加熱したときに黒い汁が出ますが、これはまいたけの成分が溶け出した「体にいいもの」なのでご安心を。

栄養を逃がさない 保存法

冷蔵

水気を拭いて、ラップに包んで保存します。きのこ類は洗わなくていいと言われますが、これは水っぽくなるのを防ぐためです。

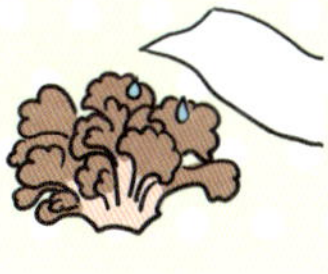

冷凍

石づきを取って適当な大きさに切り分け、水分を拭いたら密閉できるポリ袋に入れます。調理するときは凍ったままで。

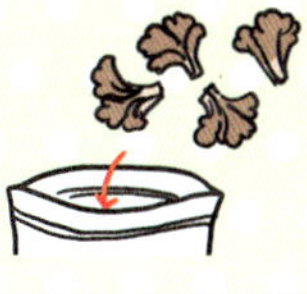

栄養をおいしくとるコツ

しいたけ同様、まいたけも冷凍すると、MXフラクションなどの成分や、うま味が出やすくなります。ただし、食感が変わることもあるので、うまく使い分けましょう。

また、まいたけは、たんぱく質を分解する成分（プロテアーゼ）を含んでいます。このため、茶碗蒸しが固まらないことがありますが、お肉を柔らかくしてくれるというメリットもあります。

ミネラル・パラダイス

たけのこ

おいしい見わけかた

- 皮が薄い黄色で、ツヤがある
- 小ぶりでずっしりと重い

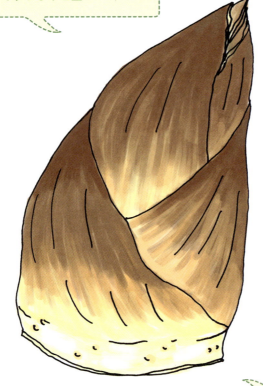

- 穂先が黄色で閉じている
- 切り口がみずみずしい

〔注目の栄養素・成分〕

カリウム

マンガン

食物繊維

たけのこは、カリウム・マンガンなどのミネラルや、腸をきれいにしたり、コレステロールの吸収を抑える食物繊維を多く含んでいます。

　ヒダの部分に見られる白いかたまり（チロシン）は、疲労回復、ストレスの緩和、脳の活性化、集中力を高めるなどの働きがあります。

栄養を逃がさない 調理法

【下ゆでが大事】

鮮度が落ちやすいので、買ったらすぐに皮を数枚はがし、穂先を切って、米ぬかなどを入れたお湯で軽くゆでましょう。

煮物にすると消化がよくなるだけでなく、煮汁に溶け出した栄養素も逃がさずとることができます。また、たけのこはビタミンが少ないので、豚肉などと組み合わせるのがおすすめです。

栄養を逃がさない 保存法

冷蔵

皮つきのまま下ゆでしたら、水を入れた容器に入れて保存します。アクが出てくるので、水は定期的に交換します（なるべく早く食べましょう）。

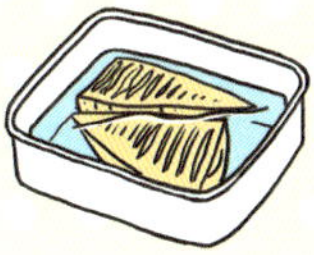

冷凍

ゆでたら細切りか薄切りにして、しょうゆ・みりんなどで軽く味つけし、密閉できるポリ袋へ。

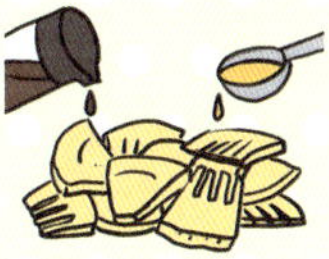

栄養をおいしくとるコツ

採ってから時間が経つと、鮮度が落ちる上にえぐみも強くなるので、早めに食べ（保存し）ましょう。

トリテク 栄養コラム

「長期保存なら」

中華だしに調味料を加えてたけのこを煮込むだけで、メンマが簡単に作れます。挑戦してみてはいかが？

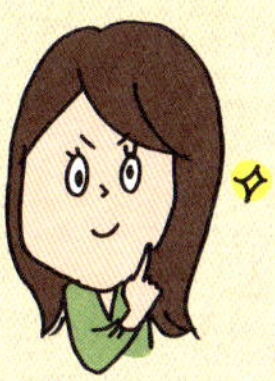

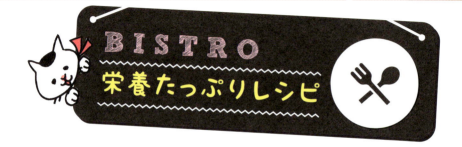

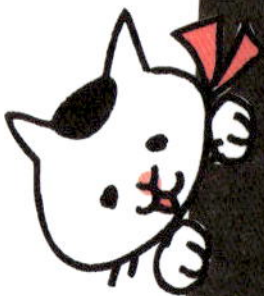

BISTRO 栄養たっぷりレシピ

イタリア香る しいたけの洋風炒め

1. しいたけは軸とかさに分け、軸は縦に薄切り、かさは薄切りにする。マッシュルームは薄切りにする。
2. フライパンに油を熱し、1を炒める。
3. バジルソースを加えて混ぜ、塩で味を調える。

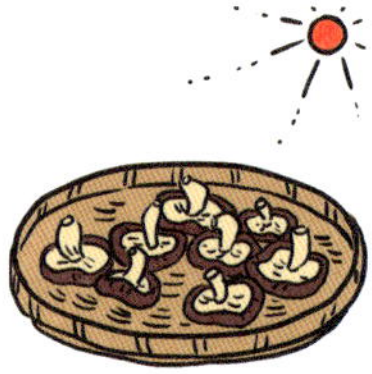

材料（2人前）

しいたけ……4個※	バジルソース……大さじ1
マッシュルーム……4個	塩……少々

※日光で2～3時間干してから調理しましょう

きのこだらけスープ

1. きのこはすべて石づきを取り除き、小房に分ける。
2. 鍋にAを入れて煮立てる。
3. きのこを2に入れて煮る。おろし生姜《しょうが》、しょうゆを加えて味を調える。

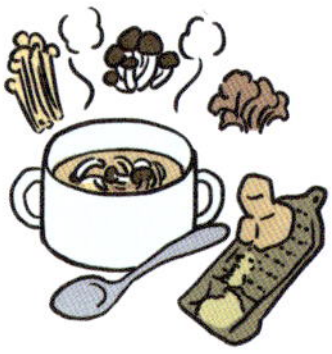

材料（2人前）

	しめじ……1/2 パック
まいたけ………1/2 パック	おろし生姜……大さじ1
えのきだけ……1/2 パック	しょうゆ………大さじ1

A { 水…500mℓ　酒…大さじ1　みりん…大さじ 1/2

たけのこの土佐煮

1. たけのこは、食べやすい大きさに切る。
2. 鍋に水・A・たけのこを入れて、火にかける。落しぶたをして、中火でじっくり煮る。
3. 煮汁がほとんどなくなったら盛りつけて、かつお節をまぶす。

材料（2人前）

たけのこ（ゆで）……1/2 個

水……200mℓ

かつお節……1 パック

A { 和風だしの素…1本　しょうゆ・酒・みりん…各大さじ1

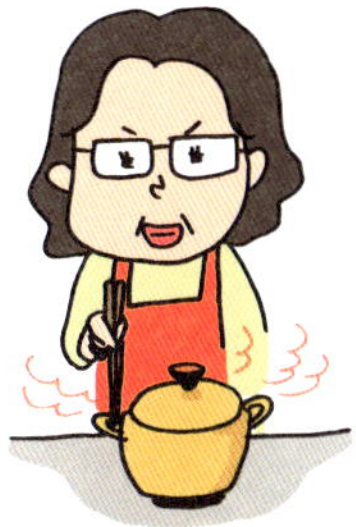

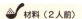

栄養 知ってお コラム

「有機栽培と無農薬栽培」

有機栽培（オーガニック）とは、化学肥料や農薬などを3年以上使っていない土地で、国の指定する天然由来の農薬だけを使うなどの厳しい基準や検査をクリアした農産物をいいます。

一方、無農薬栽培は、その表現自体が国の定めるガイドラインにより禁止されてます（ただし、それらについて詳細な説明がある場合は、対象とはなりません）。つまり、無農薬で栽培された農産物を手に入れたい場合は、信頼できる生産者を探すことが大切なのです。

ありのままがいい
ながいも

おいしい見わけかた

- 切り口が白く、みずみずしい
- ハリがあり、すべすべしている
- 太さが均一で、ずっしりと重い

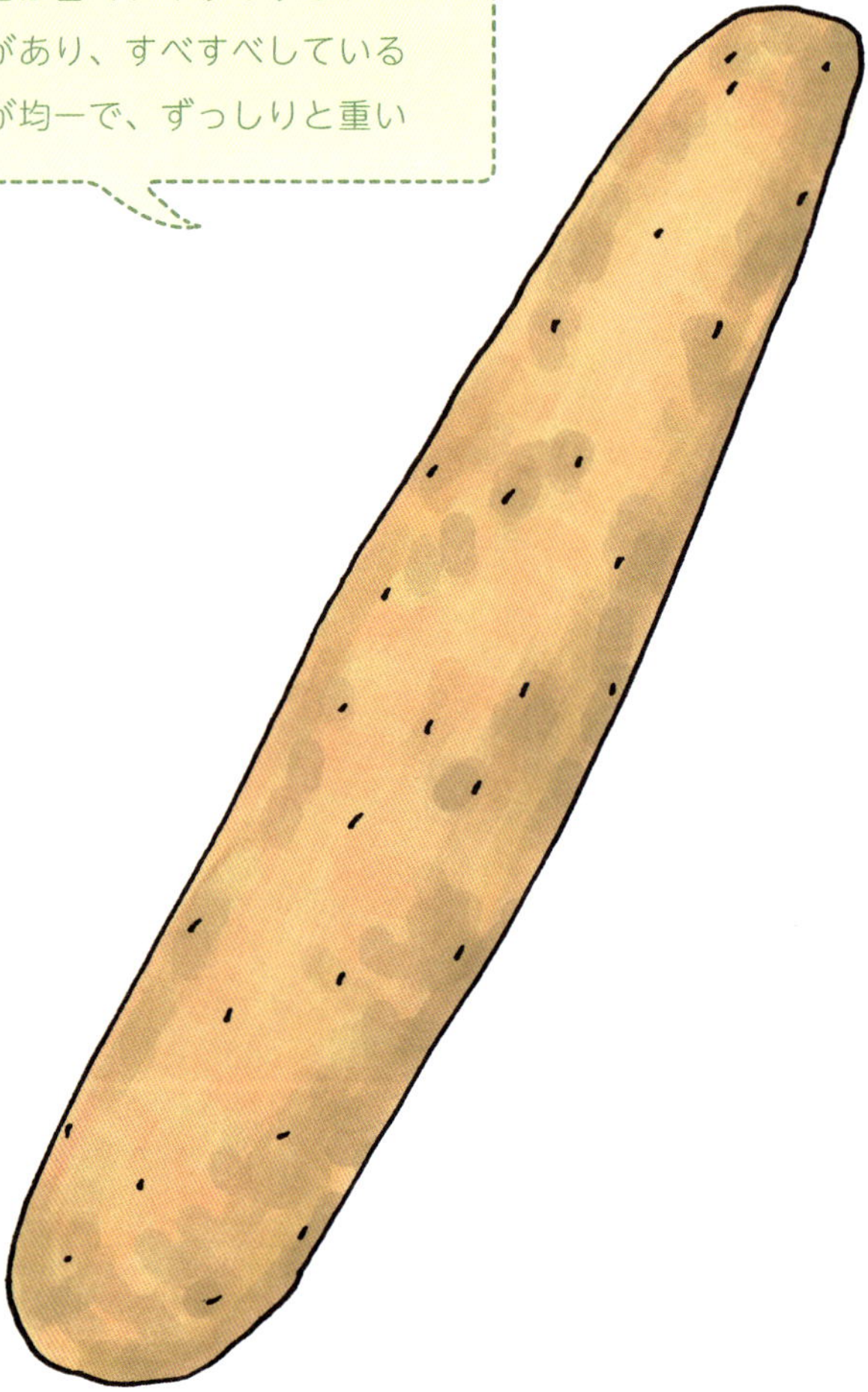

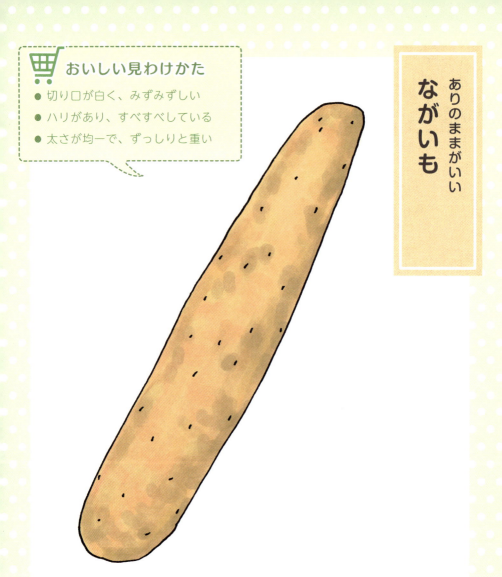

ながいもは「山のうなぎ」といわれるほど、体を強く・元気にする食べ物です。だいこんなどにも豊富な酵素（ジアスターゼ）を多く含み、胃腸の働きやでんぷんの消化・吸収を助けます。

　また、カリウム・カルシウムなどのミネラル、食物繊維も多く含んでいます。

〔注目の栄養素・成分〕

- カリウム
- カルシウム
- ジアスターゼ（酵素）
- 食物繊維

栄養を逃がさない 調理法

【生のままが一番!】

ながいもの持つさまざまな効果は、熱を加えると弱まってしまうので、生のまま食べるのがベストです。すりおろしてご飯やそばにかけたり、細切りにしてサラダにしたりするといいでしょう。

ビタミンやミネラルが減るので、水にさらすのは禁物。酢や梅と一緒に食べると、カルシウムが吸収されやすくなります。

栄養を逃がさない 保存法

常温

新聞紙で包み、ポリ袋に入れて軽く口を閉じます。冷蔵庫に入らない場合は、涼しい場所に。

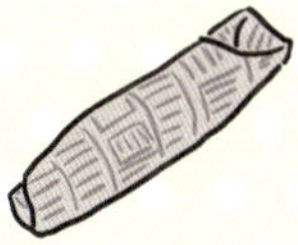

冷凍

すりおろす、もしくは細切りにして酢水にさらしたものを、密閉できるポリ袋に入れて保存します。なお、冷凍しても食感は変わりません。

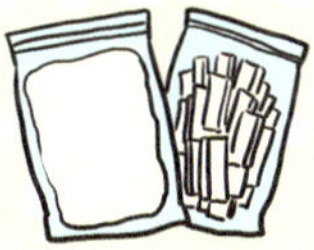

栄養をおいしくとるコツ

皮にも栄養があります。泥をきれいに洗い落としてひげ根を取り除いたら、そのまますりおろすのもいいでしょう。

トリテク　栄養コラム

「やまいもって?」

ながいも・じねんじょ・やまといもはそれぞれ別のものですが、すべて「やまいも（とろろ）」と呼ばれます。

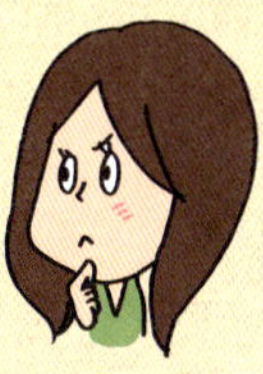

スパムと食べるとE

アボカド

おいしい見わけかた

- ヘタがついている
- ツヤとハリがある
- 形がきれいなしずく型

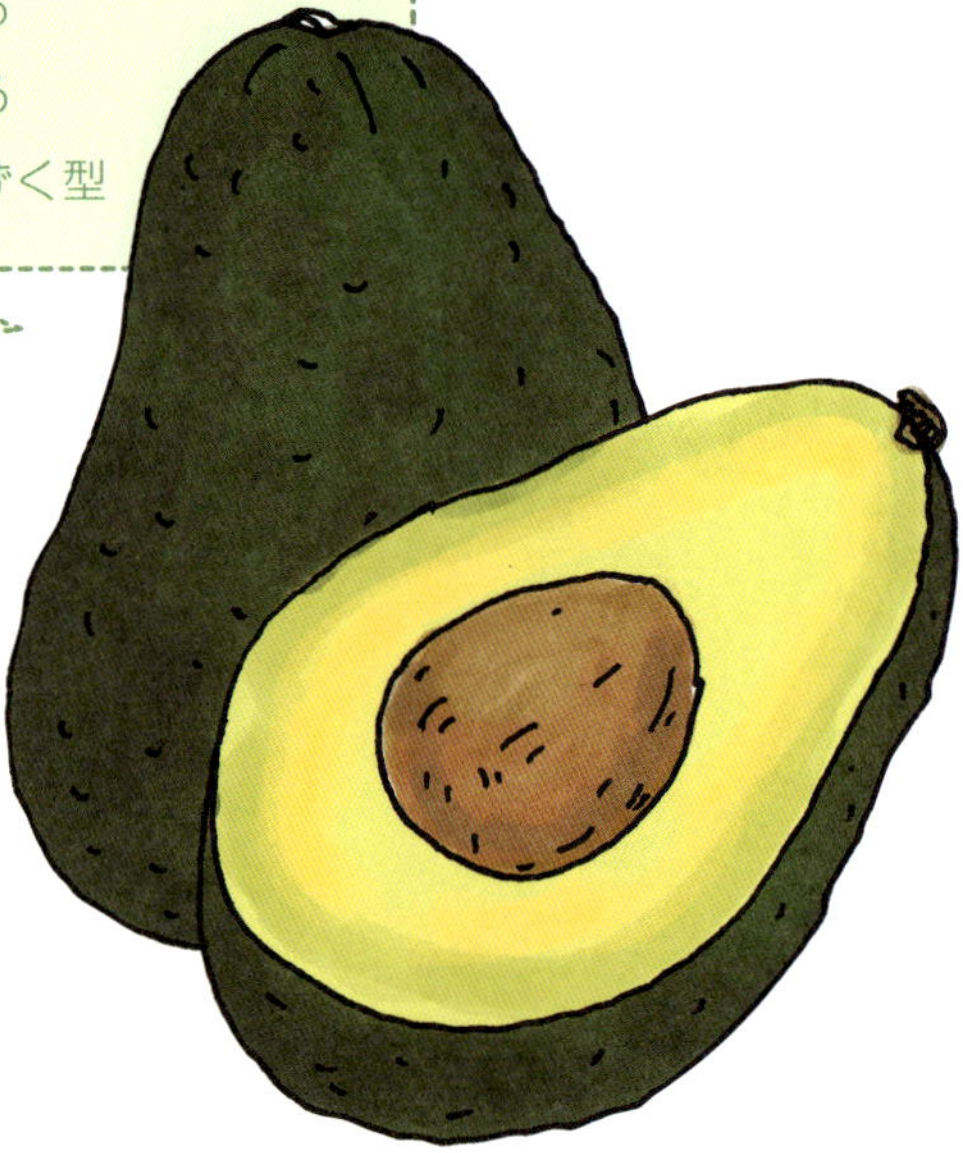

〔注目の栄養素・成分〕

- ビタミンE
- オレイン酸
- 食物繊維

アボカドは「森のバター」といわれるほど栄養豊富で、ビタミンC・E・B_6やミネラル、脂質（オレイン酸などのオメガ9）、食物繊維などをとることができます。

肌や腸の調子を整えたり、動脈硬化の予防といった働きが期待できますが、高カロリーなので食べすぎにはご注意を。

栄養をおいしくとるコツ

生で食べるのが一番ですが、スパムと一緒に炒めると、おいしい上に油と相性のいいビタミンEの吸収がアップします。

トリテク 栄養コラム

「たべごろは？」

買ってきたすぐは熟しきっていないことが多いので、常温で保存し、食べごろ（黒くなり弾力がある）を待ちます。

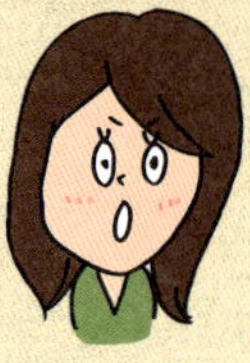

1日10粒　いちご

おいしい見わけかた

- 鮮やかな赤色で、ツヤがある
- タネの周りが盛り上がっている
- ヘタが青く、ピンとしている

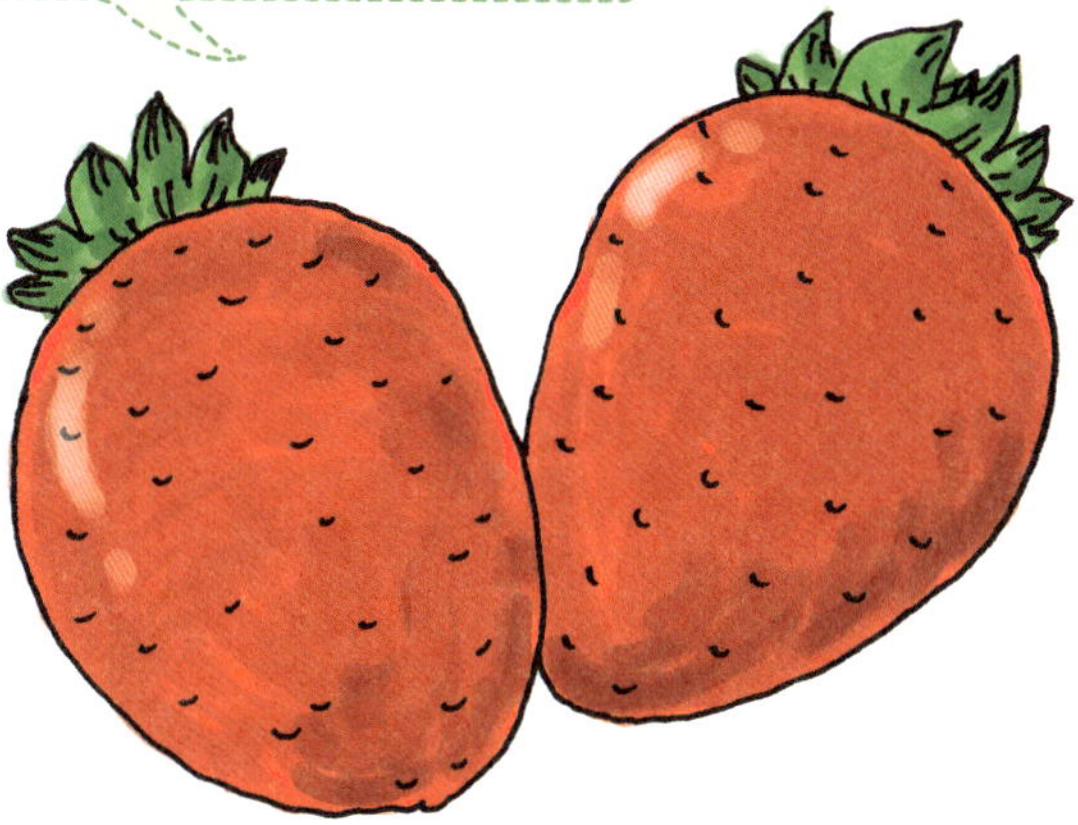

〔注目の栄養素・成分〕

- ビタミンC
- カルシウム
- β-カロテン

いちごは、ビタミンCの量がフルーツの中でトップクラス。10粒食べれば、1日に必要とされるビタミンCを十分とることができます。

採れたては非常にみずみずしく大変おいしいですが、鮮度が落ちるのも早いので、買ってから2~3日以内に食べきるようにしましょう。

栄養をおいしくとるコツ

いちごは、置いておいても甘さが増えることはありません。食べきれないほどの量がある場合は、ジャムなどに加工して保存するようにしましょう。

また、いちごにはさまざまな品種があり「とちおとめ」や「あまおう」が有名ですが、中には「美人姫」という1粒数万円もするものもあります。

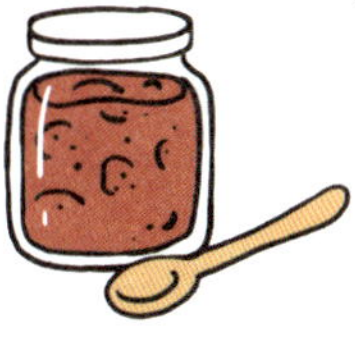

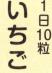

筋がイイね！
みかん

おいしい見わけかた

- 鮮やかなオレンジ色
- 皮が浮いておらず、小ぶり
- ブツブツがはっきりしている

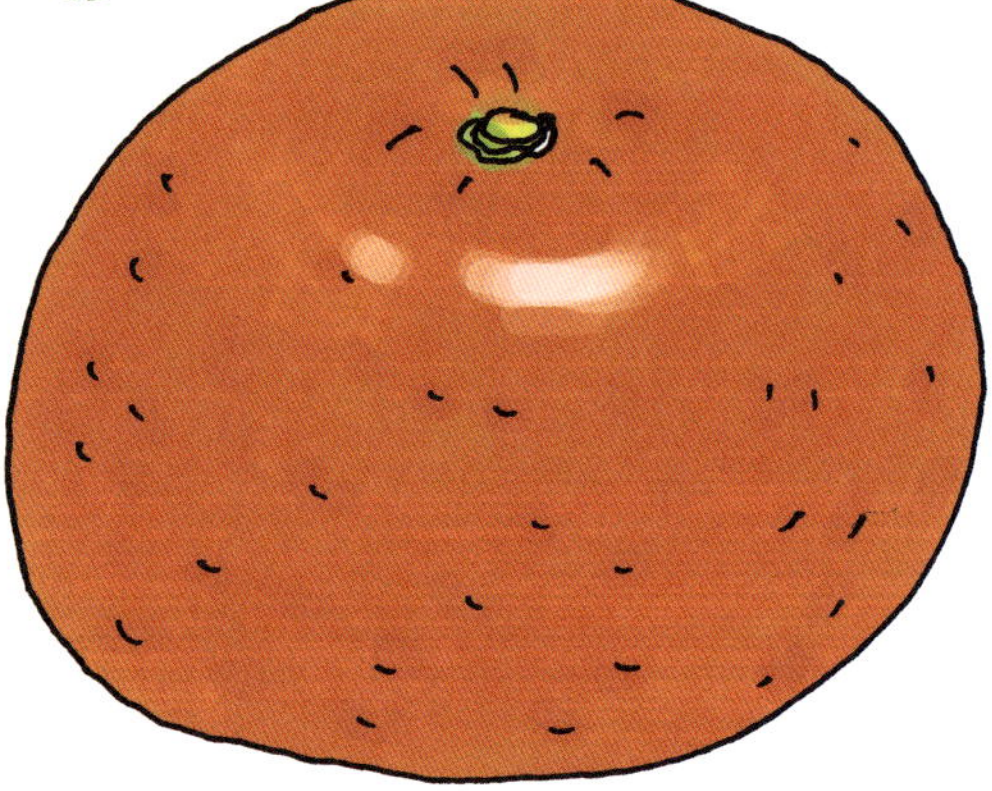

〔注目の栄養素・成分〕

ビタミンC

ビタミンP

みかんは、手で皮をむくだけでかんたんに食べることができる冬の果物です。そのほとんどは水分ですが、ビタミンC・Aをたくさん含んでいます。

表面にはワックスがかけられていることが多いため、気になる場合はティッシュに包みながらむくのもひとつの方法です。

栄養をおいしくとるコツ

みかんの白い筋や袋には、ビタミンCの働きを助けるビタミンPが豊富です。特に皮は「陳皮《ちんぴ》」として漢方薬に使われるほどで、血流をよくするなどの働きがあります（皮を口にする場合は、よく洗いましょう）。

たくさん買った場合は、重ならないようにすること、水分が飛ばないように新聞紙で包むこと、風通しのよい涼しい場所に置くことが大切です。

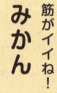

おいしい見わけかた

- 薄い茶色で表面がなめらか
- きれいな楕円形
- うぶ毛がたくさんある

色によって違うんです キウイフルーツ

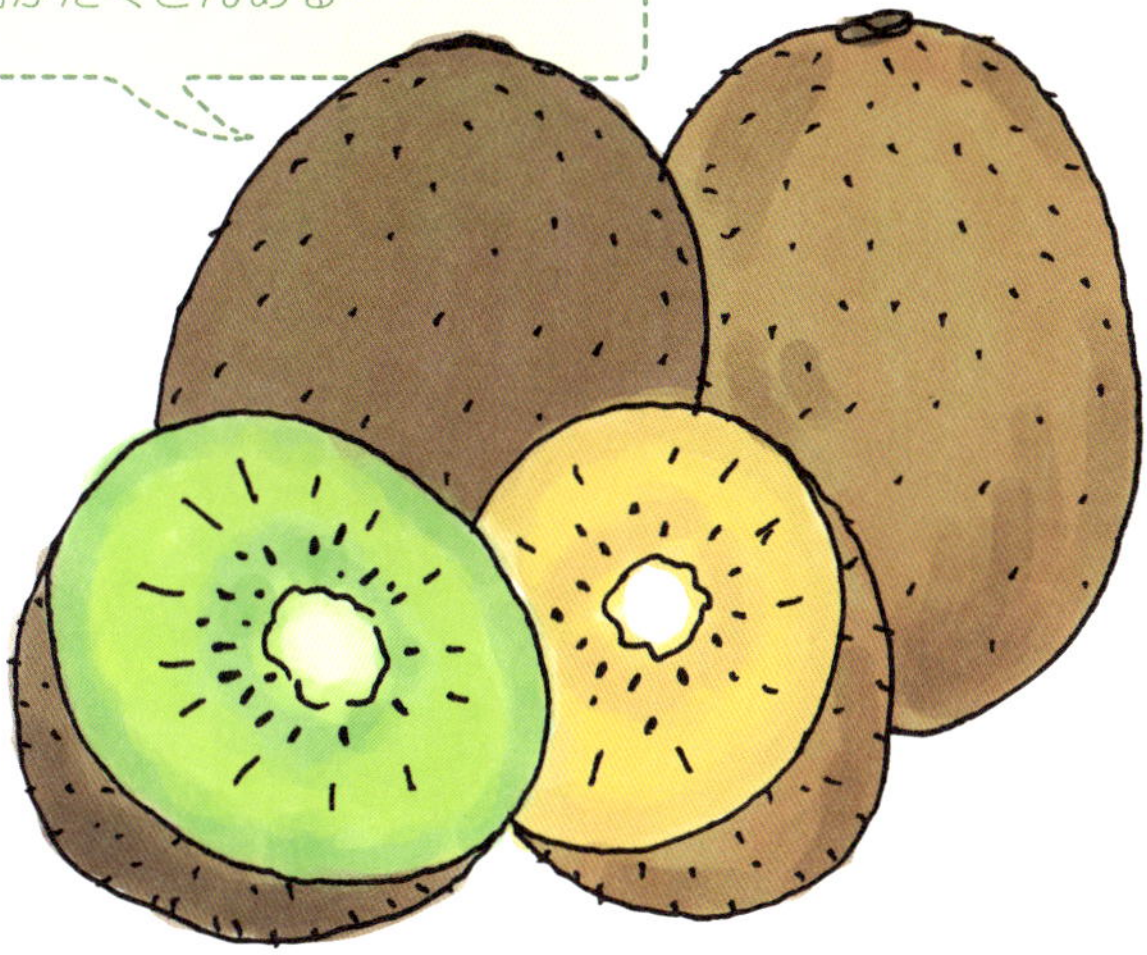

〔注目の栄養素・成分〕

ビタミンC・E

キウイフルーツは、ビタミンやミネラルをとることができる果物です。果肉が緑色のものと黄色のものがあり、黄色のほうがビタミンC・Eを多く含んでいます。

輸入物のイメージがありますが、全体の消費量のうち約半分は国産です（愛媛県や福岡県などで作られています）。

栄養を おいしくとるコツ

ビタミンCは熱に弱いので、キウイフルーツなどの生で食べられる果物から効率よくとりましょう。

実が固いと感じる場合は、りんごと一緒にポリ袋に入れておくと、エチレンガスの効果により早く熟します。しっとりと柔らかくなり、香りが出てきたら食べごろです。

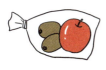

和風ビタミンCの代表

かき

おいしい見わけかた

- 色が濃い
- ハリとツヤがある
- 白い膜がかかっている

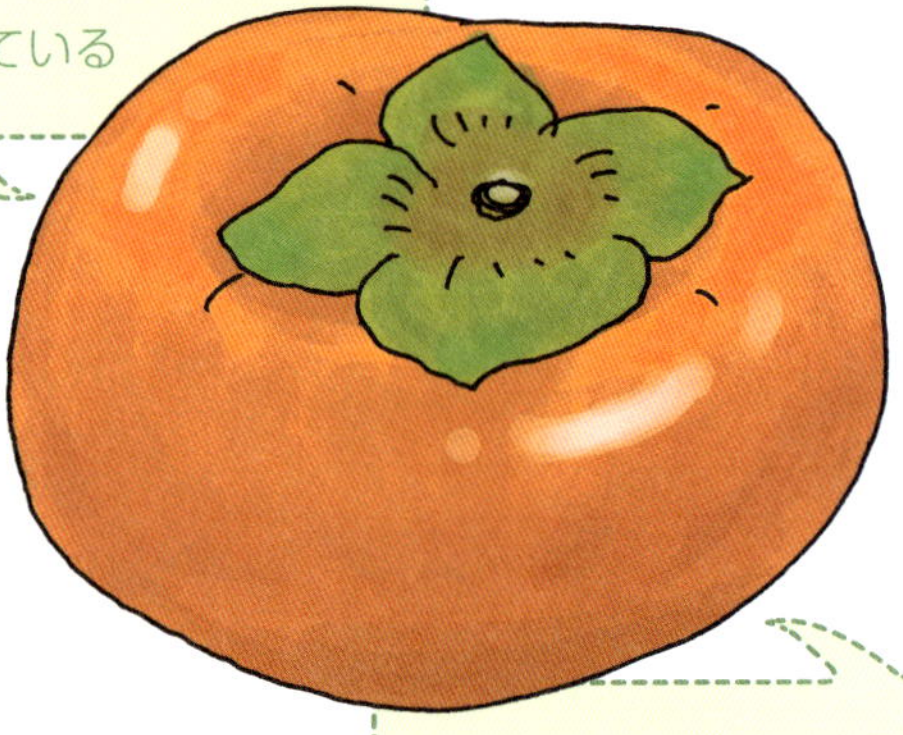

- ヘタが緑色で、実との間にすき間がない
- 重みがある

〔注目の栄養素・成分〕

- ビタミンC
- β-カロテン
- タンニン

「かきが赤くなると医者が青くなる」といわれるほど、栄養のバランスがいい果物です。ビタミンC、β-カロテン、血圧を下げる効果のあるタンニン（ポリフェノール）などを含んでいます。ただし、タンニンは鉄の吸収を抑える働きもあるので、食べ合わせに気をつけましょう。

栄養をおいしくとるコツ

干すことでビタミンCが減りますが、β-カロテンや食物繊維などは大幅に増えます。

保存する場合は常温で問題ありませんが、冷蔵庫に入れる場合は濡れたキッチンペーパーをヘタにのせてラップで包み、野菜室で保存すると長持ちします。熟しすぎたものは、ジャムにすることでおいしく食べることができます。

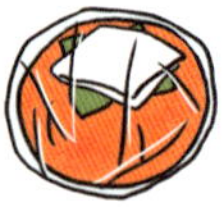

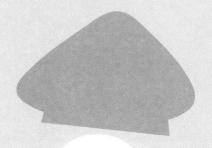

2

たんぱく質・脂質をとろう！

Protein , Lipid wo toro!

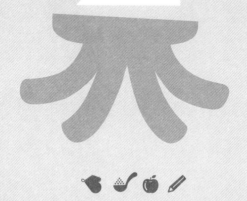

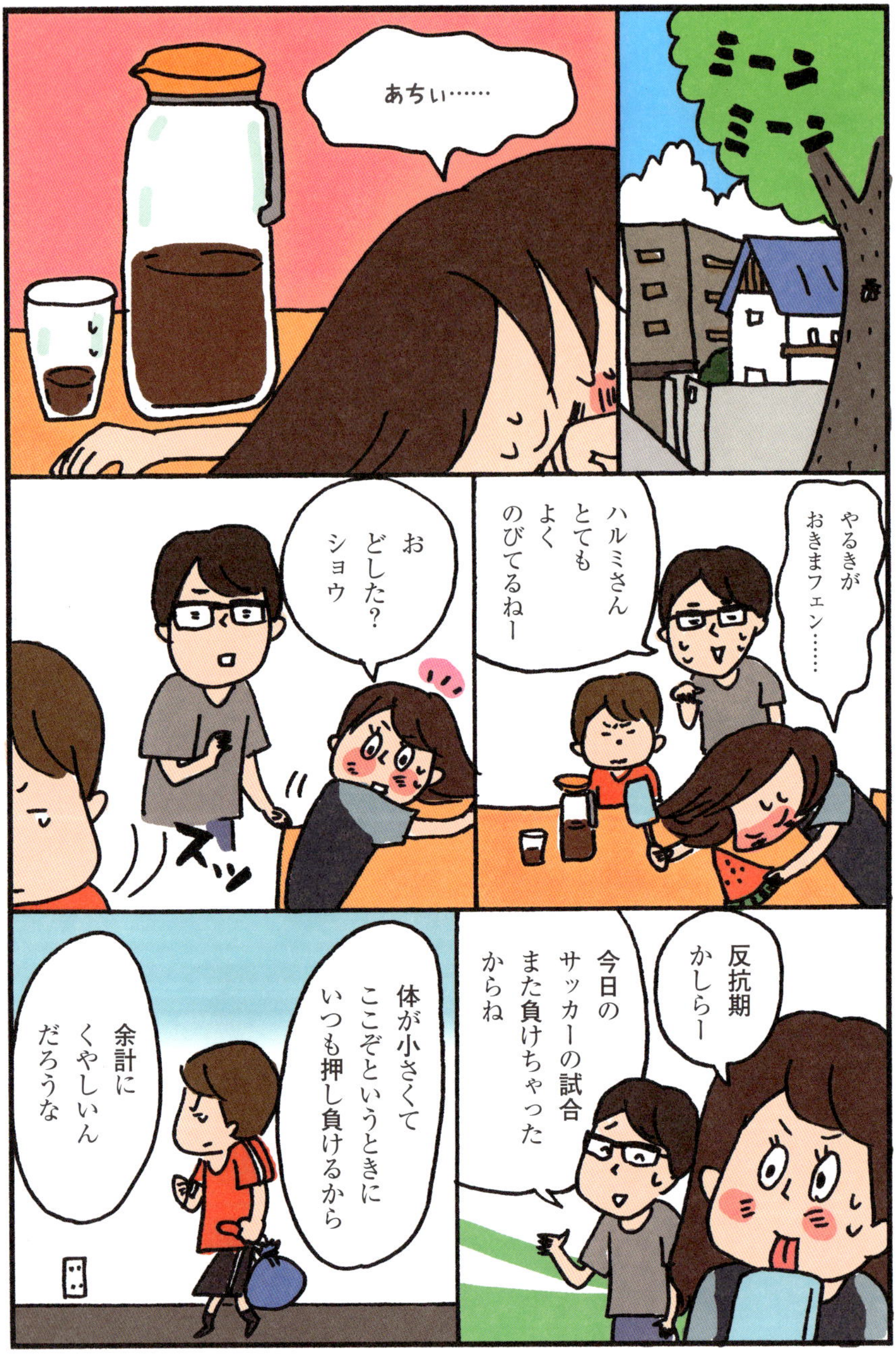
ミーン
ミーン
あちぃ……
やるきがおきまフェン……
ハルミさんとてもよくのびてるねー
おどした？ショウ
ズッ
反抗期かしらー
今日のサッカーの試合また負けちゃったからね
体が小さくてここぞというときにいつも押し負けるから
余計にくやしいんだろうな

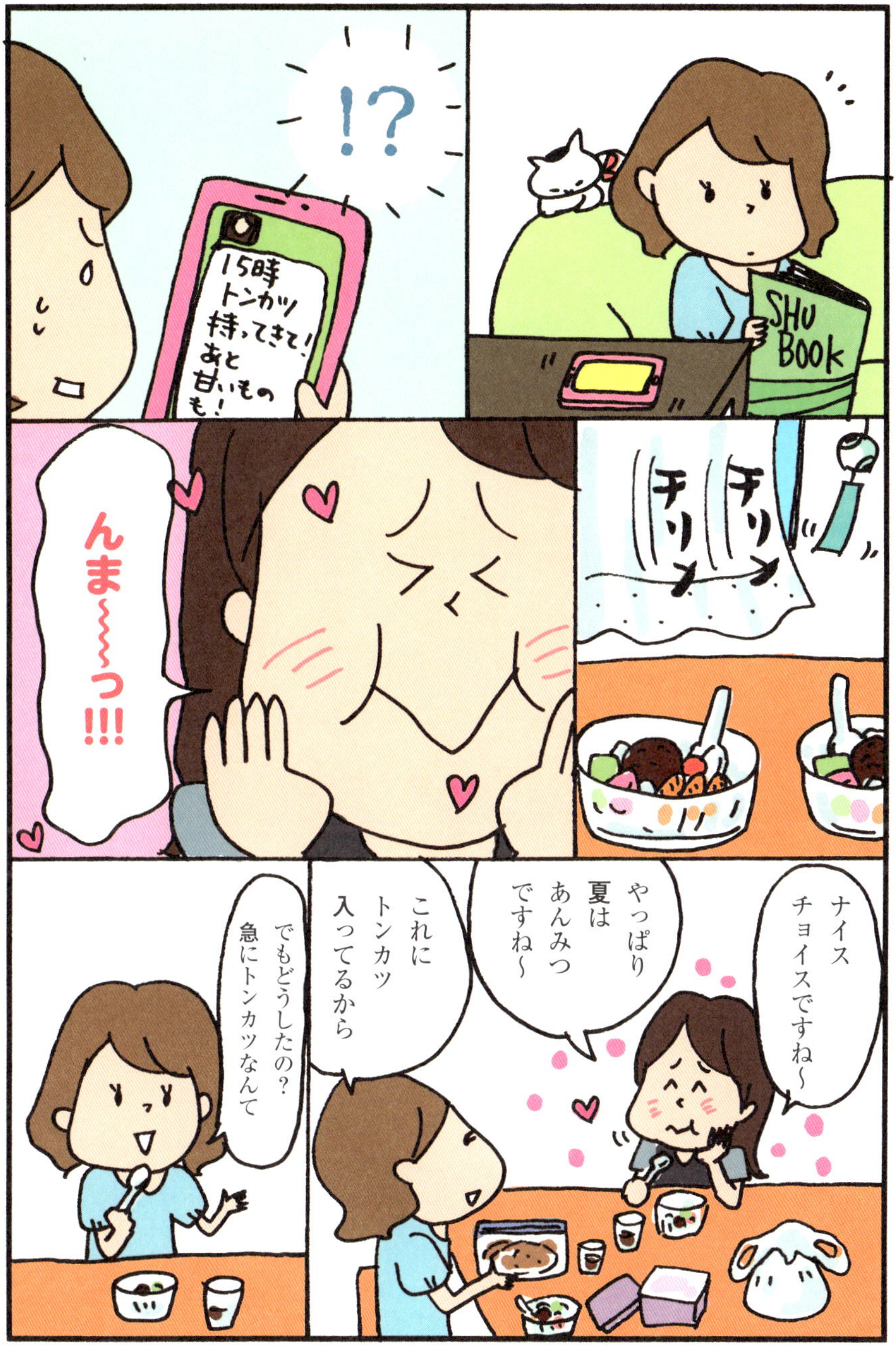
!?
15時 トンカツ 持ってきて! あと 甘いもの も!
チリン チリン
んま〜〜〜っ!!!
ナイス チョイスですね〜
やっぱり 夏は あんみつ ですね〜
これに トンカツ 入ってるから
でもどうしたの? 急にトンカツなんて

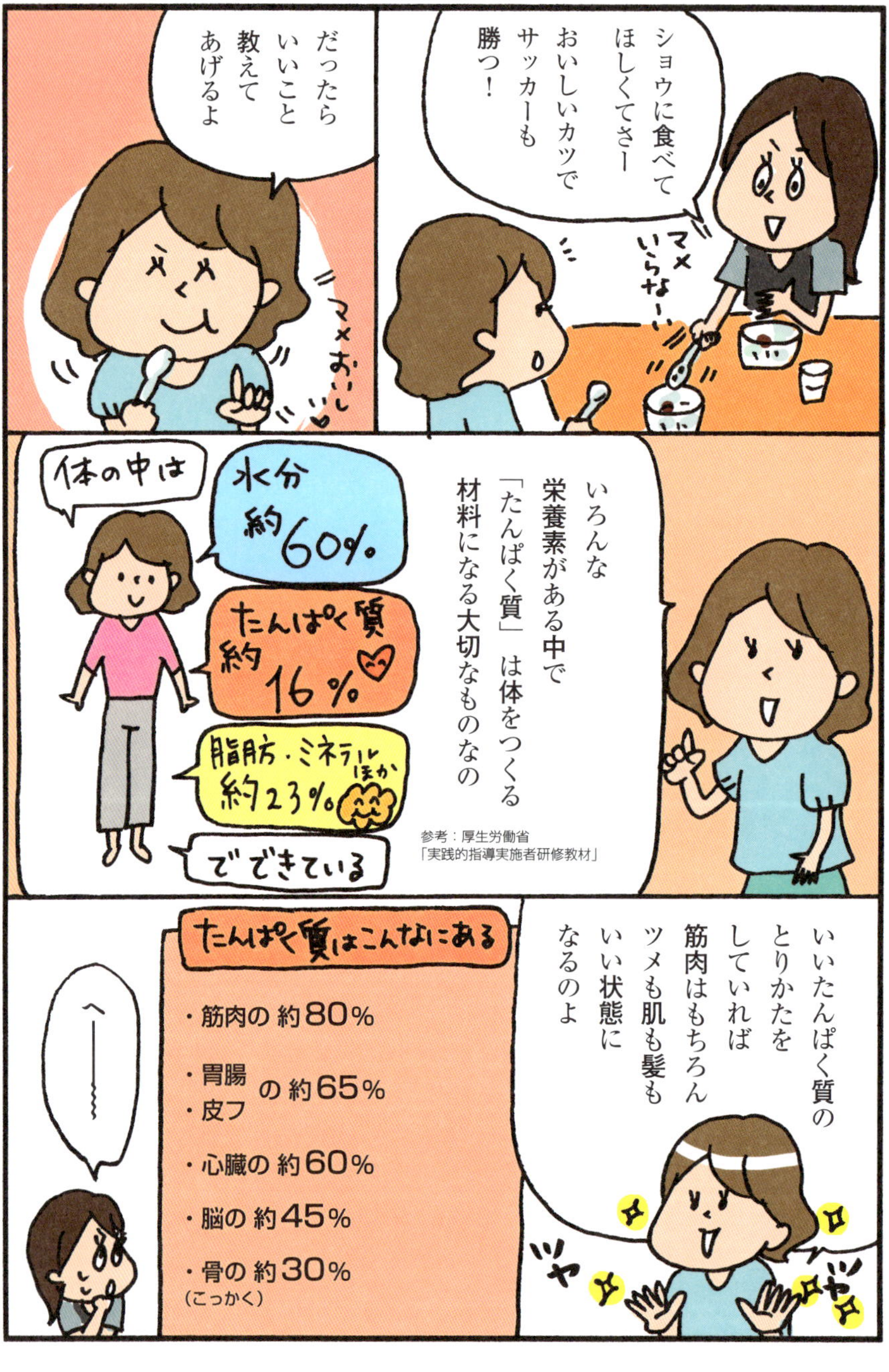
ショウに食べて ほしくてさー おいしいカツで サッカーも 勝つ！
ママ いらなーい
だったら いいこと 教えて あげるよ
ママ おいしい
いろんな 栄養素がある中で 「たんぱく質」は体をつくる 材料になる大切なものなの
体の中は
水分 約60%
たんぱく質 約16%
脂肪・ミネラル ほか 約23%
でできている
参考：厚生労働省「実践的指導実施者研修教材」
いいたんぱく質の とりかたを していれば 筋肉はもちろん ツメも肌も髪も いい状態に なるのよ
ツヤ
ツヤ
たんぱく質はこんなにある
・筋肉の 約80%
・胃腸
・皮フ の 約65%
・心臓の 約60%
・脳の 約45%
・骨の 約30%
（こっかく）
へ――――

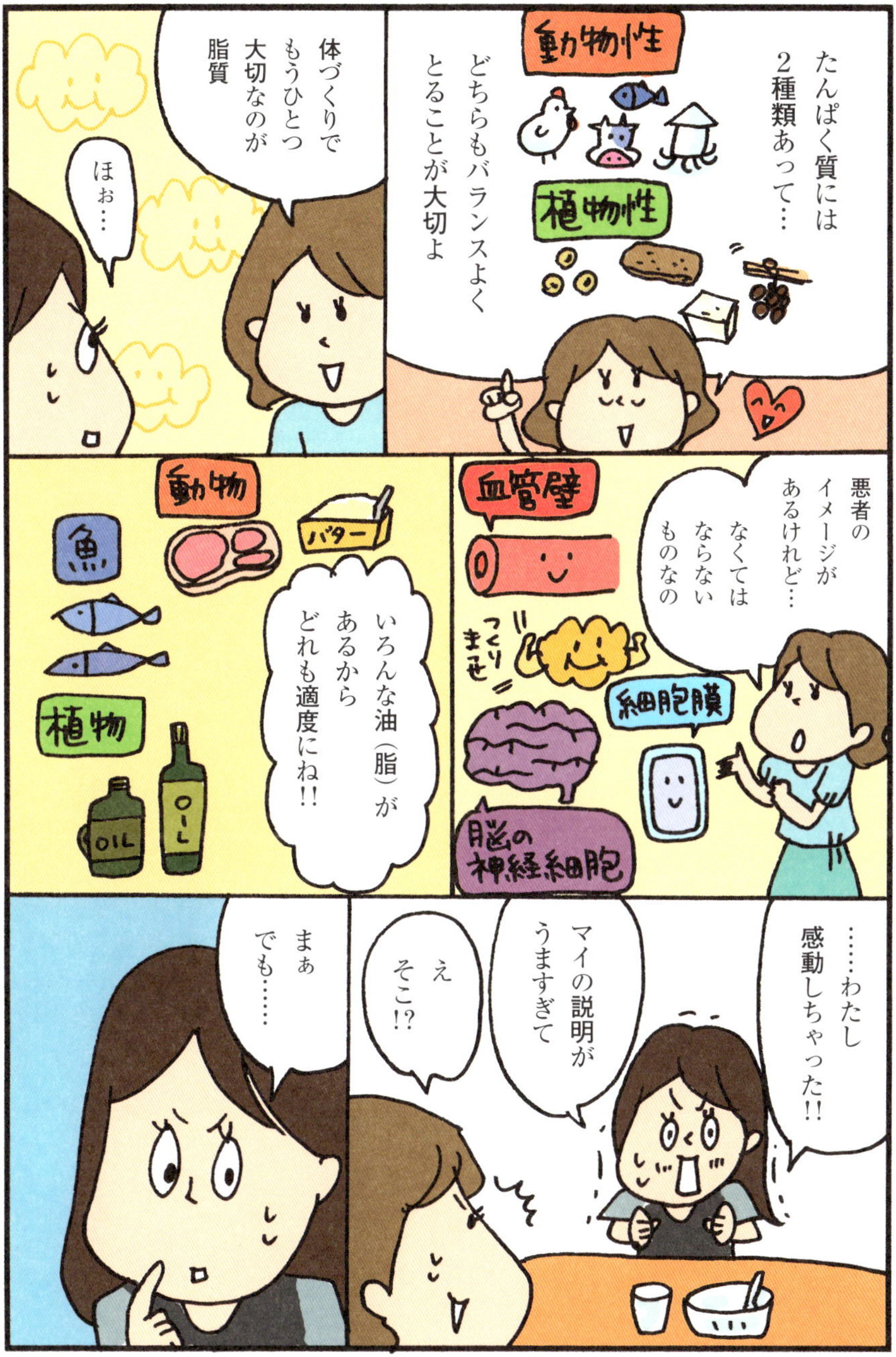
たんぱく質には2種類あって…
動物性
植物性
どちらもバランスよくとることが大切よ
体づくりでもうひとつ大切なのが脂質
ほぉ…
悪者のイメージがあるけれど…
なくてはならないものなの
血管壁
つくりませ
細胞膜
脳の神経細胞
動物
バター
魚
植物
OIL
OIL
いろんな油(脂)があるからどれも適度にね!!
……わたし感動しちゃった!!
マイの説明がうますぎて
え　そこ!?
まぁ　でも……

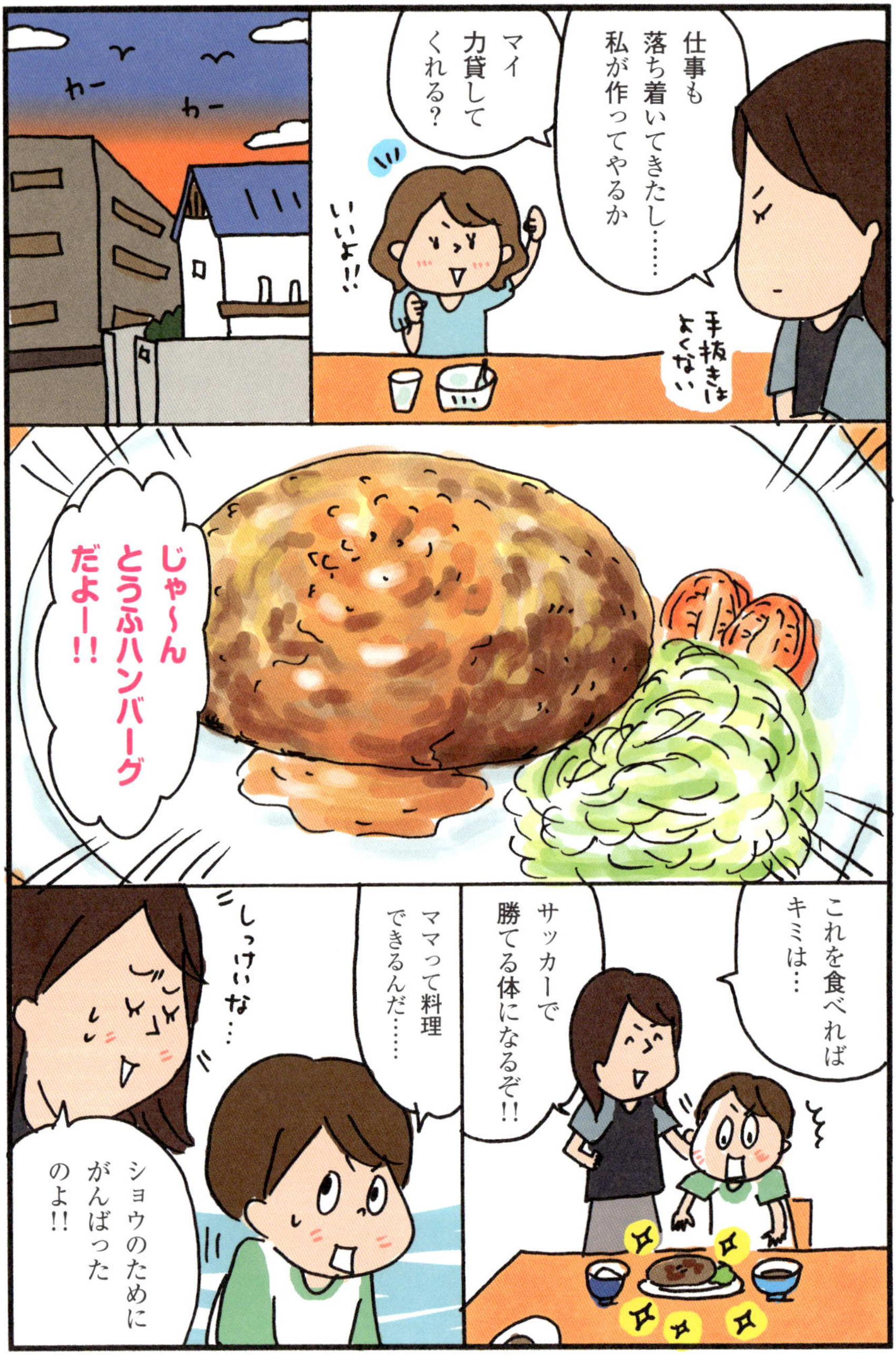
仕事も落ち着いてきたし……私が作ってやるか
マイ力貸してくれる？
いいよ!!
手抜きはよくない
カー
カー
じゃ〜ん とうふハンバーグだよー!!
これを食べればキミは…
サッカーで勝てる体になるぞ!!
ママって料理できるんだ……
しっけいな…
ショウのためにがんばったのよ!!

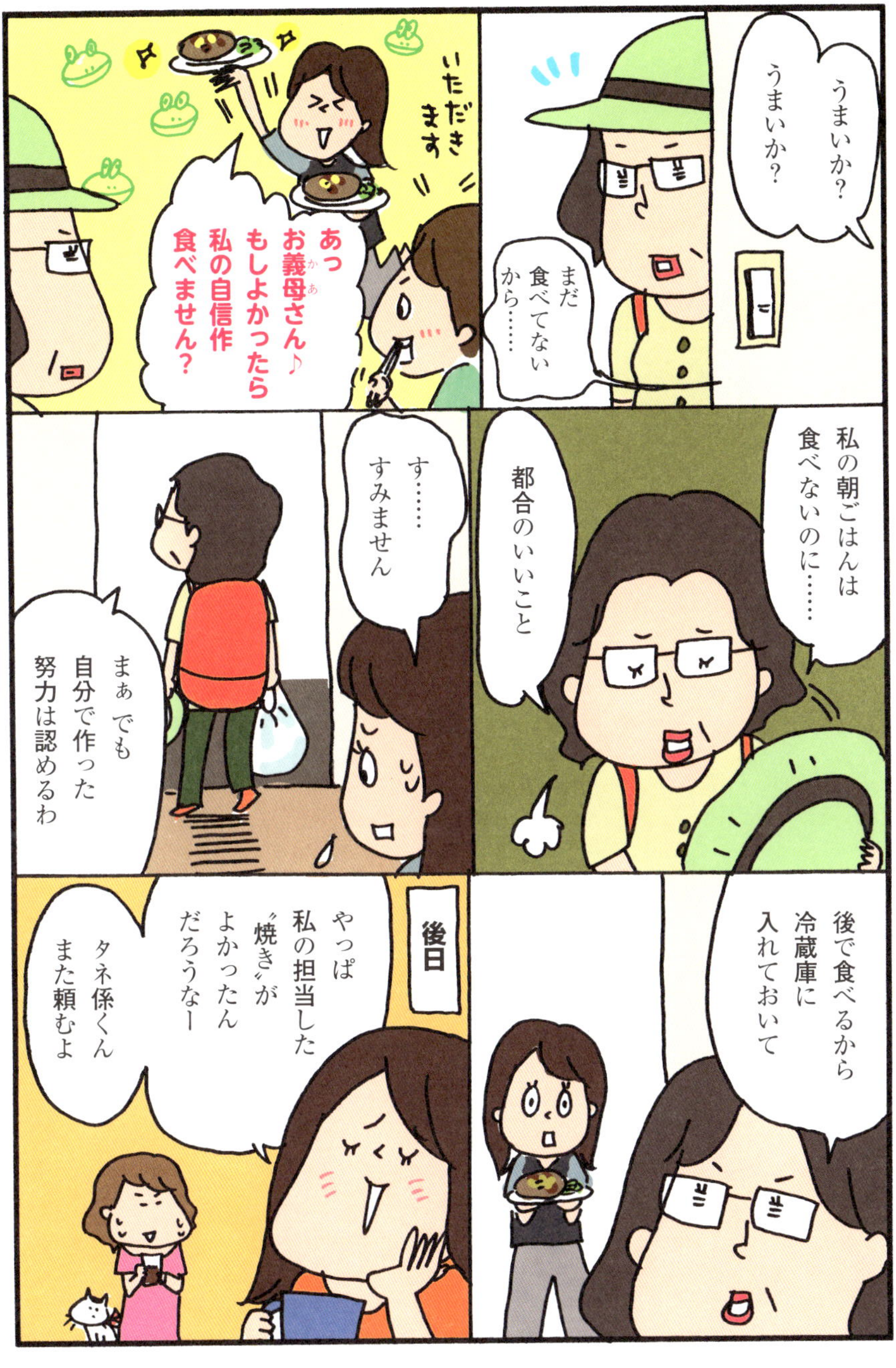
うまいか?
うまいか?
まだ食べてないから……
いただきます
あっ お義母《かあ》さん♪ もしよかったら私の自信作食べません?
私の朝ごはんは食べないのに……
都合のいいこと
す……すみません
まぁ でも自分で作った努力は認めるわ
後で食べるから冷蔵庫に入れておいて
後日
やっぱ私の担当した〝焼き〟がよかったんだろうなー
タネ係くんまた頼むよ

控えめなのに力になる 鶏肉（むね）

おいしい見わけかた

- 透明感のあるピンク色
- ツヤとハリがある

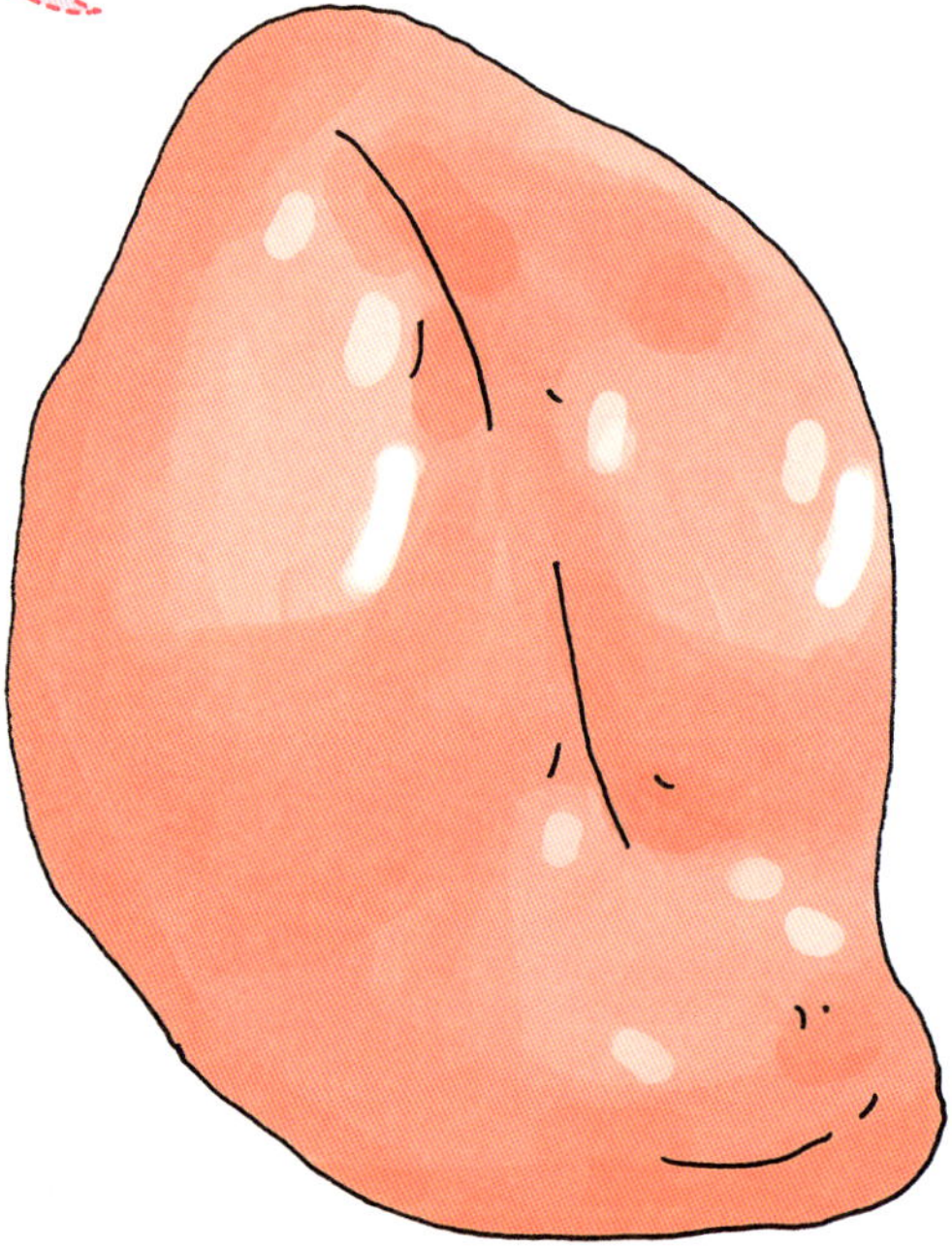

- 皮が黄色で、ブツブツがはっきりとしている
- ドリップ（汁）が出ていない

むねとささみは、鶏肉の中でも特に低脂肪・高たんぱくです。

むねは、ビタミンAやB群のほか、渡り鳥のエネルギー源ともいわれるイミダペプチドを多く含み、疲労回復に効果的です。ささみは、ビタミンB群やミネラルを多く含み、むねよりも脂が少ないのが特徴です。

〔注目の栄養素・成分〕

動物性たんぱく質

ビタミンA

栄養を逃がさない 調理法

【手早く加熱】

火の通りやすいそぎ切りにして、短時間で加熱すると、ビタミンAが減るのを抑えることができます。

　また、むねやささみは固くなりがちなので、水分を逃がさないように衣をつけたり、酒や砂糖で下味をつけたりして調理するといいでしょう。

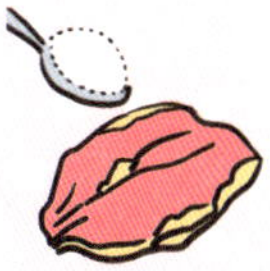

栄養を逃がさない 保存法

冷蔵

水気を拭き、ペーパータオルとラップで空気を抜くように包んだら、チルド室に。下味をつけてからの密閉保存もOK。

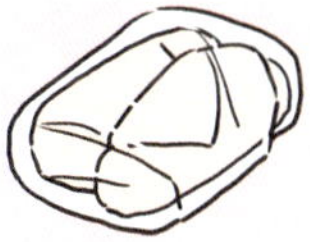

冷凍

下味をつけるか、氷水にくぐらせたものをラップで小分けにし、密閉できるポリ袋で空気を抜いて保存します。使うときは半解凍で。

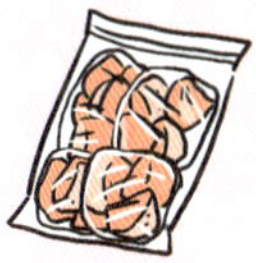

栄養をおいしくとるコツ

そぎ切りは、肉の繊維を切るように包丁を入れます。火の通りがよくなるだけでなく、食感も柔らかくなります。

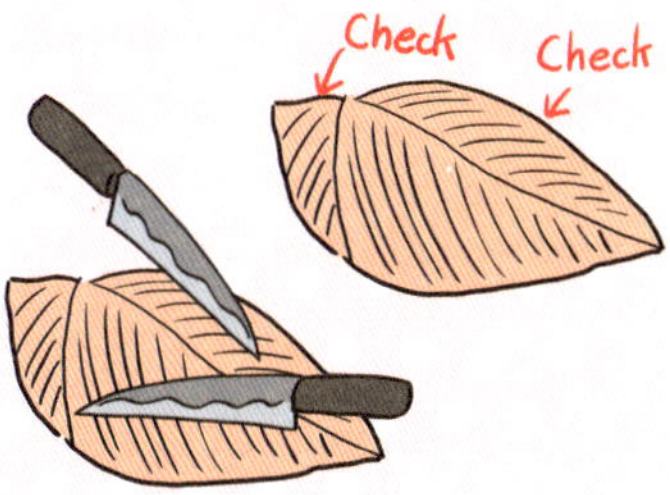

アリシンとは気があう

豚肉（ロース）

おいしい見わけかた

- 淡いピンク色
- きめが細かく、ツヤと粘りがある

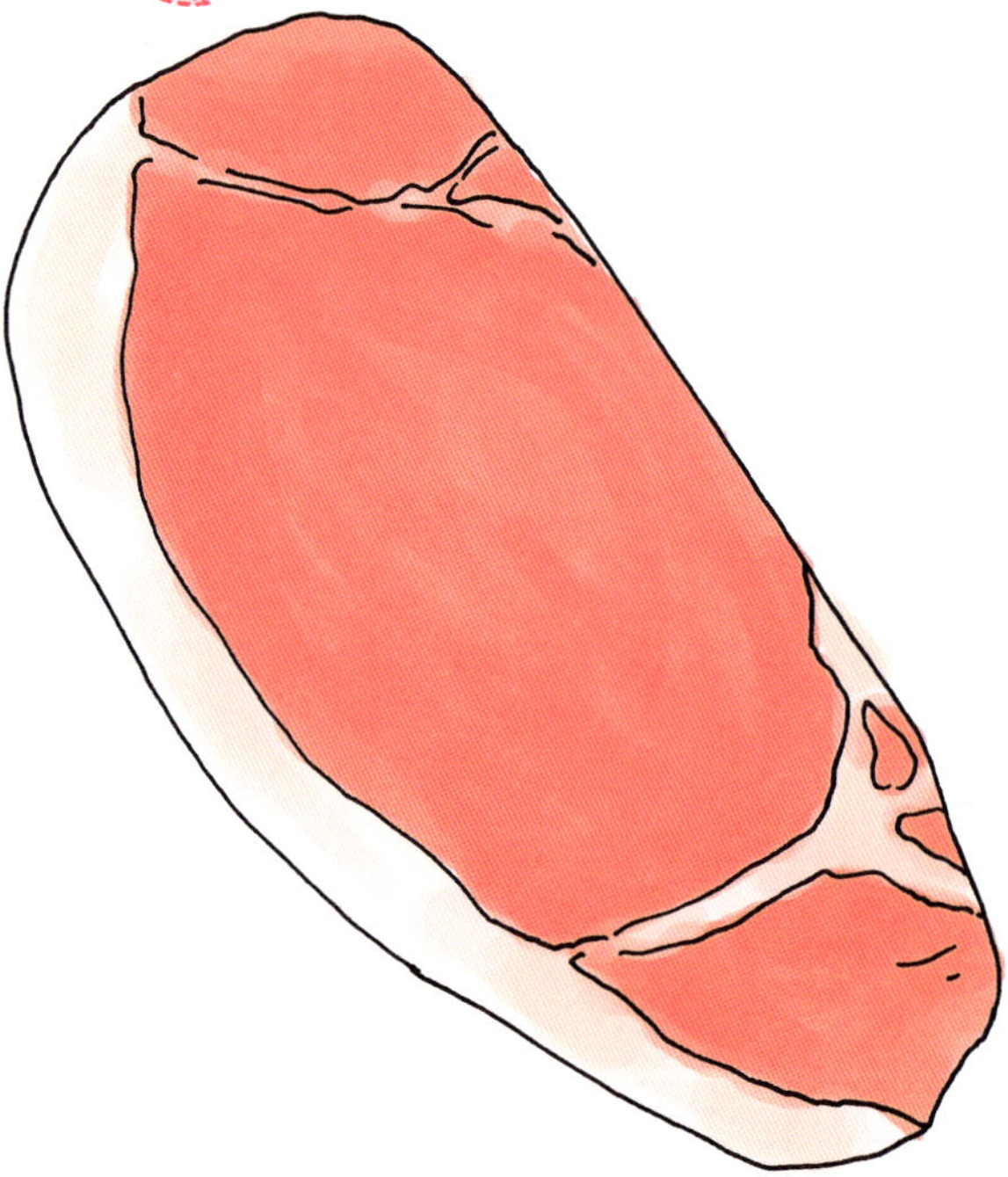

- 脂身が乳白色で、ツヤと粘りがある
- ドリップ（汁）が出ていない

〔注目の栄養素・成分〕

動物性たんぱく質

ビタミンB_1

豚肉は、良質なたんぱく質に加え、ビタミンB_1を多く含んでいます。ビタミンB_1は、ご飯やお菓子などに含まれる糖質をエネルギーに変える手助けをします。

　ロースはビタミンB_1を効率よくとるのに最適な部位ですが、お財布に余裕があれば、ももやヒレもおすすめです。

栄養を逃がさない 調理法

【蒸し焼き】

ビタミンB_1は熱に弱く、水に溶け出しやすいので、蒸し料理が一番。脂も適度に抜けるので、カロリーも減らせます。ポークステーキやしょうが焼きなどの焼き料理の場合は、火を通しすぎないように注意しましょう。

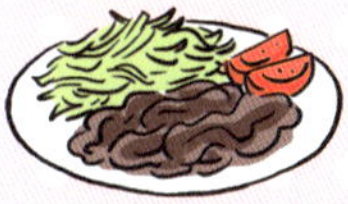

栄養を逃がさない 保存法

冷蔵

水気を拭き、1枚ずつペーパータオルとラップで空気を抜くように包んだらチルド室に。下味をつけてからの密閉保存もOK。

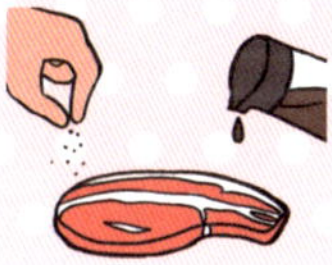

冷凍

下味をつけるか、氷水にくぐらせたものをラップで包み、密閉できるポリ袋で空気を抜いて保存します。調理は半解凍で。

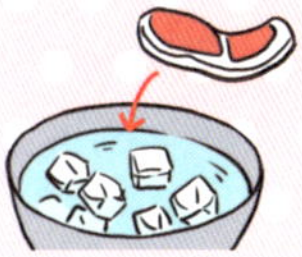

栄養をおいしくとるコツ

アリシンを含むたまねぎやにんにくなどと一緒に食べると、ビタミンB_1の吸収がアップします。

トリテク　栄養コラム

「これはどこ？」

こま切れ：さまざまな部位が混ざったもの

切り落とし：部位の切れ端を集めたもの

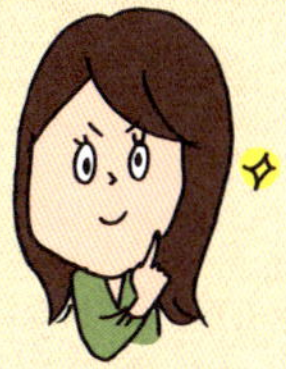

うま味たっぷり
牛肉（もも）

おいしい見わけかた

- 鮮やかな赤色
- きめが細かく、ツヤがある

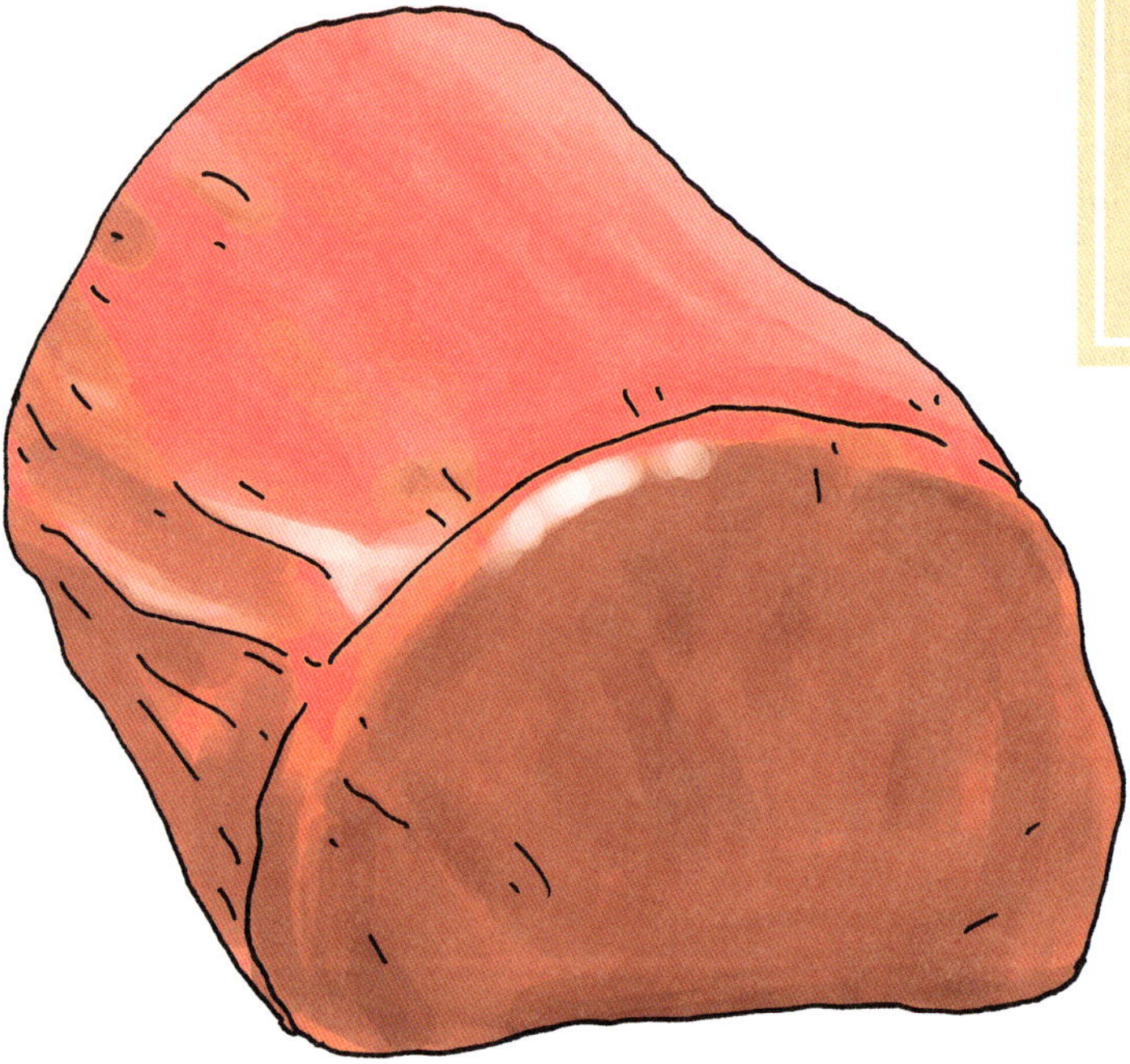

- 脂身が乳白色で、ツヤと粘りがある
- ドリップ（汁）が出ていない

〔注目の栄養素・成分〕

動物性たんぱく質

鉄

牛肉は、たんぱく質のほか、鉄などのミネラルを含んでいます。

動物性たんぱく質のほうが植物性たんぱく質よりも体によくない（太るなど）イメージがありますが、エネルギーとなる脂質を含んでいるので、どちらもバランスよくとる必要があります。

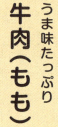

栄養を逃がさない 調理法

【煮込む】

もも（ヒレなども）は、たんぱく質を効率よくとることができる上に、脂肪が少ない部位です。火を入れすぎると固くなるので、ローストビーフなどのかたまりで調理する料理に向いています。

焼く場合は、強火で表面を1分程度加熱したらアルミホイルで包み、余熱で仕上げてレアで食べるのがベストです。

栄養を逃がさない 保存法

冷蔵

水気を拭き、1枚ずつペーパータオルとラップで空気を抜くように包んだらチルド室に。下味をつけてからの密閉保存もOK。

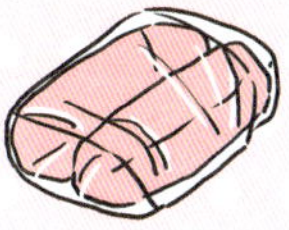

冷凍

氷水にくぐらせる、または下味をつけてラップで包み、空気を抜いて密閉できるポリ袋に入れます。調理の際は半解凍で。

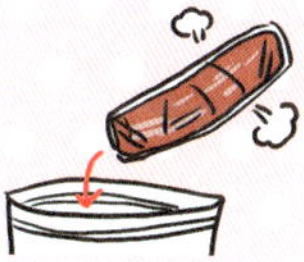

栄養をおいしくとるコツ

しゃぶしゃぶやすき焼きならロースの薄切り、カレーやシチューならすねなど、部位をうまく使い分けましょう。

トリテク　栄養コラム

「外国生まれの国産牛」

外国で生まれた牛でも、国内で一定期間飼育されれば「国産牛」になります。つまり、「外国生まれの国産牛」もあるのです。

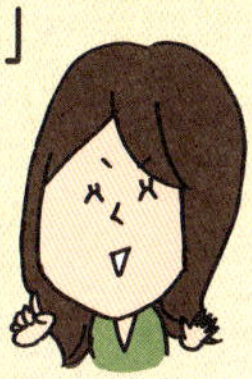

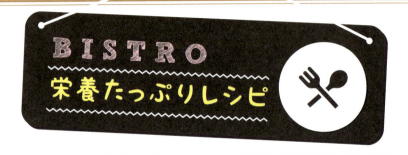

BISTRO 栄養たっぷりレシピ

鶏むね肉の手作り香草パン粉焼き

1. むね肉をAに浸けてもみ込んでおく（柔らかくなり味もよくなる）。Bを混ぜ合わせる（香草パン粉完成）。
2. むね肉に、塩・こしょうで下味をつけ、香草パン粉を全体にまぶす。
3. フライパンに油を入れ、皮面から中火でふたをして焼く。表面が白くなったら裏返し、焦げ目がついたら取り出す。
4. にんじん・ピーマンは千切りにして３のフライパンに入れて炒め、塩・こしょうで味をつける（付け合わせ完成）。

材料（2人前）

鶏むね肉……１枚	ピーマン……１個	こしょう……少々
にんじん……４～５cm	塩……少々	

A { 水…50mℓ　塩・砂糖…各ひとつまみ

B { パン粉…1/2 カップ　パセリ・ローズマリー（みじん切り）…大さじ1

非日常を味わうローストビーフ

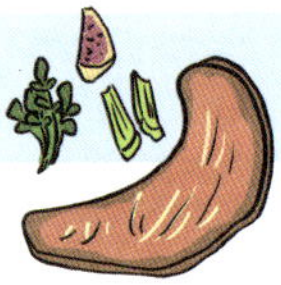

1. ローストビーフの内側に、わさび醤油を軽く塗る。
2. 食べやすい大きさに切ったクレソン・セロリ・いちじくをのせて巻く。

材料（2人前）

ローストビーフ……200g	クレソン……1/2 束	いちじく……１個
セロリ……1/3 本	※かいわれだいこんでも可	わさび醤油……適量

BISTRO 栄養たっぷり RECIPE

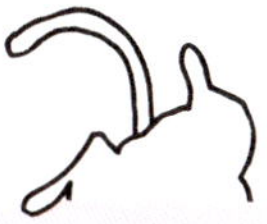

豚肉と白ねぎのみそ蒸し

1. 豚肉は1/2の厚さに切り、筋《すじ》を切って包丁の背でのばし、Aを順番にふる。
2. 白ねぎとエリンギは縦に4等分し、同じ長さに切る。
3. 豚肉の端に2を置き、田楽《でんがく》みそをのせる。手前から巻いて端をようじで止めたら、皿に並べる。
4. 蒸し器の蒸気が上がったら3を皿ごと入れ、12～15分蒸す（食べるときは2～3等分し、好みで田楽みそをつける）。

材料（2人前）

豚ロース肉……2枚（1枚150g）	白ねぎ………1本	A 塩…少々
	エリンギ……小2本	A こしょう…少々
	田楽みそ……大さじ3～4	A 薄力粉…少々

栄養 知っておコラム

「たんぱく質はムキムキの元？」

たんぱく質は、体づくりに欠かせない栄養素です。「ムキムキになる」「太る」などの偏ったイメージで、必要以上にたんぱく質の摂取を控えていると、必要最低限の筋肉さえ作ることができなくなり、将来運動能力の低下（サルコペニアなど）を招く可能性もあります。筋肉の量は20～30代を境に減っていくので、バランスのよい食生活と日々の運動を心がけましょう。

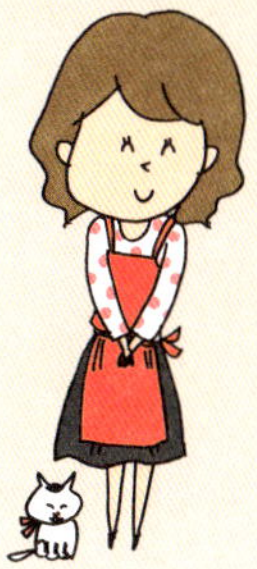

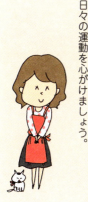

たら

まぶして護《まも》れ

おいしい見わけかた

- 透明感のある淡いピンク色で、しまっている
- ツヤとハリがある

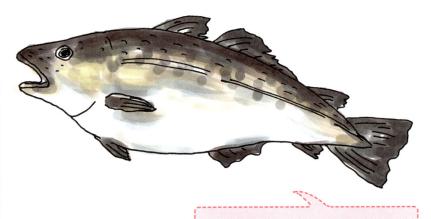

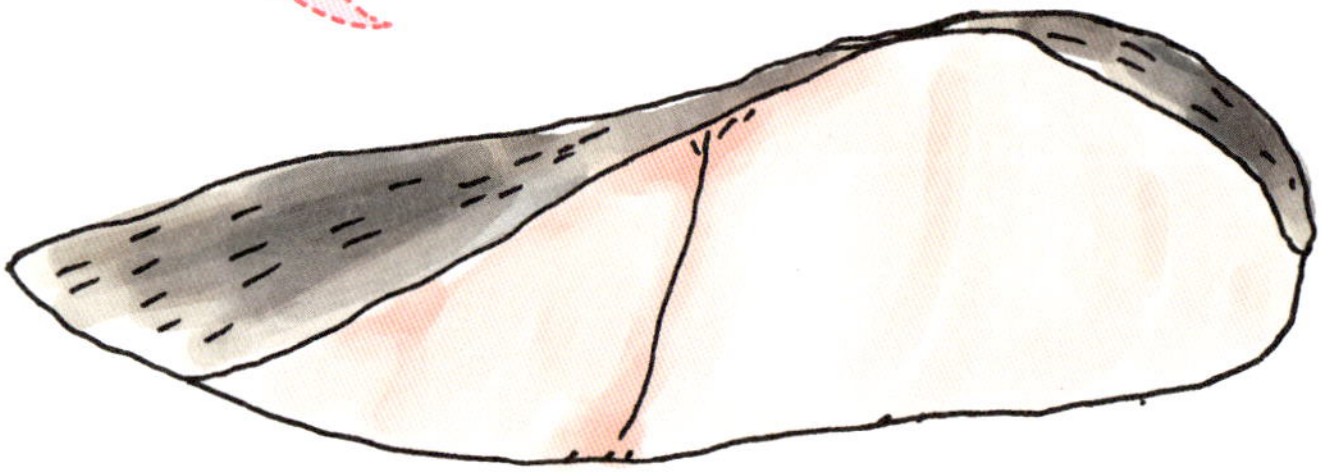

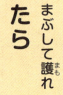

一尾の場合

- 体の模様がはっきりしていて、目が澄んでいる

〔注目の栄養素・成分〕

動物性たんぱく質

ビタミンD

たらは、脂が少なく低カロリーな魚です。良質なたんぱく質やビタミンD・B群などを含んでおり、産卵前の1～2月が最もおいしい時期とされています。

　切り身として売られている「まだら」のほか、たらこや練り物になる「すけとうだら」がいます。

栄養を逃がさない調理法

【ムニエルや揚げ物】

ビタミンDは油と一緒にとると吸収されやすくなるので、ムニエルや揚げ物がおすすめです。たんぱく質の吸収率を高めるために、じゃがいもやブロッコリーなどのビタミンCを含む野菜を付け合わせるといいでしょう。

焼くときは、表面に片栗粉をまぶすと、パサつきません。

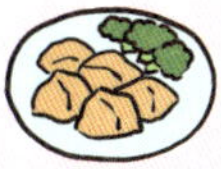

栄養を逃がさない保存法

冷蔵

水気を拭きとり、ラップで空気を抜くように包んだらチルド室に。下味をつけてからの密閉保存もOK。

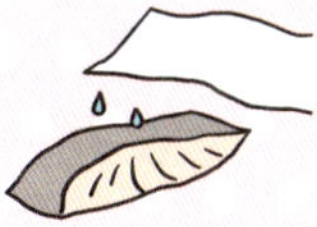

冷凍

氷水にくぐらせて空気が入らないようにラップで包む、または下味をつけてから、密閉できるポリ袋に入れて保存します。使うときは半解凍で。

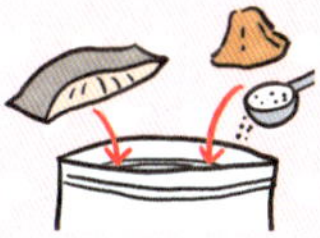

栄養をおいしくとるコツ

たらこはビタミンやミネラルを多く含んでいますが、高カロリーなので食べすぎには注意しましょう。

トリテク　栄養コラム

「同じ“たら”でも」

たらを干した「棒だら」は、ビタミンD・B群が増えています。固いので数日かけて戻し、煮物などにして食べます。

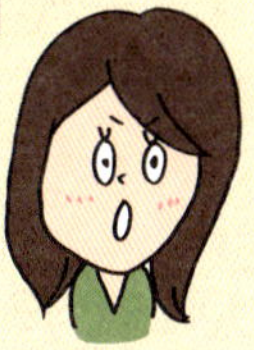

ぶり

ムシでもいいと思います

おいしい見わけかた

- 透明感のある淡いピンク色で、しまっている
- 血合いが赤色（黒っぽくない）

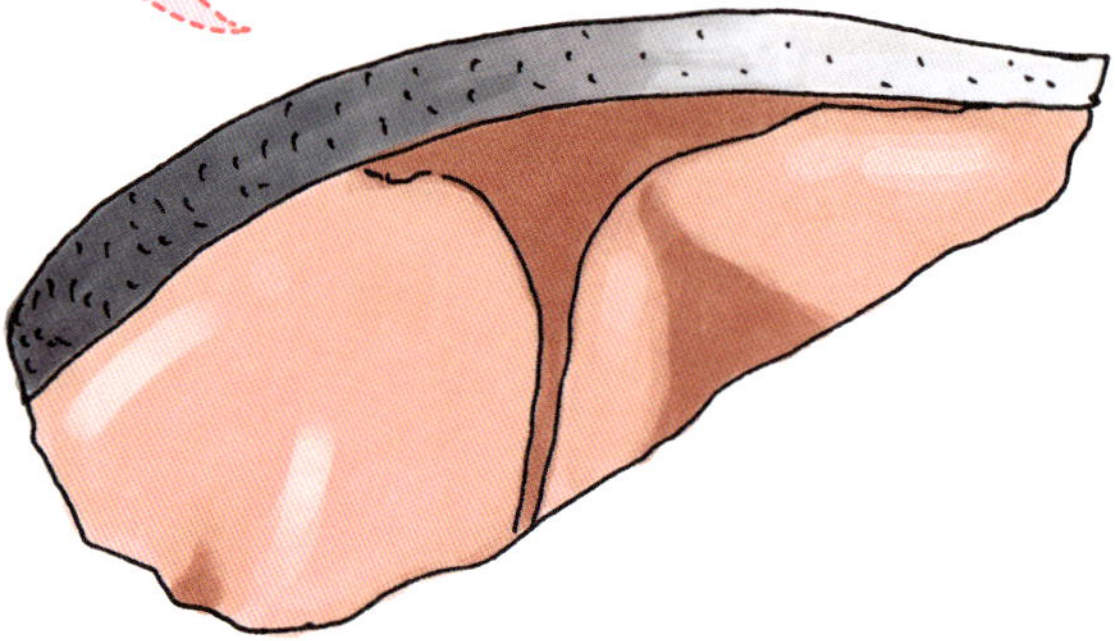

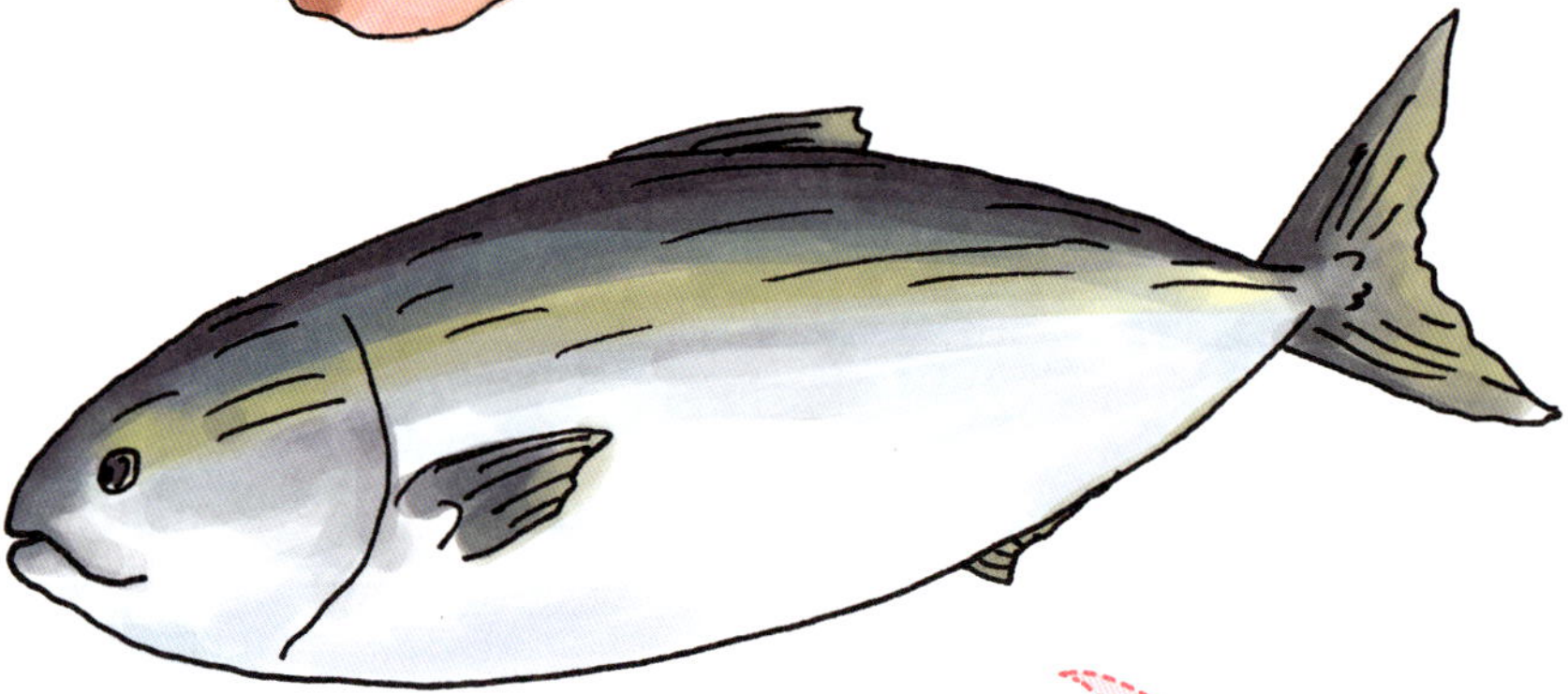

一尾の場合

- 体の黄色い線がはっきりとしていて、目が澄んでいる

ぶりの脂は、DHA・EPA（オメガ3）がたっぷり。これらは高血圧や動脈硬化を予防したり、脳神経の働きをサポートしたりします。また、ビタミンD・Eなども多く含んでいます。

　夏も水揚げされますが、「寒ぶり」と呼ばれる12～2月ごろが一番おいしい時期です。

〔注目の栄養素・成分〕

- 動物性たんぱく質
- DHA・EPA
- ビタミンD・E

栄養を逃がさない 調理法

【刺身】

新鮮なものなら刺身で食べるのが一番ですが、加熱する場合は蒸し料理にするとビタミンの損失を防ぐことができます。

また、ぶりをビタミンCやβ-カロテンを含む野菜と一緒に食べれば（「ぶりだいこん」など）、ビタミンEが吸収されやすくなります。

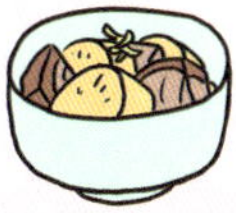

栄養を逃がさない 保存法

冷蔵

水気を拭き、ラップで空気を抜くように包んだら、チルド室に。下味をつけてからの密閉保存もＯＫ。

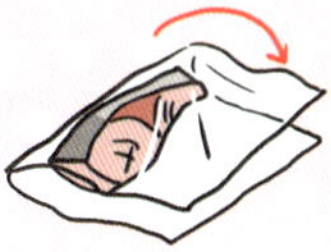

冷凍

氷水にくぐらせて空気が入らないようにラップで包む、または下味をつけてから、密閉できるポリ袋に入れて保存します。調理は、半解凍の状態で。

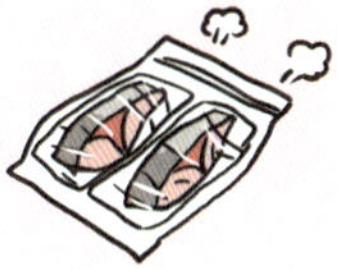

栄養を おいしくとるコツ

保存する際の下味には、酒・みりん・しょうゆ・みそなどのほかに、塩麹《しおこうじ》もおすすめです。

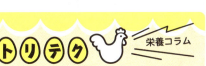

トリテク 栄養コラム

「お腹と血合いを」

DHA・EPAは、背中よりもお腹に多くあります。また、血合いは鉄を多く含んでいるので、残さず食べましょう。

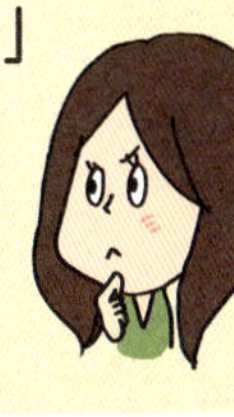

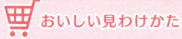

タウリンはイカが？
いか

おいしい見わけかた

- 透明感のある濃い茶色（鮮度が落ちるほど白くなる）

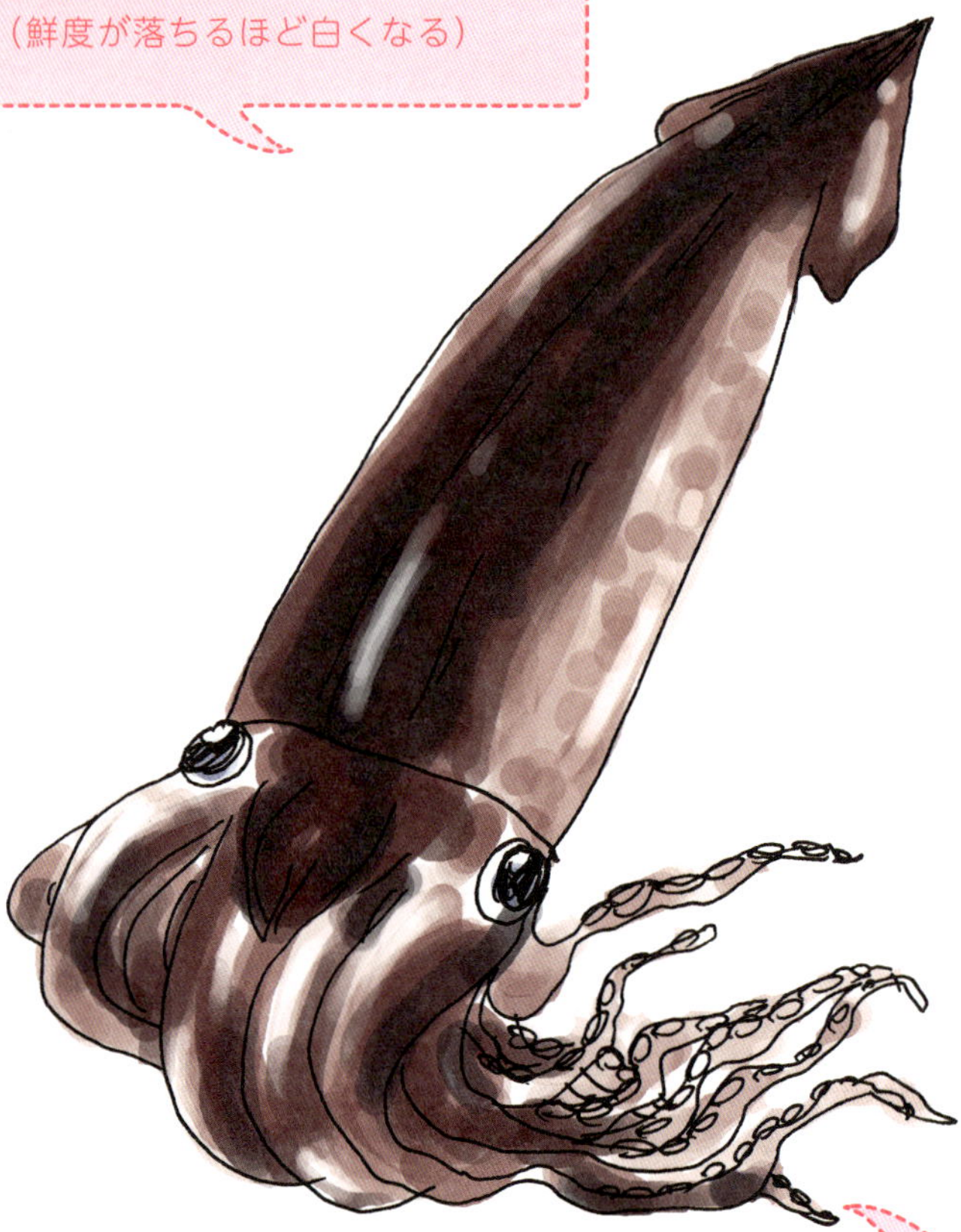

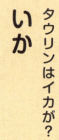

- ツヤとハリがある
- 目が黒く澄んでいる

〔注目の栄養素・成分〕

動物性たんぱく質

タウリン

いかは、たんぱく質やビタミンB_{12}のほか、肝機能の向上やコレステロール値を下げるタウリンを多く含んでいます。墨には抗がん作用のあるムコ多糖や、うま味成分が詰まっています。

さまざまな種類がありますが、日本でよく食べられているのは「するめいか」です。

栄養を逃がさない 調理法

【熱に強い！】

タウリンは熱に強いので、煮物や焼き物、揚げ物などの料理に向いています。ビタミンB_{12}を効率よくとりたい場合は、焼き物や炒め物などにして食べるといいでしょう。これは、ビタミンB_{12}が水に溶けやすい性質を持つためです。

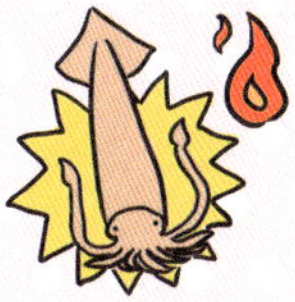

栄養を逃がさない 保存法

冷蔵

内臓・軟骨・吸盤を取って洗い、水気を拭きとってラップで空気を抜くように包んだら、ポリ袋に入れてチルド室で保存します。

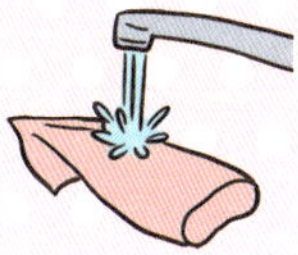

冷凍

サッとゆでて冷ましたものをラップで小分けにするか、下味や衣をつけて、密閉できるポリ袋へ（調理の際は半解凍で）。

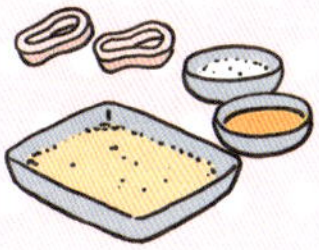

栄養をおいしくとるコツ

新鮮なものなら、塩辛にしましょう。いか墨を加えることで、柔らかさとコクが出ます。皮をむくと、生臭さが減ります。

トリテク 栄養コラム

「富山の名産」

ほたるいかは、ビタミンAやB_{12}、銅（ミネラル）を多く含んでいます。3～4月が最もおいしい時期です。

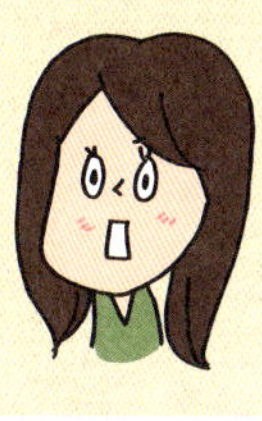

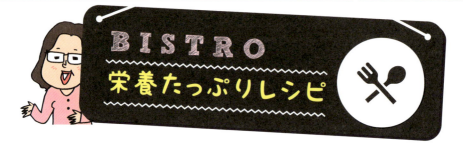

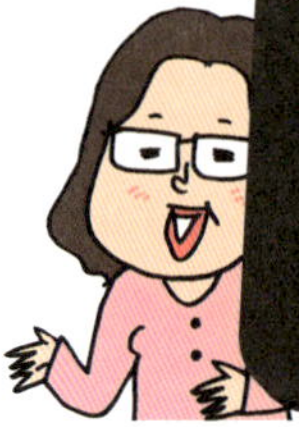

BISTRO 栄養たっぷりレシピ

たらのタルタルムニエル

1. たらは塩·こしょうをして、薄力粉をつける（余分な粉は、はたいて落とす）。
2. フライパンに油を入れ、皮面を下にしてパリパリに焼いたら、身のほうも焼く。軽く焼き色がついたら OK。
3. たまねぎはみじん切りにして、サッと水に浸す。ミニトマト・きゅうりも、みじん切りにする。
4. 3とマヨネーズを混ぜ合わせたら（タルタルソース完成）、2にかける。

材料（2人前）

たら……2切れ	たまねぎ………1/6 個	きゅうり………1/3 本
塩・こしょう……少々	ミニトマト……4個	マヨネーズ……大さじ4

ぶりの幽庵《ゆうあん》焼き

1. Aにぶりを浸し、20 分ほど置く。
2. フライパンに油を熱して 1 を入れ、中火で両面を焼く。
3. 焼き上がったらししとうを加え、フライパンを回してタレを絡めながら炒める。
4. 盛りつけて、おろし大根を添える。

材料（2人前）

	ししとう………4 本
ぶり……2 切れ	おろし大根……適量

A ｛ みりん・酒・しょうゆ…各大さじ 2
　　レモン汁…大さじ 1

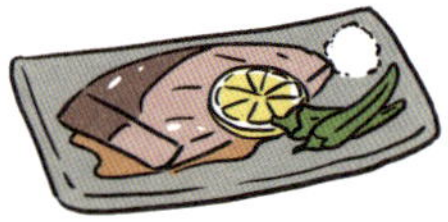

BISTRO 栄養たっぷり RECIPE

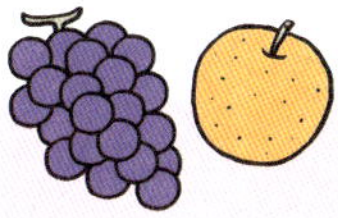

シーフードの生フルーツマリネ

1. 小鍋にAを入れて沸騰させ、Bでとろみをつける。冷めたら、なしを混ぜ合わせる（マリネ液完成）。いか・たこ・えびはゆでておく。
2. かぶは皮をむき、薄く切る。塩を少々ふり、しんなりしたら水気を絞る。ぶどうは、3等分の輪切りにする。
3. いか・たこ・えびと2を混ぜ合わせたら1のマリネ液で和え、ディルを散らす。

材料（2人前）

いか・たこ・えび
……計100～150g
かぶ……1個

ぶどう……4～5粒
※皮ごと食べられるもの
ディル（ハーブ）……2本
※あれば

なし……1/2個
（皮をむいてすりおろし、ザルにあげておく）

A { 酢…50mℓ　砂糖…大さじ1＋1/2　塩…少々　B { 水・片栗粉…各小さじ1

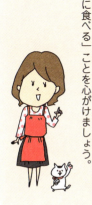

栄養 知ってお コラム

「血糖値を上げにくい食べかた」

急いでごはんやパンなどの炭水化物を食べると、血糖値を下げるためにインスリンが大量分泌されます。インスリンには糖を脂肪に変えてため込む働きもあるため、その状態が続くと太ります。これを防ぐコツは3つ。「よく噛んでゆっくり食べる」「野菜サラダを先に食べる」「食物繊維の多いもの（きのこや海藻など）や油・酢と一緒に食べる」ことを心がけましょう。

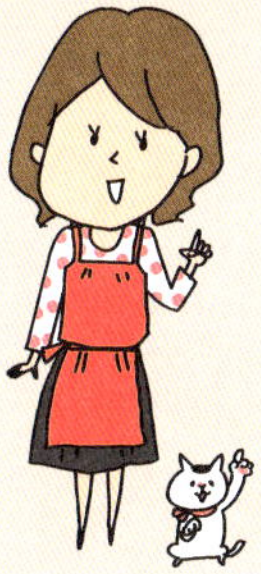

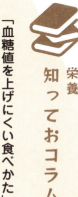

おいしい見わけかた

切り身の場合

- 身の色が濃い
- ハリがある

和食の定番はヨウショク

さけ

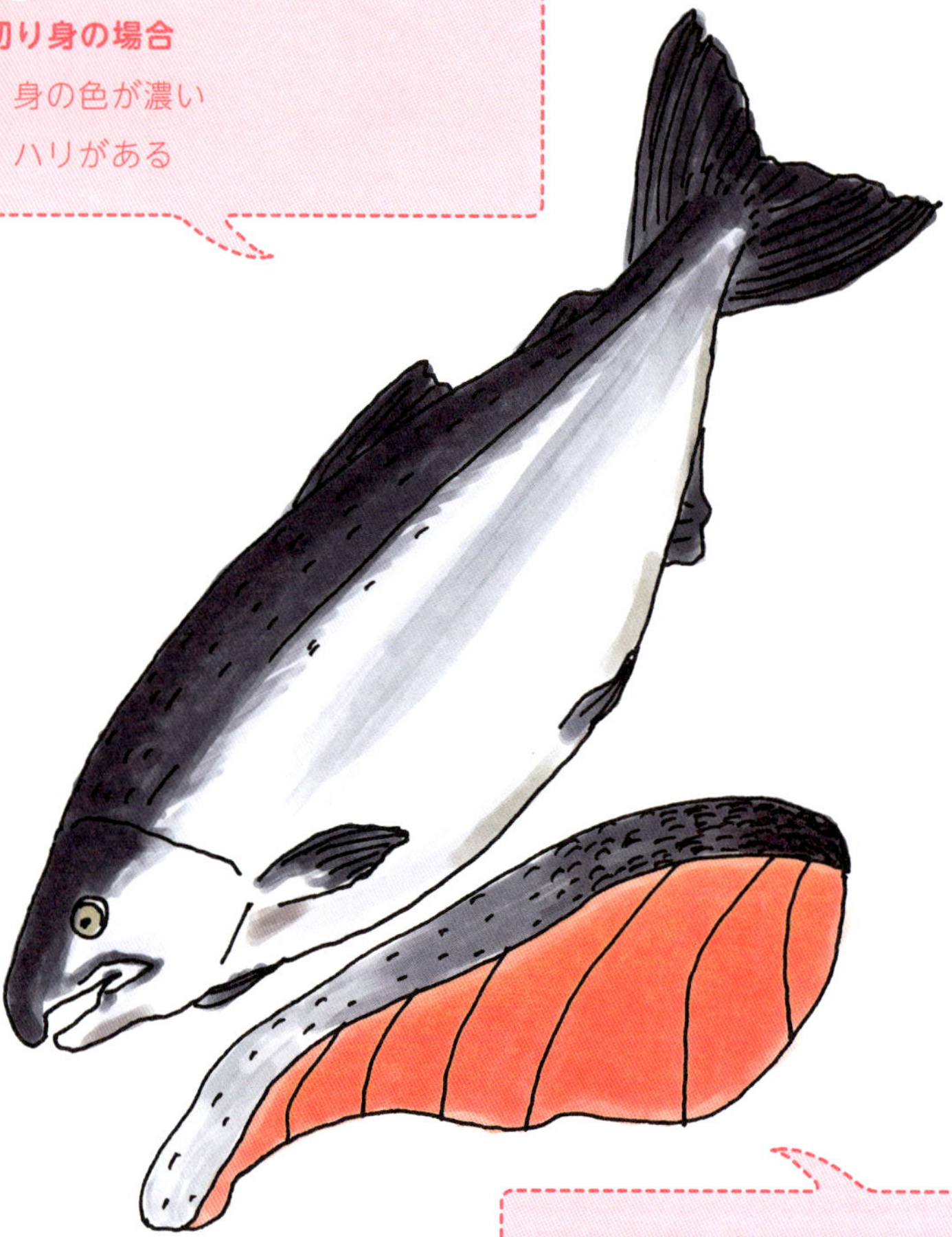

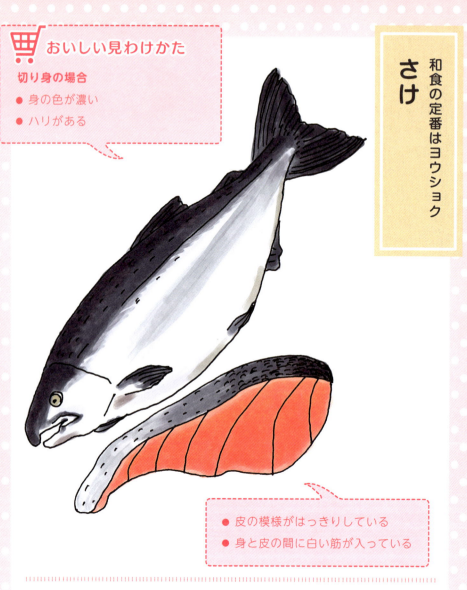

- 皮の模様がはっきりしている
- 身と皮の間に白い筋が入っている

〔注目の栄養素・成分〕

動物性たんぱく質

ビタミンD

さけは、良質なたんぱく質やビタミンDが豊富です。日本で獲れる「しろさけ（白鮭）」、養殖物で多く見られる「ぎんざけ（銀鮭）」、身が赤くしっかりとした味の「べにざけ（紅鮭）」などがあります。

なお、「サーモン」と呼ばれるものは、さけではなくますの一種です。

栄養を逃がさない 調理法

【ムニエルやフライ】

脂がのったものは、シンプルに焼いて食べるのが一番。脂ののりが少ないものは、ムニエルやフライなどにすると、おいしく食べられるだけでなく、ビタミンDの吸収がよくなります。

ビタミンDはカルシウムの吸収を助けるため、乳製品と合わせて食べるのもおすすめです。

栄養を逃がさない 保存法

冷蔵

水気をペーパータオルでよく拭きとり、ラップでしっかりと包んだら、ポリ袋に入れてチルド室へ。

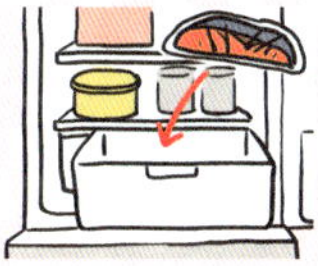

冷凍

氷水にくぐらせたら空気が入らないようにラップで包み、密閉できるポリ袋で保存します。塩やみそなどの下味をつけておくと、そのまま焼けて便利です。

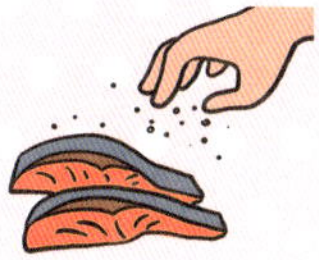

栄養をおいしくとるコツ

「さけには寄生虫がいるから、刺身で食べることができない」という話を聞いたことがある方も多いのでは？　寄生虫がいるのは天然のもので、養殖のさけには存在しません。「刺身用」と書かれているものは何の心配もありませんので、安心して食べましょう。

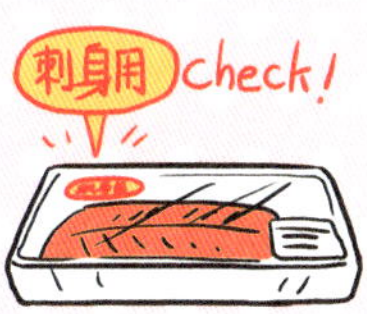

骨のあるヤツ
いわし

おいしい見わけかた

- 美しい銀色で、模様がはっきりしている
- 太っていてハリがある

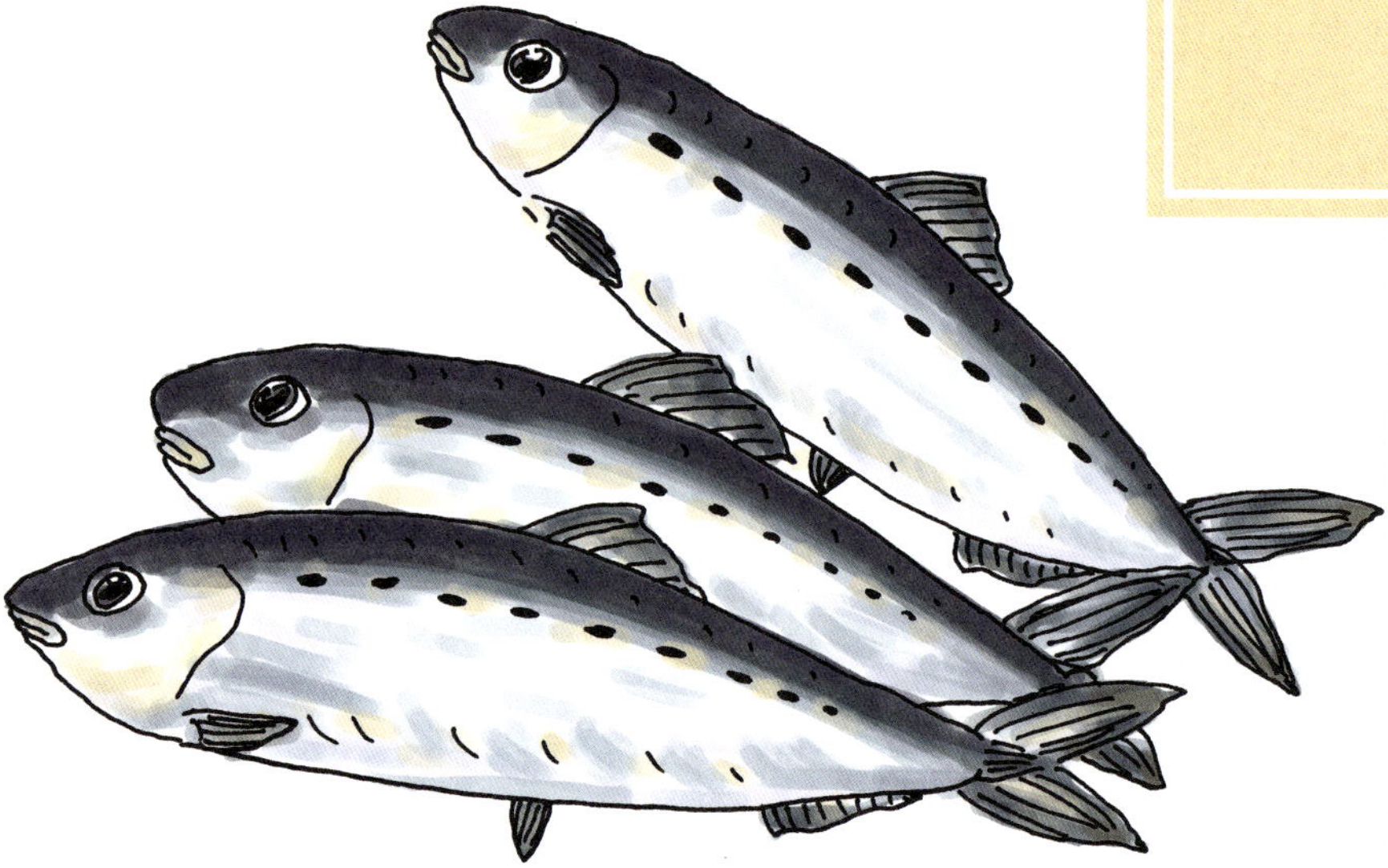

- 目が澄んでいる
- エラが鮮やかな赤色

〔注目の栄養素・成分〕

動物性たんぱく質

ビタミンD・E

カルシウム

DHA・EPA

いわしは、豊富なたんぱく質、ビタミンD・E、カルシウム、DHA・EPA(オメガ3)、ビタミンB_{12}などをたくさん含んでいます。

6〜7月が一番脂ののる時期ですが、非常に鮮度が落ちやすい魚なので、新鮮なうちに食べる(保存する)ようにしましょう。

栄養を逃がさない 調理法

【小骨も食べよう】

新鮮なものなら刺身がベスト。火を入れる場合は、煮物やかば焼にすることで栄養を無駄なくとることができます。

小骨がとても多い魚ですが、カルシウムを豊富に含んでいるので、そのまま食べましょう。

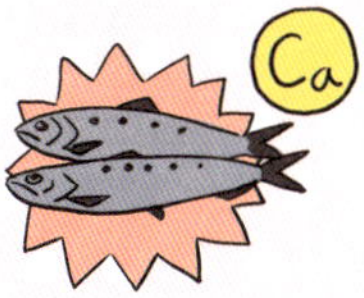

栄養を逃がさない 保存法

冷蔵

内臓などを取り除いたらよく洗って水気を拭き、ラップで空気を抜くように包んだら、チルド室で保存します（痛みやすいので、早めに食べましょう）。

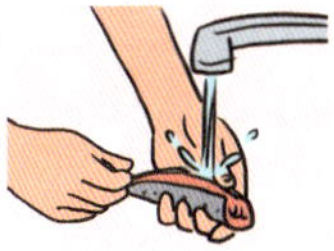

冷凍

つみれにする、煮物にするなど、調理してから密閉できるポリ袋に入れて、保存します。

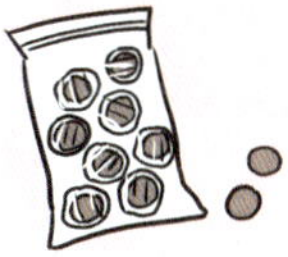

栄養をおいしくとるコツ

煮物にするときは、梅干しなどと組み合わせると、カルシウムの吸収がよくなります。

酢でしめれば、さっぱりと食べられるだけでなく、保存性も高まります。3枚におろすときは、さんまと同じ方法で。

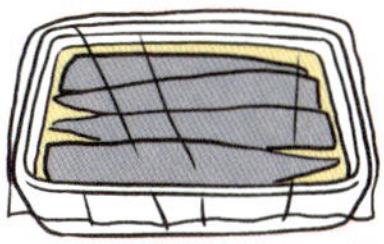

ダイズな栄養がいっぱい

豆腐

おいしい見わけかた

- 原料や製造方法などに、こだわりを持って作られている
- 安すぎない

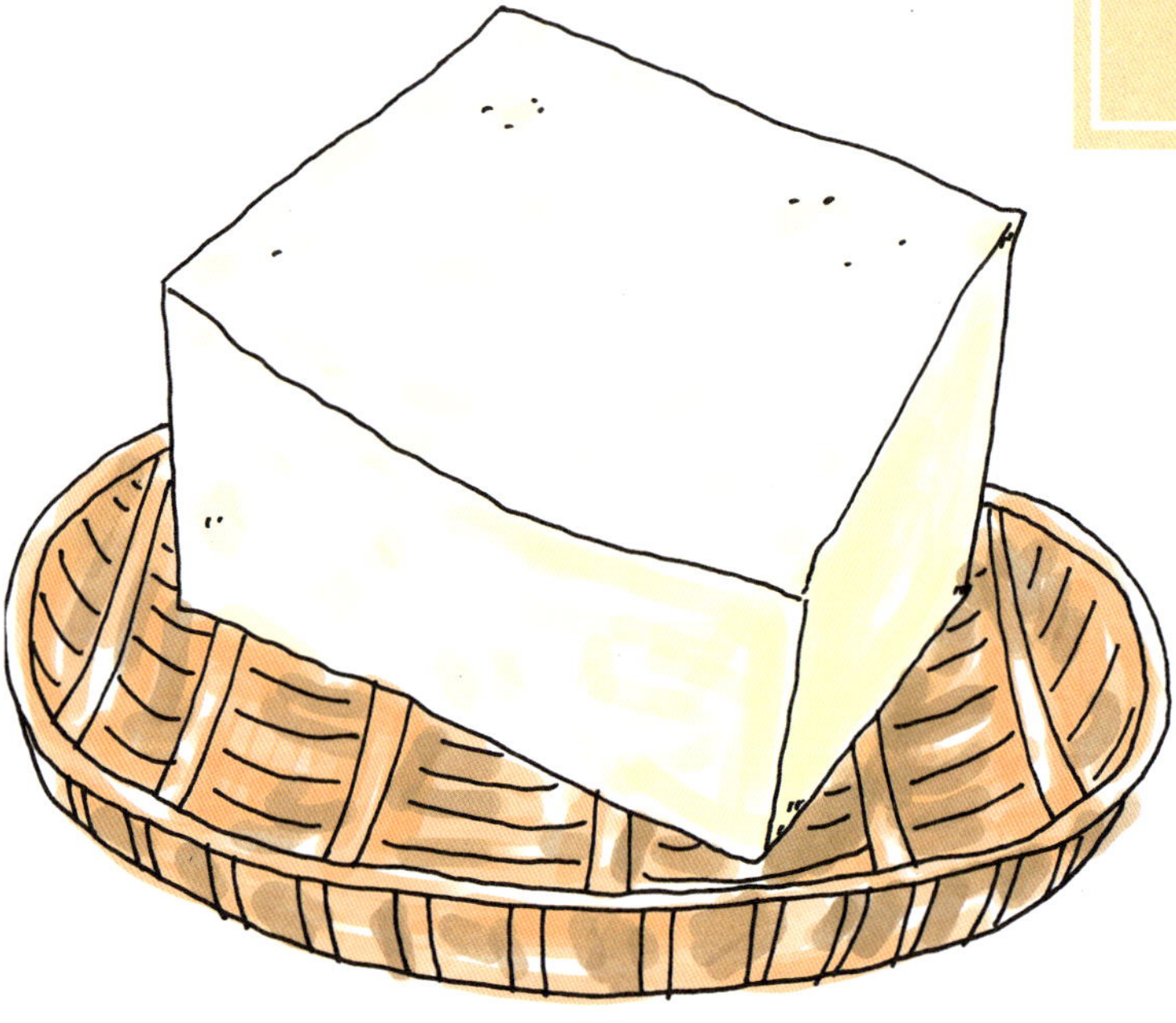

〔注目の栄養素・成分〕

植物性たんぱく質

イソフラボン

豆腐は、良質なたんぱく質や脂質をはじめ、カルシウム・カリウム・マグネシウムといったミネラルや、ビタミンEなどを含んでいます。

　また、骨粗しょう症や自律神経の乱れなどの女性によく見られるトラブルを抑える働きのあるイソフラボンが豊富です。

栄養を逃がさない 調理法

［どんな調理でも］

豆腐にはさまざまな種類がありますが、それぞれ特徴があります。

木綿は煮物や炒め物などに向いていて、たんぱく質やミネラルを多く含みます。絹ごしは冷奴《ひややっこ》などそのまま食べる料理に適していて、ビタミン類を多く含んでいます。

また、豆腐を凍結・熟成させた高野《こうや》豆腐は、成分が凝縮されています。

栄養を逃がさない 保存法

冷蔵

水を張った容器に入れて保存します。水は毎日、きちんと取り替えます（早めに食べましょう）。

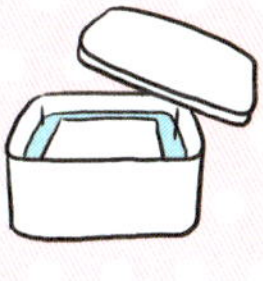

冷凍

豆腐の冷凍保存は、おすすめしません。高野豆腐は常温で問題ありませんが、開封後は匂い移りを防ぐため、密閉できるポリ袋に入れて冷蔵庫で保存します。

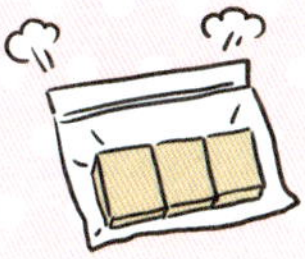

栄養を おいしくとるコツ

豆腐と一口にいっても、商品によって原材料の割合が異なります。効率よくたんぱく質をとりたい場合は、大豆が多く含まれているものを選びましょう。

また、豆腐はヘルシーなイメージのある食べ物ですが、カロリーや脂質は適度にあるため、食べすぎには注意しましょう。

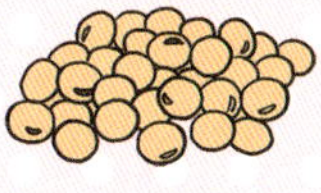

BISTRO
栄養たっぷりレシピ

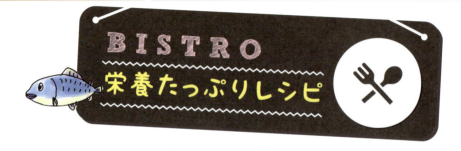

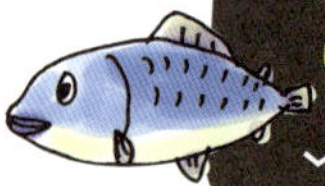

さけと野菜のみそマヨ焼き

1. さけは塩をふり、たまねぎ・にんじんは薄切りにする。Aを合わせて、みそマヨネーズを作る。
2. アルミホイルを40cmの長さに切り、中心に野菜とまいたけをのせる。その上に水気を拭いたさけをのせ、みそマヨネーズを塗る。
3. ホイルをたたんで両サイドをしっかり閉じたら、オーブントースターの焼き皿にのせ、ホイルが膨らむまで約15分焼く。

材料（2人前）

さけ……2切れ	にんじん……1/3本	まいたけ……1/2パック
たまねぎ……1/2個	オクラ………4本	塩……少々

A { みそ…小さじ1＋1/2　みりん…小さじ1　片栗粉…少々
　　マヨネーズ…大さじ1＋1/2

いわしのしょうが煮

1. いわしは頭と内臓を除き、流水でよく洗って水気をきる。しょうがは千切りに。
2. Aを中鍋で温める。しょうがの半分を敷いていわしを並べたら、残りのしょうがを上にかぶせる。
3. 落としぶたをして、中火で15分煮る。煮汁が1/4になるまで煮詰める。

材料（2人前）

いわし………4尾	A { 水…200mℓ　酒…大さじ3　しょうゆ…大さじ5
しょうが……40g	みりん・砂糖…各大さじ2

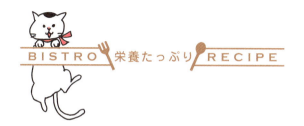

BISTRO 栄養たっぷり RECIPE

ハルミの豆腐ハンバーグ

1. 豆腐は水切りしておく。たまねぎはみじん切りにし、れんこんはすりおろす。Ａは蒸す（付け合わせ完成）。
2. 油をひいたフライパンで、たまねぎを炒める。れんこんを加えてさらに炒める。
3. ボウルに肉・豆腐・２・パン粉・卵を入れ、よく混ぜ合わせる。小判型に丸め、真ん中をくぼませる。
4. フライパンに油を熱する。ふたをして弱火で５分ほど焼いたら、ひっくり返して裏面も焼く。
5. ハンバーグを取り出した後、フライパンにＢを入れ、弱火でひと煮立ちさせる（ソース完成）。

材料（２人前）

木綿豆腐……100g	たまねぎ……1/2 個	パン粉……大さじ３
牛豚合挽き肉……80g	れんこん……４～５cm	卵……１個

Ａ｛ブロッコリー…1/4 個　さやいんげん…４～５本　マッシュルーム…1/2 パック

Ｂ｛赤ワイン・ウスターソース…各大さじ１　ケチャップ…大さじ２

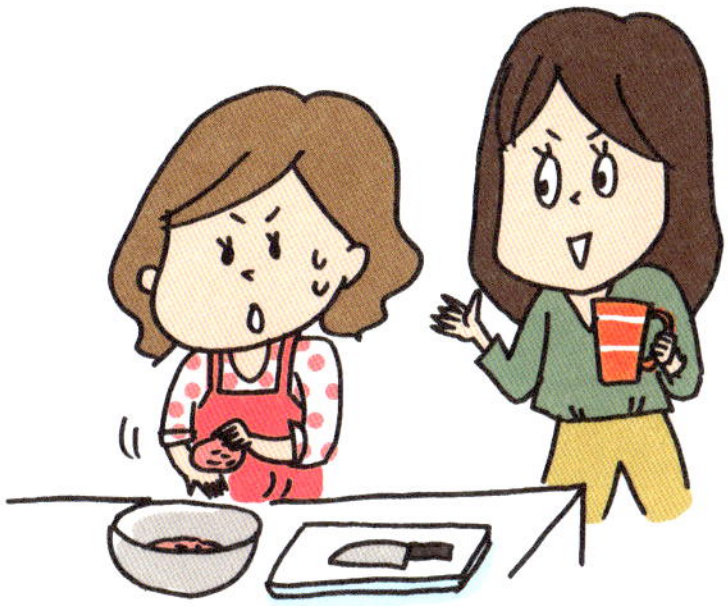

早いとうまい！ とうもろこし

おいしい見わけかた

- ヒゲがふさふさで濃い茶色
- 皮がみずみずしく青々としている
- 粒が先までぎっしり詰まっている

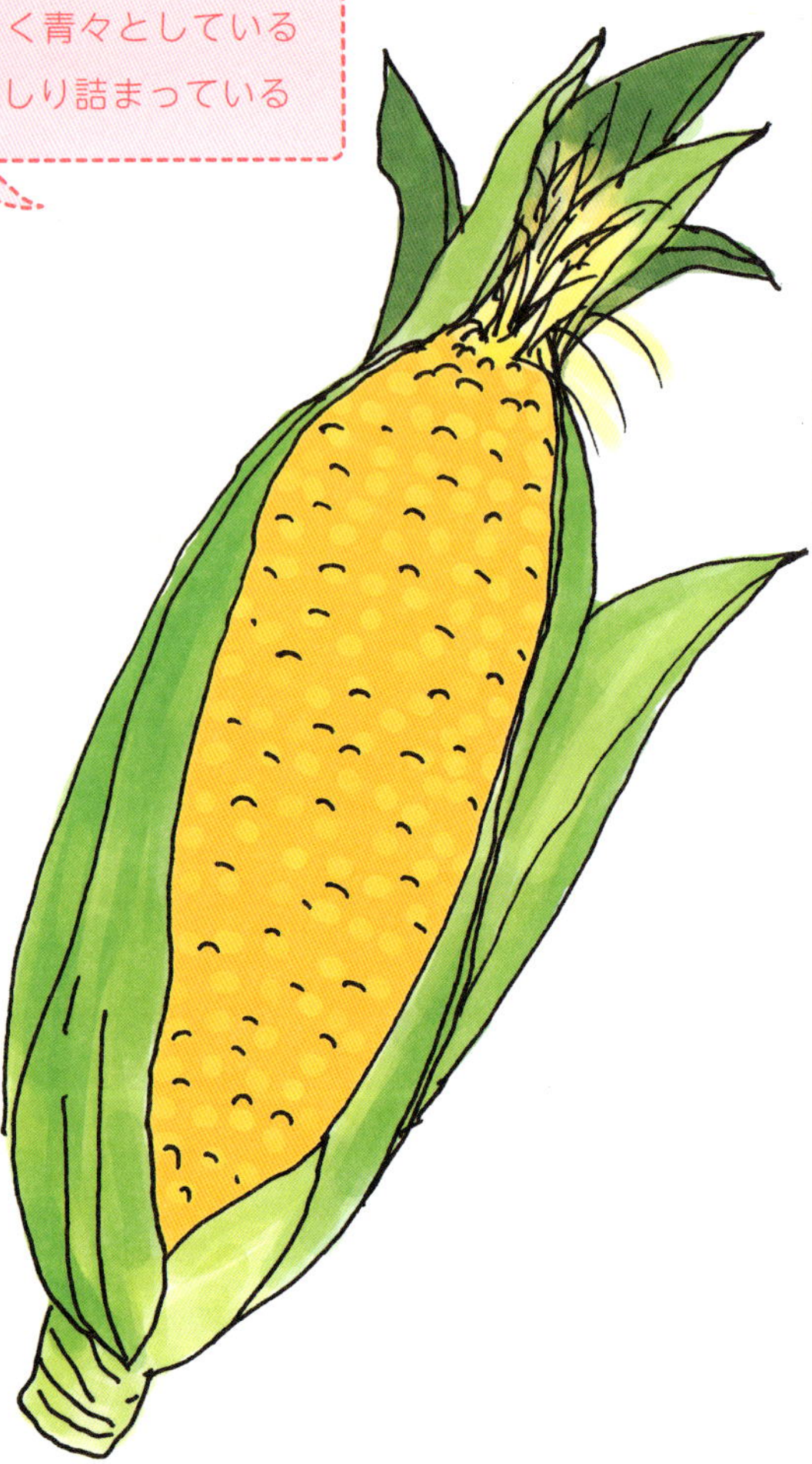

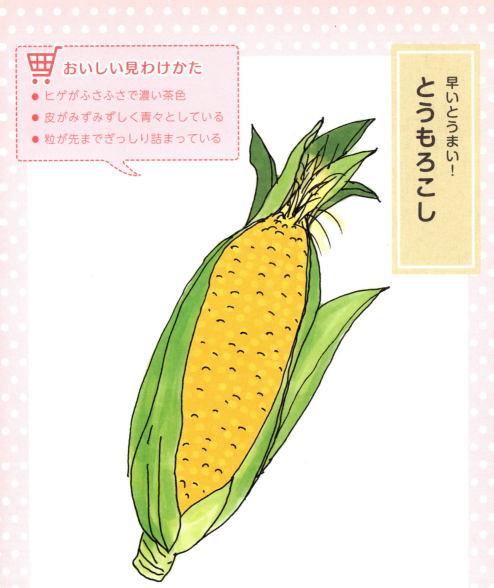

とうもろこしの主成分は糖質（エネルギー）ですが、たんぱく質、食物繊維、ビタミンB_1・B_2・B_6、カリウムなどのミネラルも含んでいます。

粒のつけ根（胚芽）は、健康維持に欠かせないリノール酸（オメガ６）を多く含みます。ただし、高カロリーなので食べすぎにはご注意を。

〔注目の栄養素・成分〕

- 糖質
- 植物性たんぱく質
- 食物繊維

栄養を逃がさない 調理法

【鮮度が命！】

穫れたてのものを、生で食べるのが一番。時間単位で鮮度が落ちていくので、すぐに調理することが大切です。

皮を数枚つけたまま蒸すと、ジューシーに。ゆでるとビタミンなどが煮汁に流れ出てしまうので、蒸し器で蒸すのがいいでしょう。電子レンジを使う場合は、皮ごとラップに包んで5分ほど加熱します。

栄養を逃がさない 保存法

冷蔵

購入後すぐに加熱（蒸すなど）します。冷めたらそのままラップで包み、野菜室で保存します（早めに食べきりましょう）。

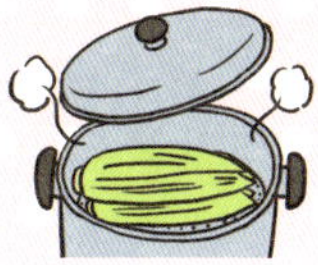

冷凍

固めに加熱したものを輪切りにする、もしくは実をはずして、密閉できるポリ袋で保存します。凍ったままの調理も可能です。

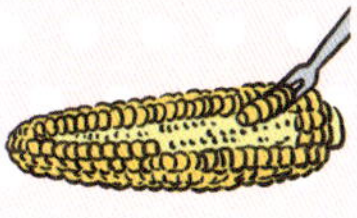

栄養を おいしくとるコツ

芯は栄養豊富で甘みも多いので、スープのダシにしましょう。ヒゲは乾燥させて熱湯を注げば、栄養豊富なお茶になります。

トリテク 栄養コラム

「粒は根元から」

栄養豊富な胚芽を捨てないように、粒は包丁で切り落とさず、スプーンやフォークなどで根元からはずしましょう。

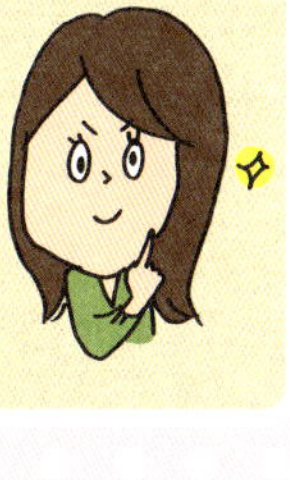

くり

渋さがなくてもスゴイ

おいしい見わけかた

- 濃い茶色で、ツヤとハリがある
- 丸々していて重みがある
- 頭のトゲが立っている

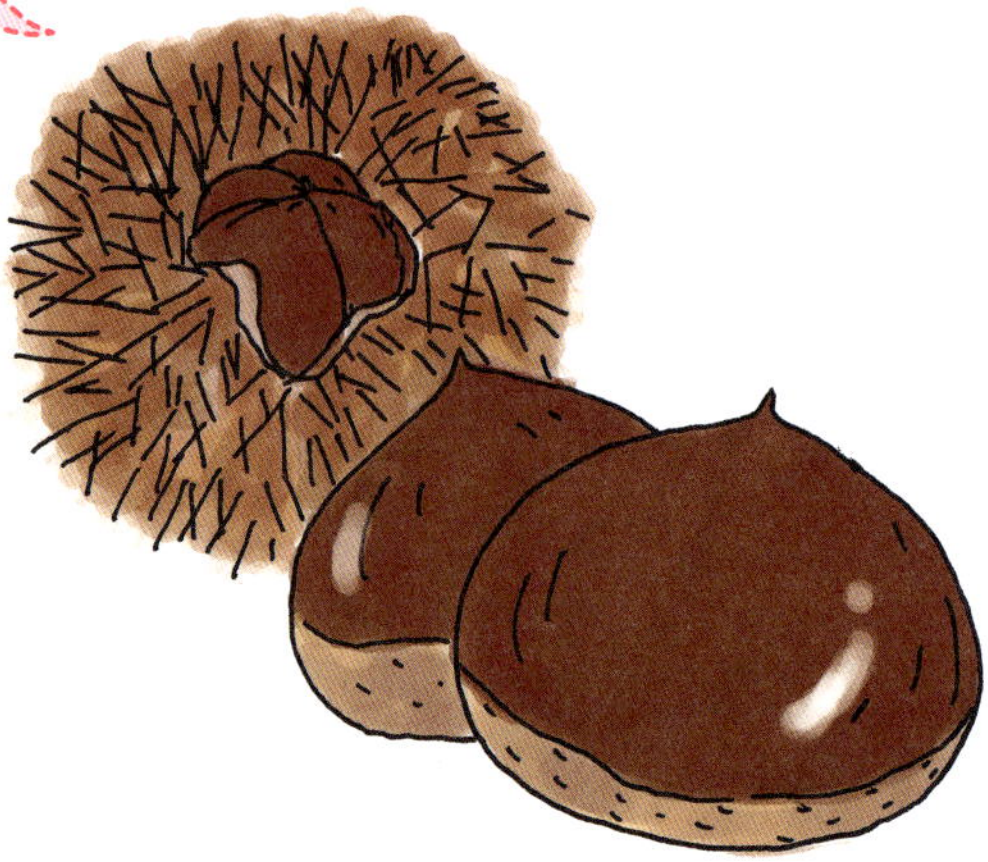

〔注目の栄養素・成分〕

- 糖質
- ビタミンC
- 植物性たんぱく質
- タンニン

くりの主な成分は糖質ですが、熱に強いビタミンCをはじめとして、たんぱく質、脂質、ビタミンB群、カリウム（ミネラル）、食物繊維などを含んでいます。

　9～10月が旬で、主な産地は茨城県や熊本県です。京都の「丹《たん》波《ば》くり」は高級品で、日本のくりのルーツといわれています。

栄養をおいしくとるコツ

　くりの渋皮は、血圧を下げる効果のあるタンニン（ポリフェノール）を含んでいます。ただし、タンニンは鉄を吸収しにくくする働きもあるので、必要に応じて取り除きましょう。

　生のくりを保存するときは、乾燥しないように新聞紙に包み、ポリ袋に入れて口を開けたまま野菜室に入れます。

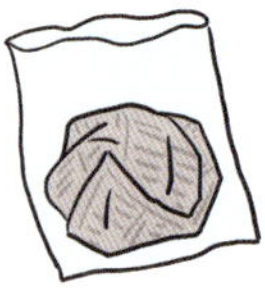

粘り強さを取り入れろ

納豆

おいしい見わけかた

- 表面に白い粒（アミノ酸）がついていない
- 強いアンモニア臭がしない

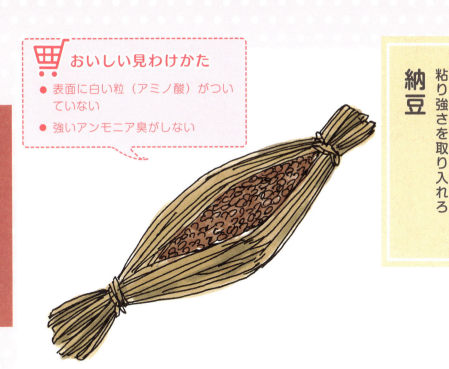

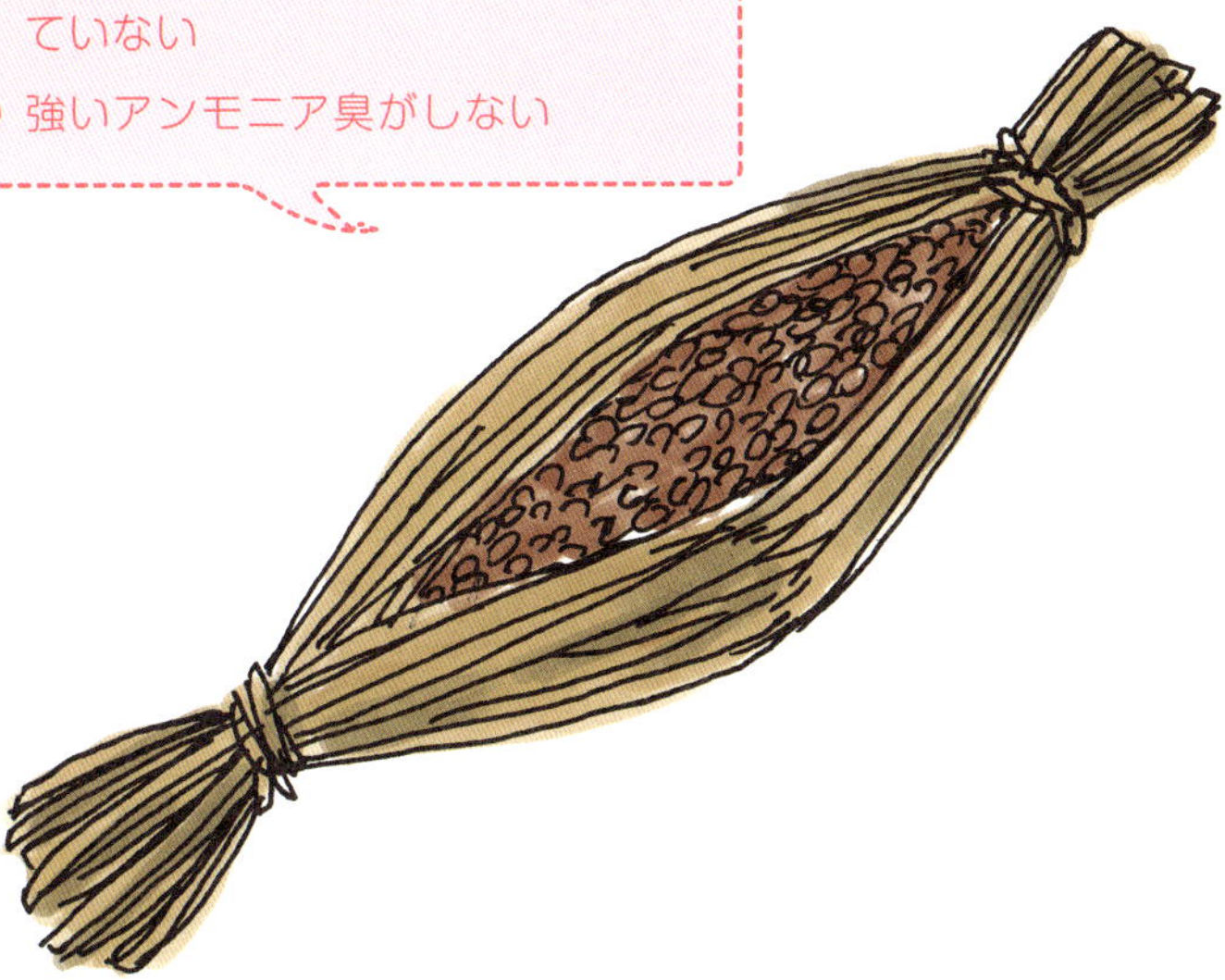

納豆に含まれるナットウキナーゼは、血管内の血栓を溶かしたり、骨粗しょう症の予防に効果があります。ただし70℃程度で死滅してしまうため、炊きたてのご飯と一緒に食べるのは避けましょう。

なお、きなこ・油揚げ・豆乳なども、植物性のたんぱく質をとることができる食品です。

〔注目の栄養素・成分〕

植物性たんぱく質

ナットウキナーゼ

ビタミンK

栄養をおいしくとるコツ

常温では発酵が急速に進むため、保存する場合は冷蔵庫に入れましょう。冷凍する場合は、パックごと密閉できるポリ袋に入れて保存します。

なお、血栓予防には、朝より夜に食べるのがおすすめです（血栓ができやすい時間帯が、深夜から早朝であるため）。

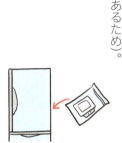

オリーブ油／えごま油／あまに油

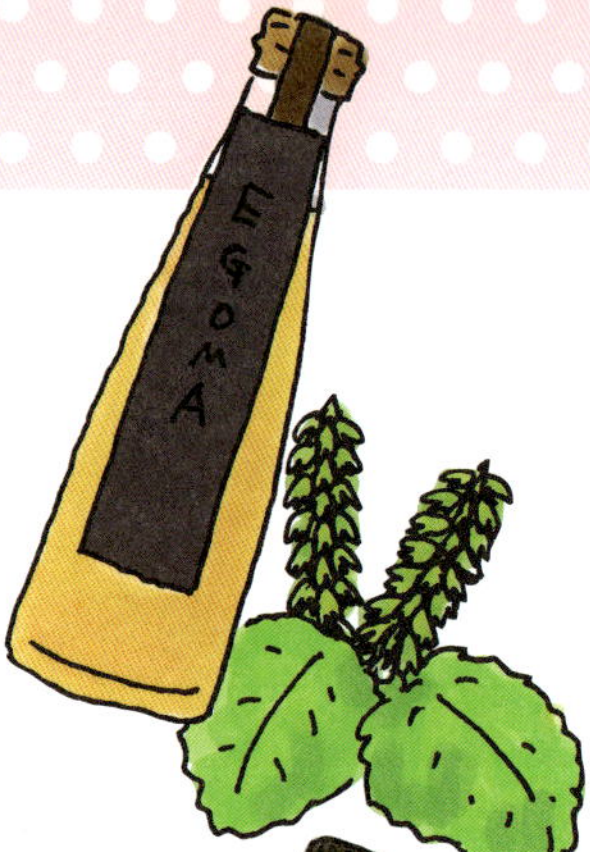

おいしい見わけかた

- 変色やにごりがない
- 不快な臭いがしない
- 粘りがない

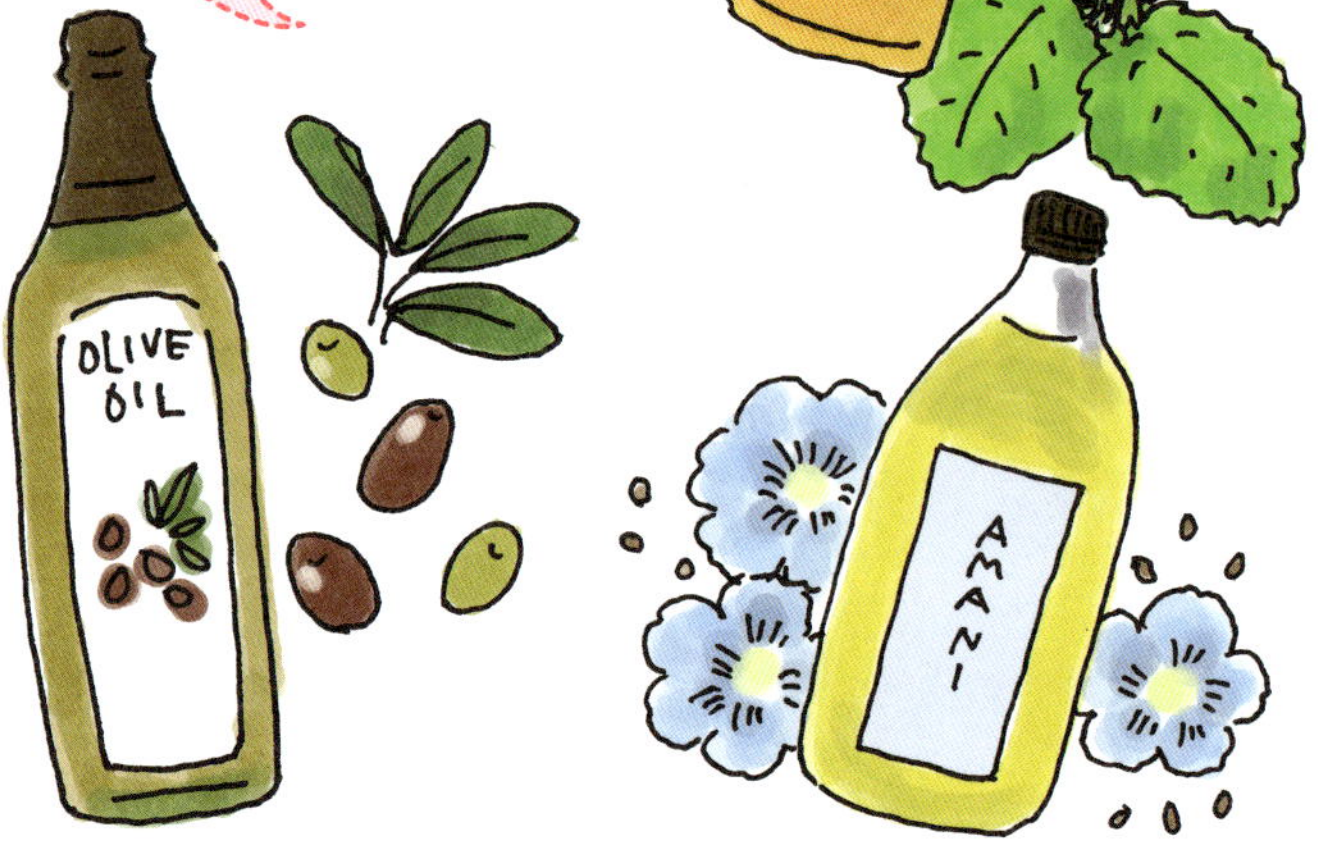

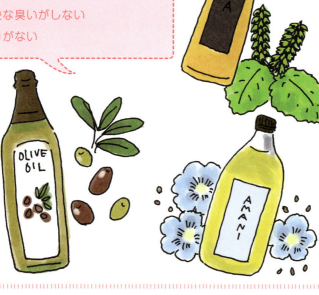

オリーブ油は、悪玉コレステロール値を下げる効果のあるオレイン酸（オメガ9）を多く含んでいます。

えごま油・あまに油はαリノレン酸（オメガ3）が豊富で、高血圧や動脈硬化の予防に役立ちます。

αリノレン酸は体内で作ることができないため、食品からとる必要があります。ただし、とりすぎは前立腺がんのリスクを高めるので注意が必要です。

栄養を おいしくとるコツ

オリーブ油は、濃い色の瓶に入った、2か月程度で使いきれる量のものを選びましょう。これは、時間が経って酸化した油が、動脈硬化を引き起こすなどの悪影響を体に及ぼすことがあるためです。

えごま油やあまに油は非常に酸化しやすいので、早めに使いきりましょう。また熱に弱いので、加熱調理には向きません。ドレッシングや和え物などに使いましょう。

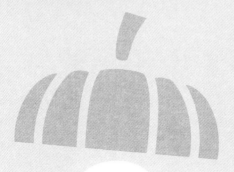

3

B（ビー）たりてますか？

B wa tarite masuka?

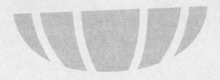

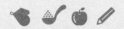

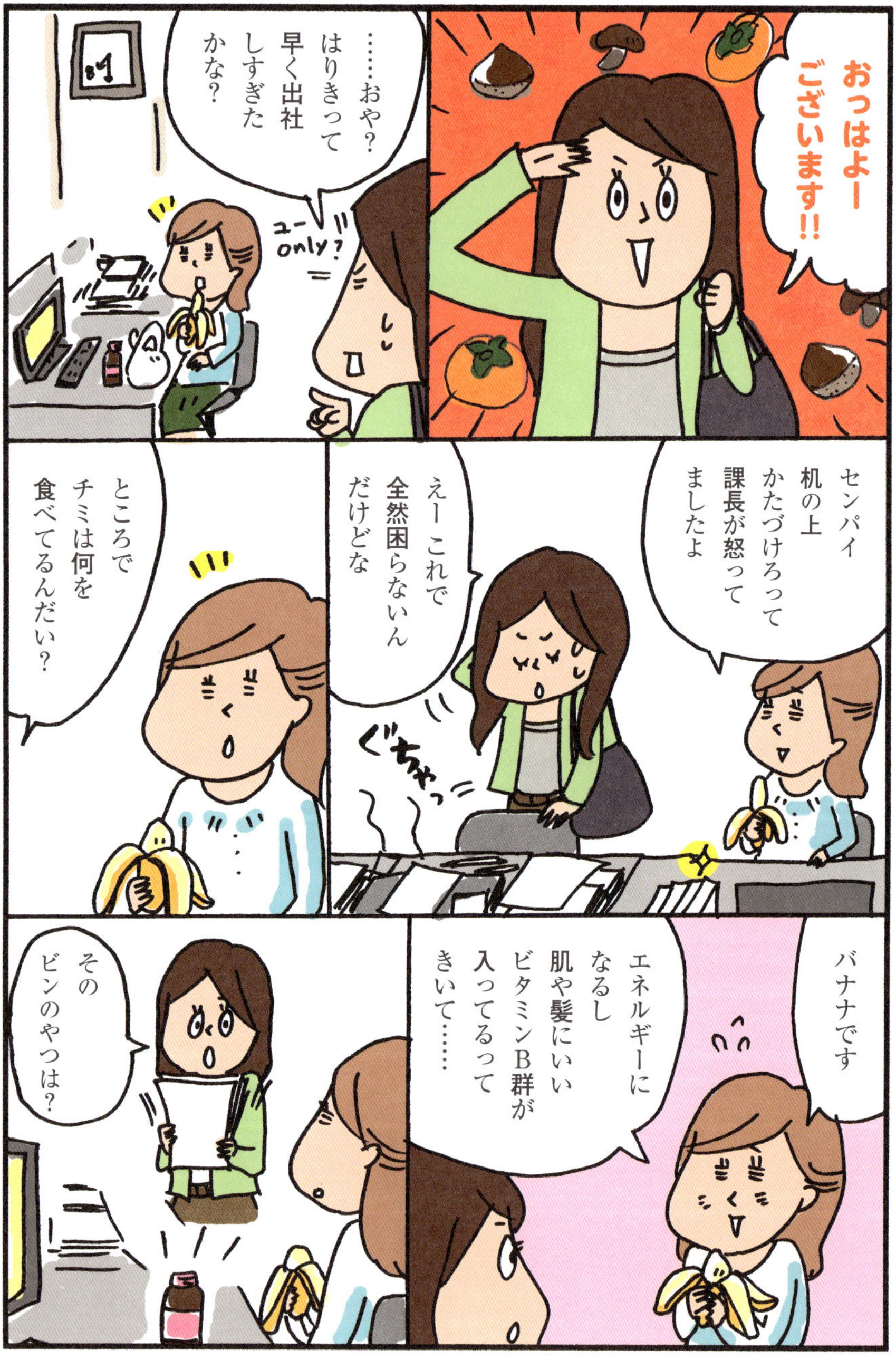
おっはよーございます!!
……おや？はりきって早く出社しすぎたかな？
ユーonly？
センパイ 机の上 かたづけろって課長が怒ってましたよ
えー これで全然困らないんだけどな
ぐちゃっ
ところでチミは何を食べてるんだい？
バナナです
エネルギーになるし 肌や髪にいいビタミンB群が入ってるってきいて……
そのビンのやつは？

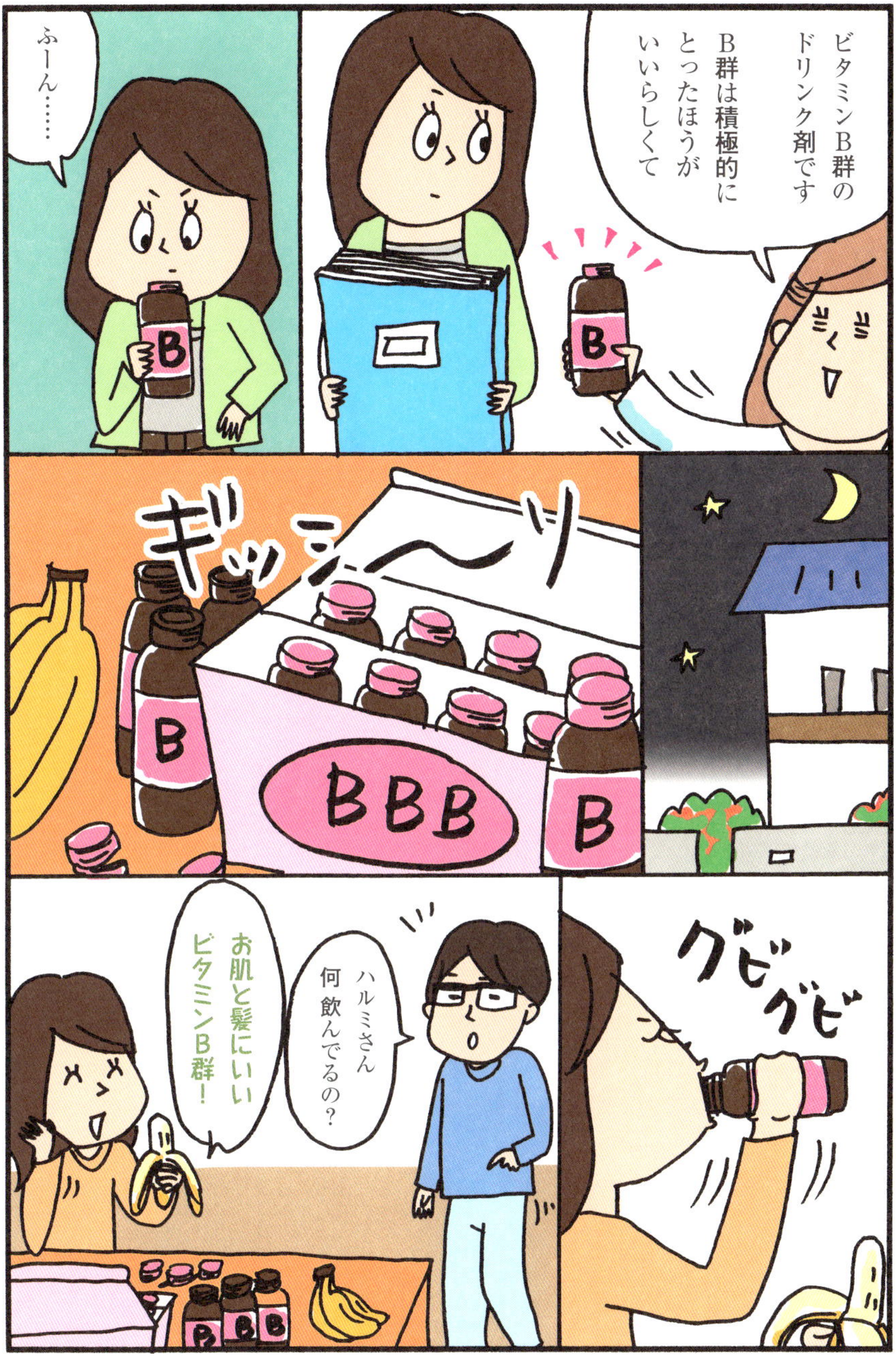
ビタミンB群のドリンク剤です
B群は積極的にとったほうがいいらしくて
ふーん……
ギッシ〜リ
BBB
グビグビ
ハルミさん何飲んでるの？
お肌と髪にいいビタミンB群！

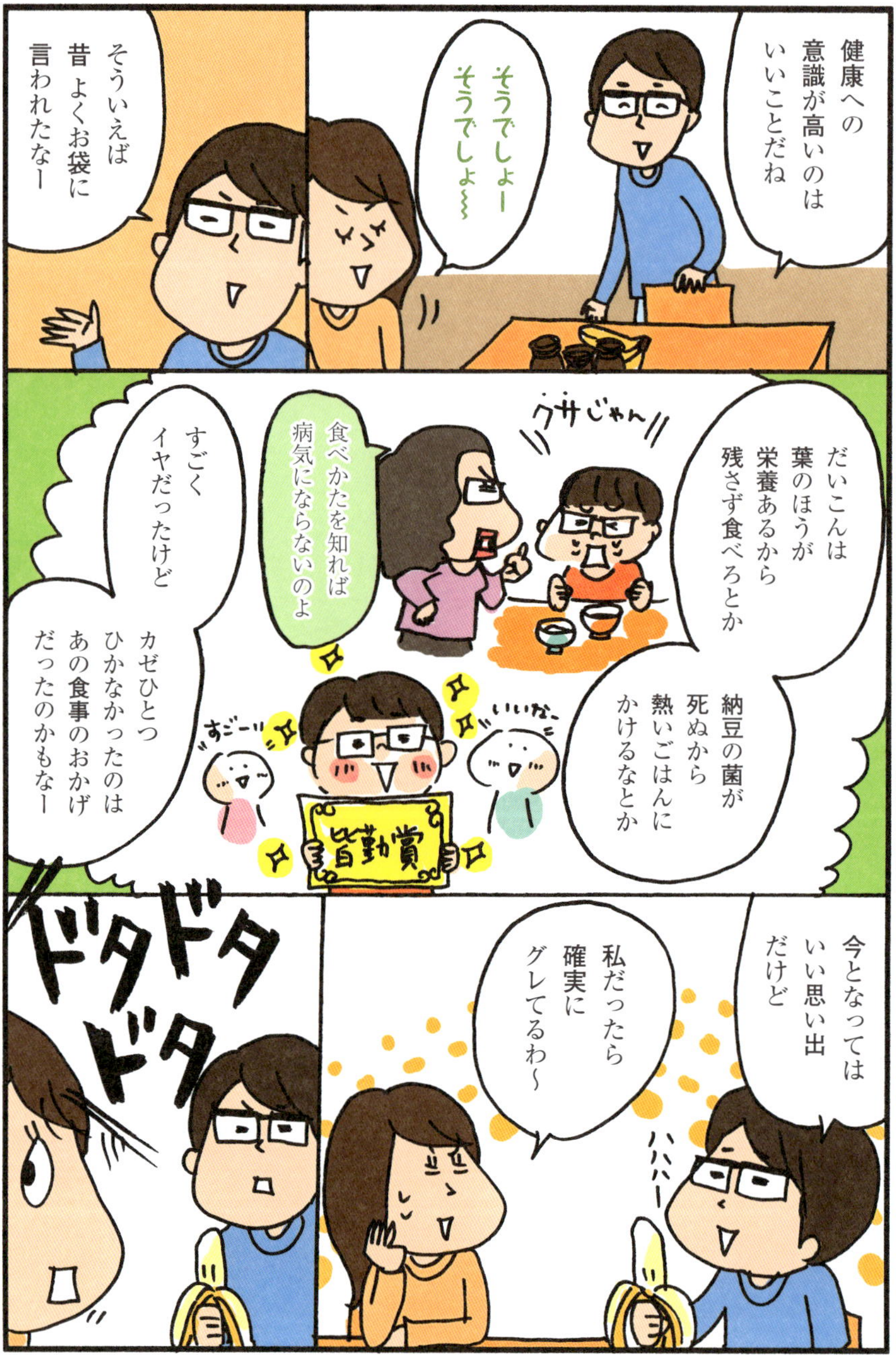
健康への意識が高いのはいいことだね
そうでしょーそうでしょ〜〜
そういえば昔よくお袋に言われたなー
だいこんは葉のほうが栄養あるから残さず食べろとか
クサじゃん
食べかたを知れば病気にならないのよ
納豆の菌が死ぬから熱いごはんにかけるなとか
すごくイヤだったけど
カゼひとつひかなかったのはあの食事のおかげだったのかもなー
皆勤賞
いいなー
すごーい
今となってはいい思い出だけど
私だったら確実にグレてるわ〜
ハハハー
ドタドタ
ドタ

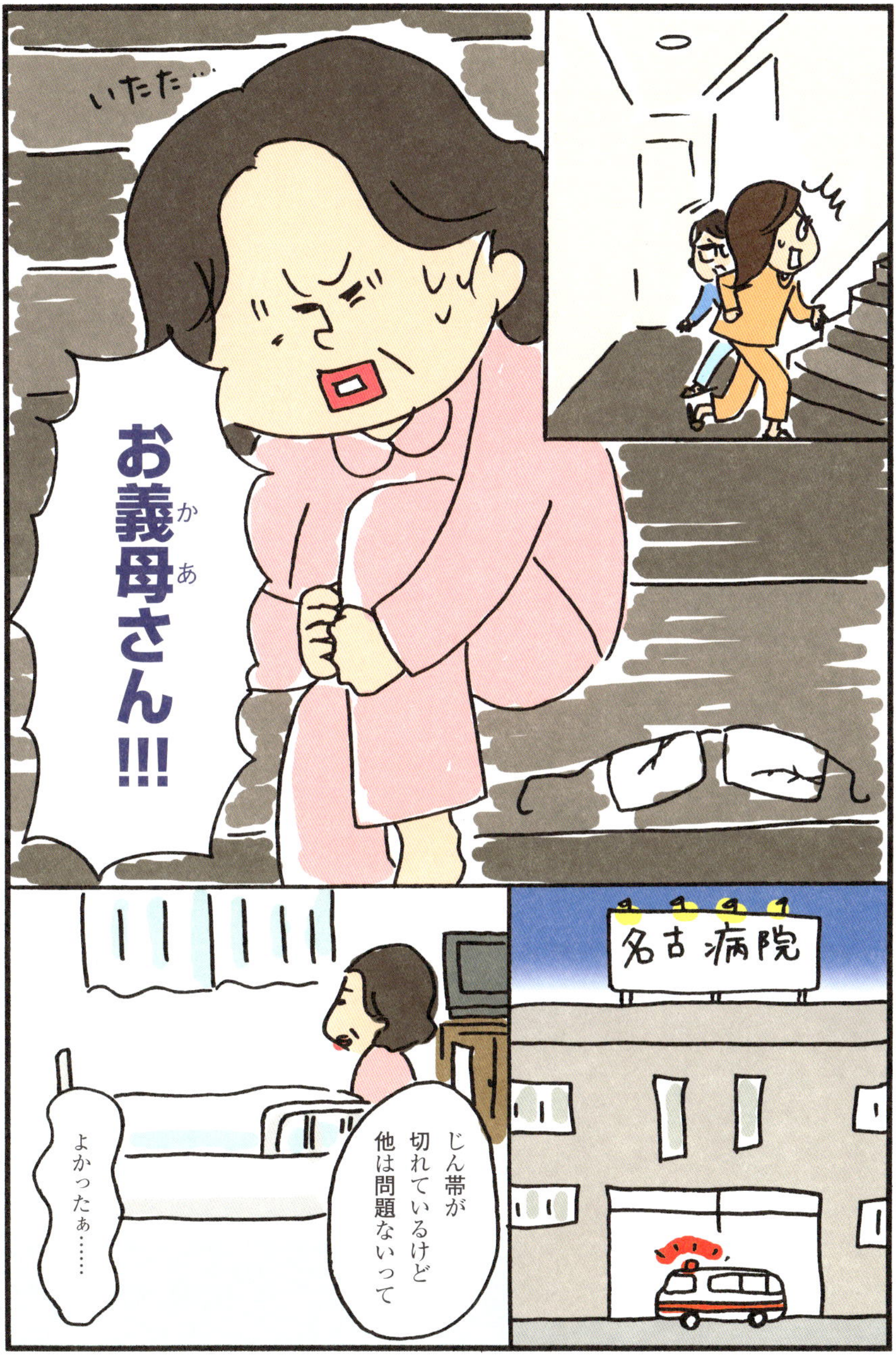
いたた…
お義母《かあ》さん!!!
名古病院
じん帯が切れているけど他は問題ないって
よかったぁ……

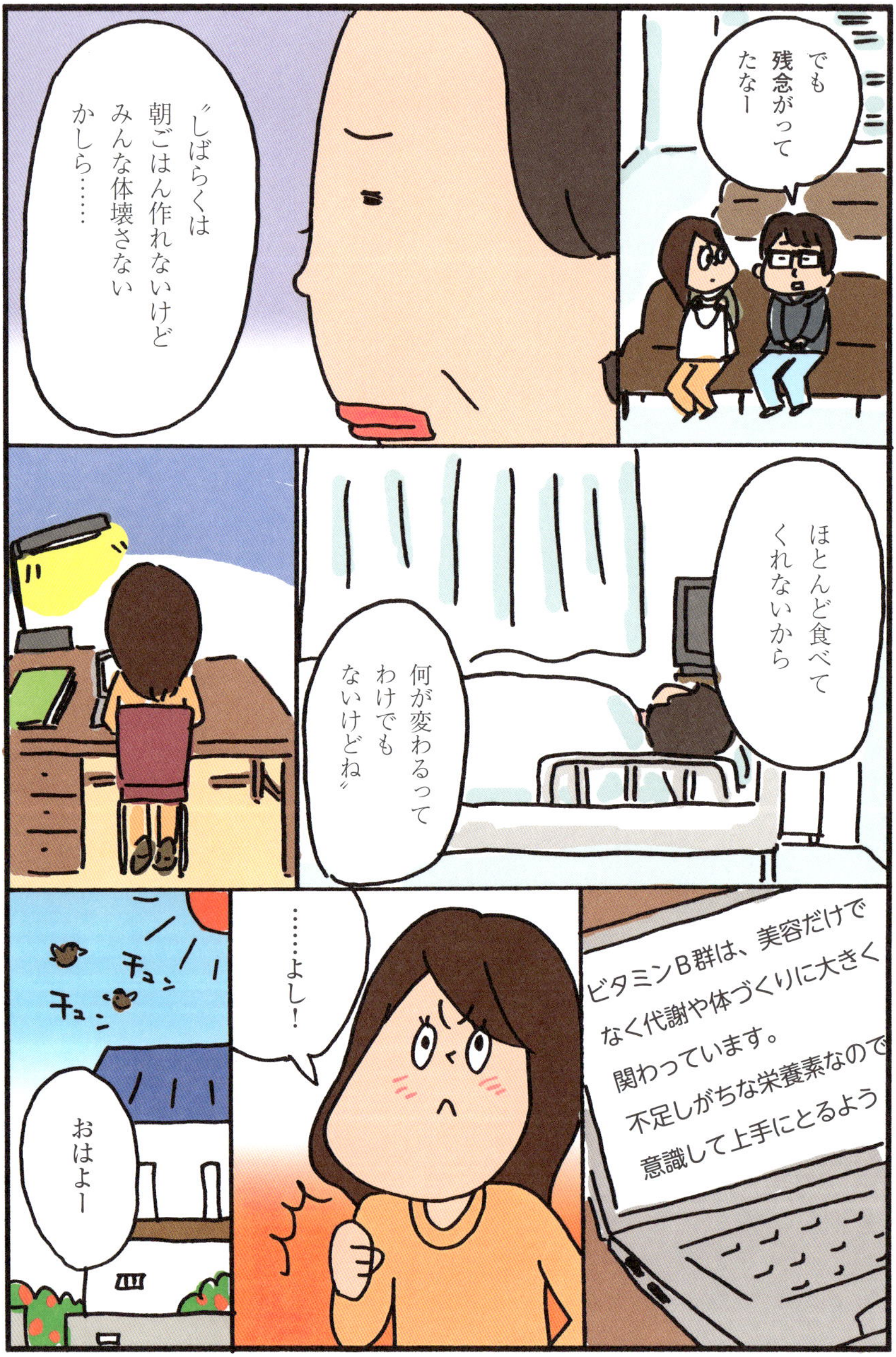
でも残念がってたなー
〝しばらくは朝ごはん作れないけどみんな体壊さないかしら……
ほとんど食べてくれないから
何が変わるってわけでもないけどね〟
ビタミンB群は、美容だけでなく代謝や体づくりに大きく関わっています。不足しがちな栄養素なので意識して上手にとるよう
……よし！
チュン
チュン
おはよー

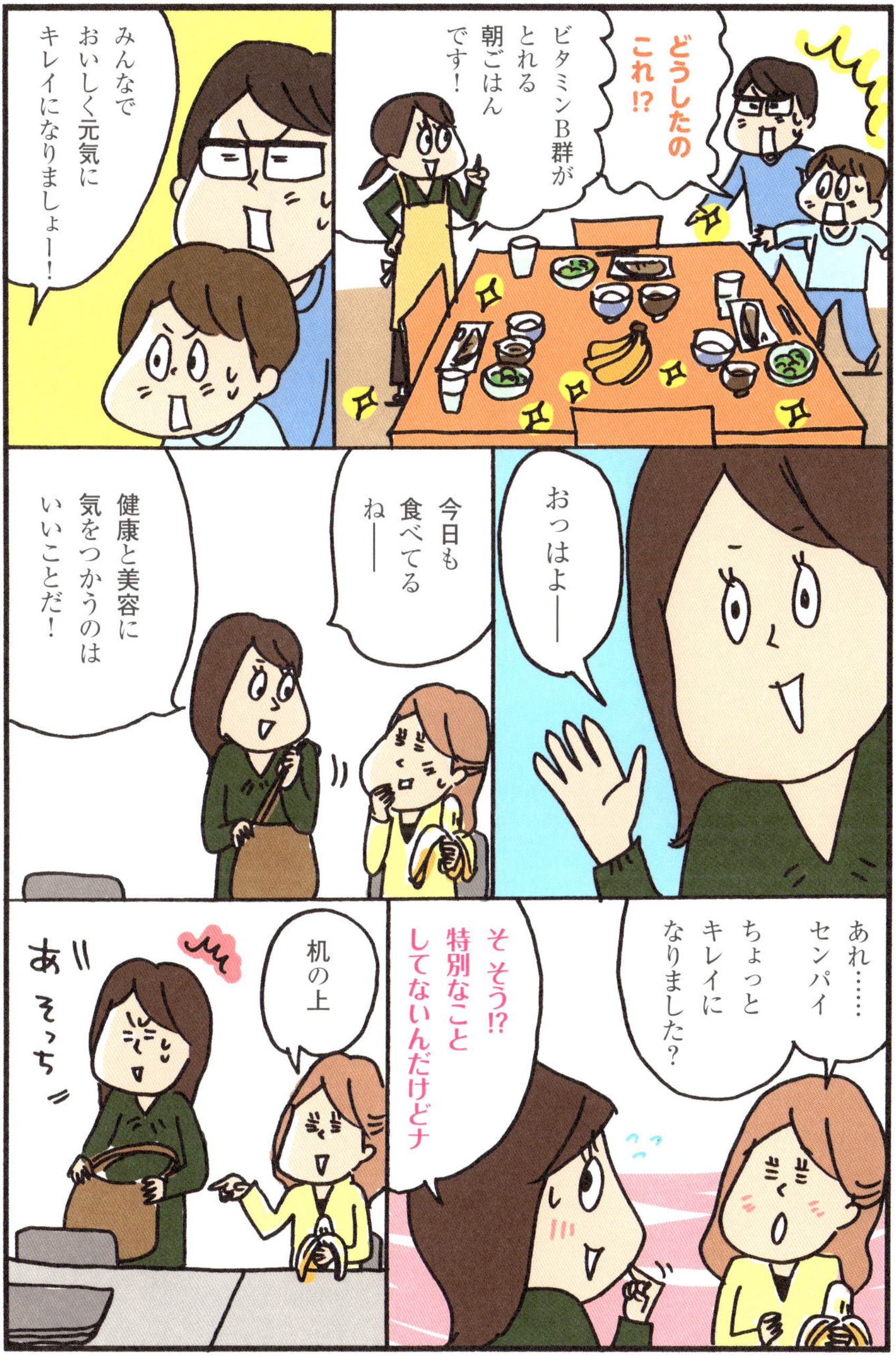
どうしたのこれ!?
ビタミンB群がとれる朝ごはんです!
みんなでおいしく元気にキレイになりましょー!
おっはよ——
今日も食べてるね——
健康と美容に気をつかうのはいいことだ!
あれ……センパイちょっとキレイになりました?
そ そう!? 特別なことしてないんだけどナ
机の上
あ
そっち

シュウさんを逃せ

ほうれんそう

おいしい見わけかた

- 葉が鮮やかな緑色で肉厚
- 茎がしっかりしている
- 根元に赤みがあり、太い

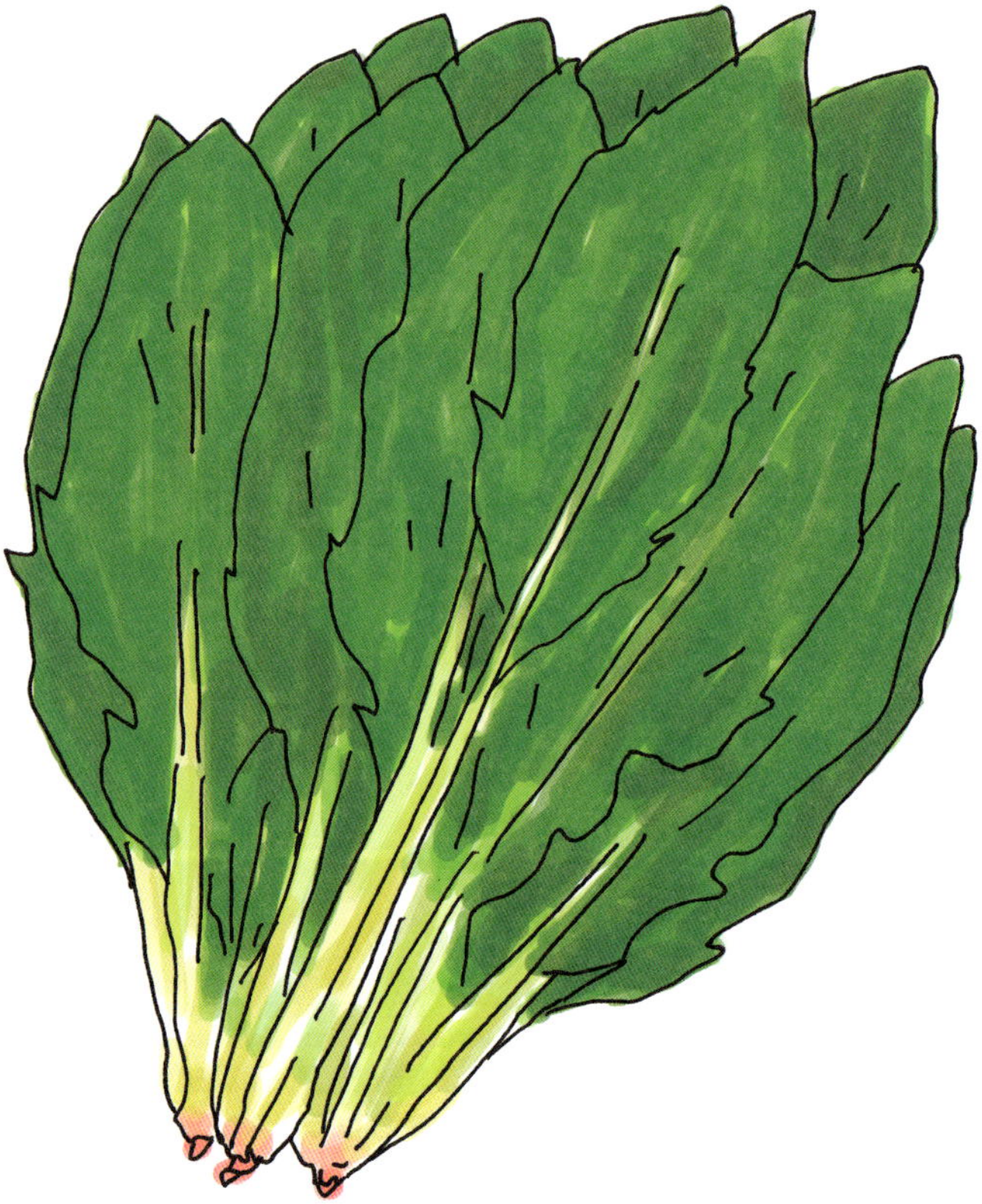

ほうれんそうは、葉酸（ビタミンB群）、β-カロテン、ビタミンC・K、カリウムなどのミネラルや鉄が豊富な野菜です。

1年中手に入れることができますが、旬は12～2月です。特に12月のものは、ビタミンCが夏の約3倍も含まれており、甘みもたっぷりあります。

〔注目の栄養素・成分〕

葉酸

β-カロテン

ビタミンC・K

栄養を逃がさない 調理法

【下ゆでしてから】

ほうれんそうには尿路結石の原因となるシュウ酸が含まれているため、下ゆでしてから調理しましょう（ゆで汁は捨てます）。葉酸やビタミンCなどが流れ出るのを防ぐために、短時間でゆでることがポイントです。また、バターなどで炒めれば、β-カロテンの吸収がよくなります。

　切るときは葉の繊維に沿って切ると、栄養が減るのを抑えてくれます。

栄養を逃がさない 保存法

冷蔵

水を張ったボウルにしばらく浸したら、水気を拭いて新聞紙に包みます。ポリ袋に入れて口を軽く閉じ、ドアポケットに立てます。

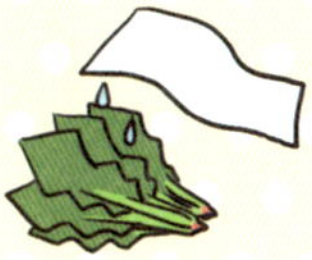

冷凍

サッとゆでたら、適当な大きさに切ります。小分けにしてラップで包み、密閉できるポリ袋で保存します。凍ったまま汁物などに入れて使いましょう。

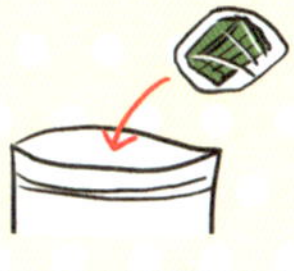

栄養をおいしくとるコツ

根元の赤い部分は、マンガンなどのミネラルを含んでいます。泥をきれいに洗い落として、葉と一緒に食べましょう。

トリテク　栄養コラム

「すぐに食べよう」

ほうれんそうのビタミンCは、3日ほどで減り始めます。まとめ買いせず、早めに食べるのがポイントです。

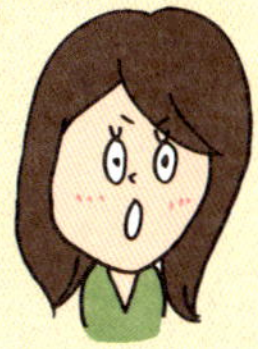

お風呂よりサウナで調理

えだまめ

おいしい見わけかた

- 葉と枝がついている
- サヤが密生している

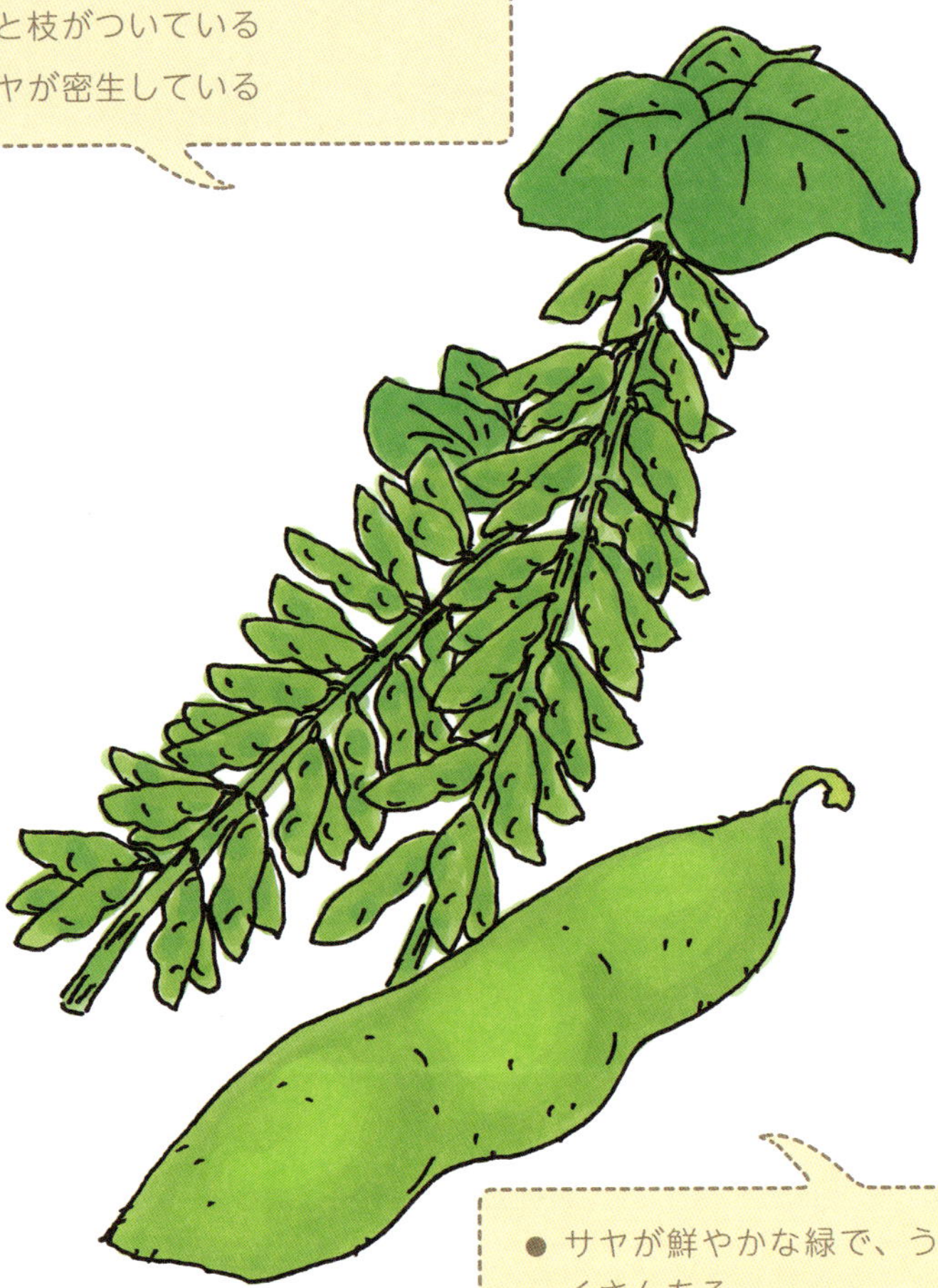

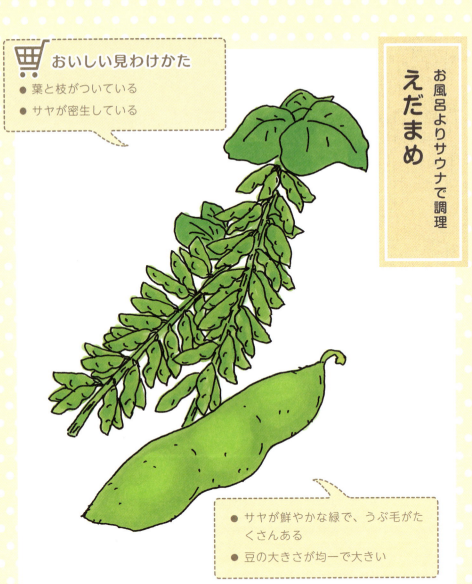

- サヤが鮮やかな緑で、うぶ毛がたくさんある
- 豆の大きさが均一で大きい

えだまめは成熟する前の大豆の若い実で、昔、枝がついたままゆでて食べられていたことから、その名がついたといわれています。

　えだまめは、葉酸・ビタミンB_1などのビタミンB群、ビタミンC、カリウム（ミネラル）を多く含んでいます。旬は6〜9月です。

〔注目の栄養素・成分〕

葉酸

ビタミンC

カリウム

栄養を逃がさない
調理法

【蒸し焼き】

「ゆで」は手軽でおいしい一般的な食べかたですが、フライパンで焼いてから、ふたをして蒸し焼きにすると、ビタミンやミネラルが多く残るだけでなく、甘みも増えるので一石二鳥です。

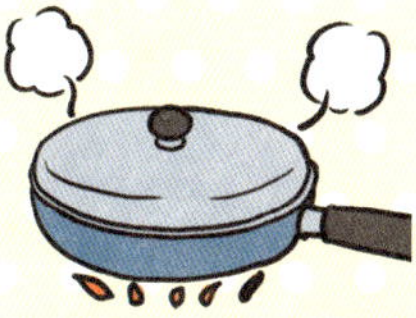

栄養を逃がさない
保存法

冷蔵

サヤごと加熱（蒸すなど）し、熱がとれたらポリ袋へ。生のまま保存する場合は、枝を少し残して切り、新聞紙に包んでポリ袋に入れ、口をゆるめに閉じます（早めに食べましょう）。

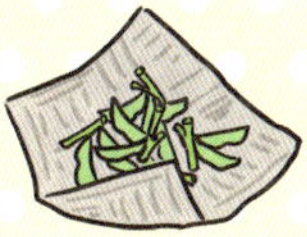

冷凍

サヤつきのまま塩ゆでし、十分冷ましてから、密閉できるポリ袋に入れて保存します。

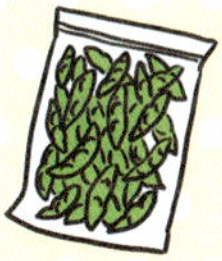

栄養を
おいしくとるコツ

えだまめの甘みは、収穫してわずか1日で半分に減ってしまいます。できるだけ早く食べるか、保存しましょう。

トリテク　栄養コラム

「大豆にもいろいろある」

一般的なえだまめのほかに、東北地方の「茶豆」や関西地方の「黒豆」などがあり、それぞれ風味が異なります。

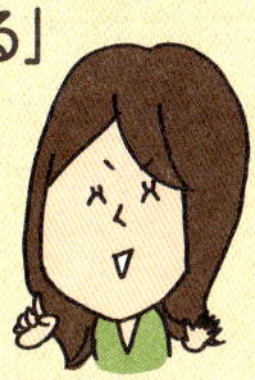

おいしい見わけかた

- 鮮やかな緑色で、ハリがある
- 大きすぎず、うぶ毛がたくさんある
- ヘタの切り口がみずみずしい

粘りを見せてくれ

オクラ

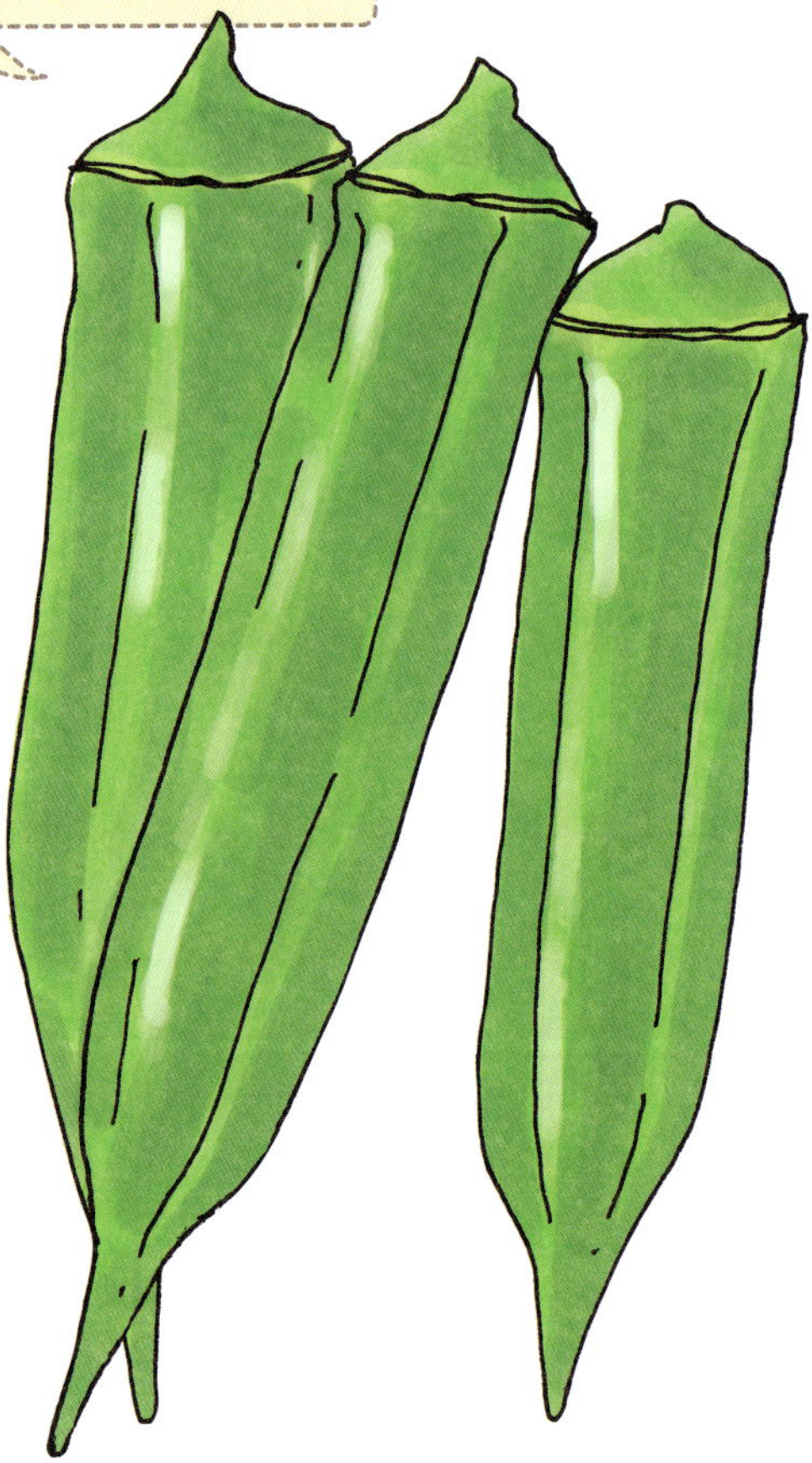

オクラはアフリカ原産の野菜です。葉酸（ビタミンB群）をはじめ、食物繊維、β-カロテン、ビタミンE、カルシウムなどを含んでいます。

　オクラのネバネバの正体はペクチンやムチンなどの成分。これらには、コレステロールや糖の吸収を防ぐ（太りにくい）効果が期待できます。

〔注目の栄養素・成分〕

- 葉酸
- 食物繊維

栄養を逃がさない 調理法

［ネバネバを出す］

濡れたまな板の上で細かく刻んだら、小鉢などに入れてかき混ぜ、たくさん粘りを出した状態で食べましょう。

ゆでる場合は、時間は短めに。ネバネバやビタミンB群などの栄養が減るのを防ぐだけでなく、食感も保つことができます。

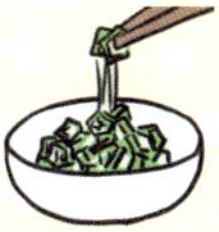

栄養を逃がさない 保存法

冷蔵

寒いところが苦手なので、冷えすぎないように新聞紙で包みます。ポリ袋に入れて軽く口を閉じたら、野菜室で保存します。

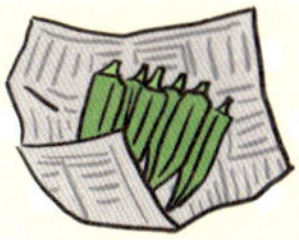

冷凍

ヘタを取った状態でサッとゆでて、冷まします。水気を拭き、密閉できるポリ袋に入れて保存します。

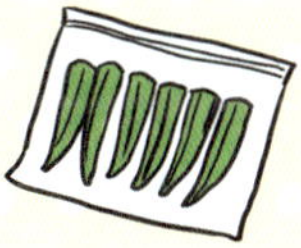

栄養をおいしくとるコツ

調理する前に、オクラに塩をふってまな板の上で軽く転がすと、表面のうぶ毛が取れて食感がよくなります（「板ずり」といいます）。

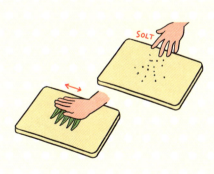

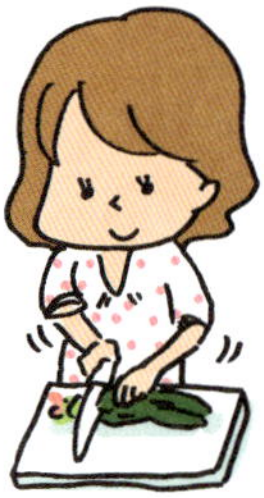

BISTRO
栄養たっぷりレシピ

餃《ぎょう》子《ざ》みたいな ほうれんそうのおひたし

1. ほうれんそうは塩ゆでし、3～4cm に切る。にんにくはすりおろし、白いりごまは包丁で刻む。
2. 1とAを混ぜ、小さな小判型にしたら、薄力粉をまぶす。
3. フライパンにごま油を熱し、2を押し付けながら焼く。

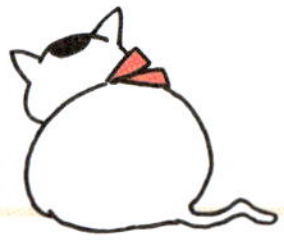

材料（2人前）

ほうれんそう……3株	にんにく……小さじ 1/2 （すりおろした後の量）	白いりごま……大さじ1 ごま油……小さじ2

A｛しょうがのしぼり汁…小さじ 1/2　しょうゆ…大さじ 1/2　こしょう…少々

えだまめのにんにく醤《じょう》油《ゆ》漬け

1. にんにくをすりおろし、しょうゆ・みりんを加えてよく混ぜる。
2. 鍋に水を入れて沸かし、塩を多めに入れてえだまめを3～4分ゆでる（もしくは蒸す）。
3. お湯からあげて、熱いうちに1に入れて冷ます。

材料（2人前）

えだまめ……100g	しょうゆ……大さじ3
にんにく……1片	みりん………大さじ2

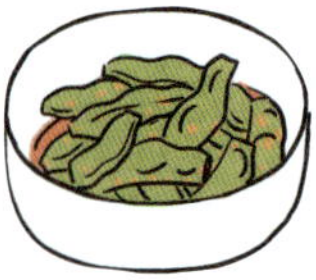

オクラのだし風

1. オクラは板ずりをしてうぶ毛を除いたら、みじん切りにする。
2. きゅうり・青じそ・みょうが・小ねぎ・唐辛子をみじん切りにし、１と混ぜ合わせる。
3. 薄口しょうゆで、味をつける。

材料（２人前）

- オクラ………５本
- きゅうり……1/2 本
- 青じそ………５枚
- みょうが……３個
- 小ねぎ………５本
- 唐辛子……1/2 本
- 薄口しょうゆ……大さじ1

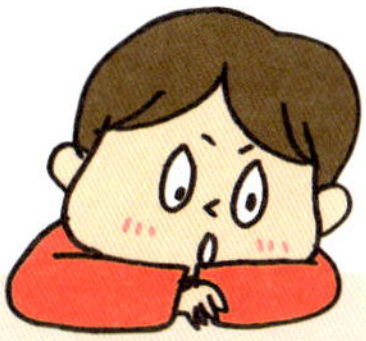

栄養 知っておコラム

「ビタミンB群のとりかた」

ビタミンB群には、B_1・B_2・ナイアシン・B_6・B_{12}・葉酸・パントテン酸・ビオチンなどさまざまな種類がありますが、例えば「B_{12}が働くためには葉酸が必要」といったように、お互いに協力しあわなければ力を発揮することができません。つまり、ビタミンB群はいくつかの種類を一緒にとる必要があるのです。ビタミンB群は不足しがちな栄養素である上に、日々のストレスでも消費されるので、きちんととるようにしましょう。

熱くなりすぎないように

かつお

おいしい見わけかた

- 透明感のある鮮やかな赤色
- 身と血合いとの境目がはっきりしている

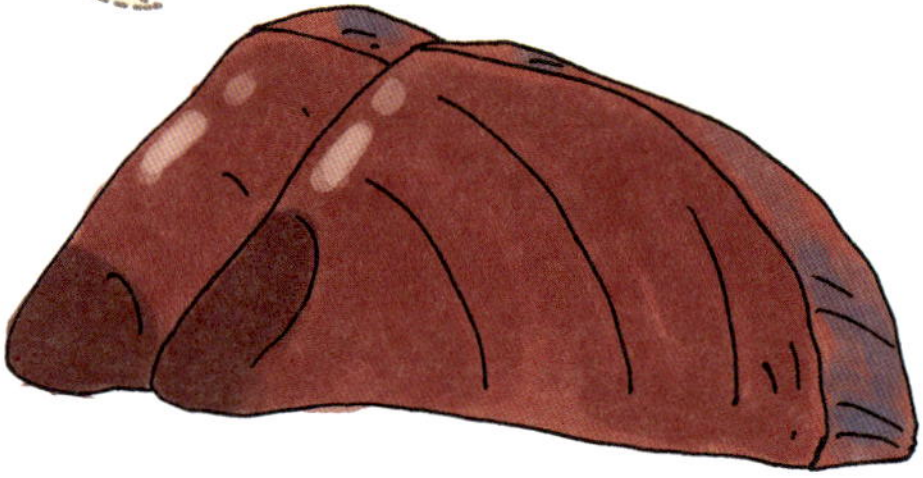

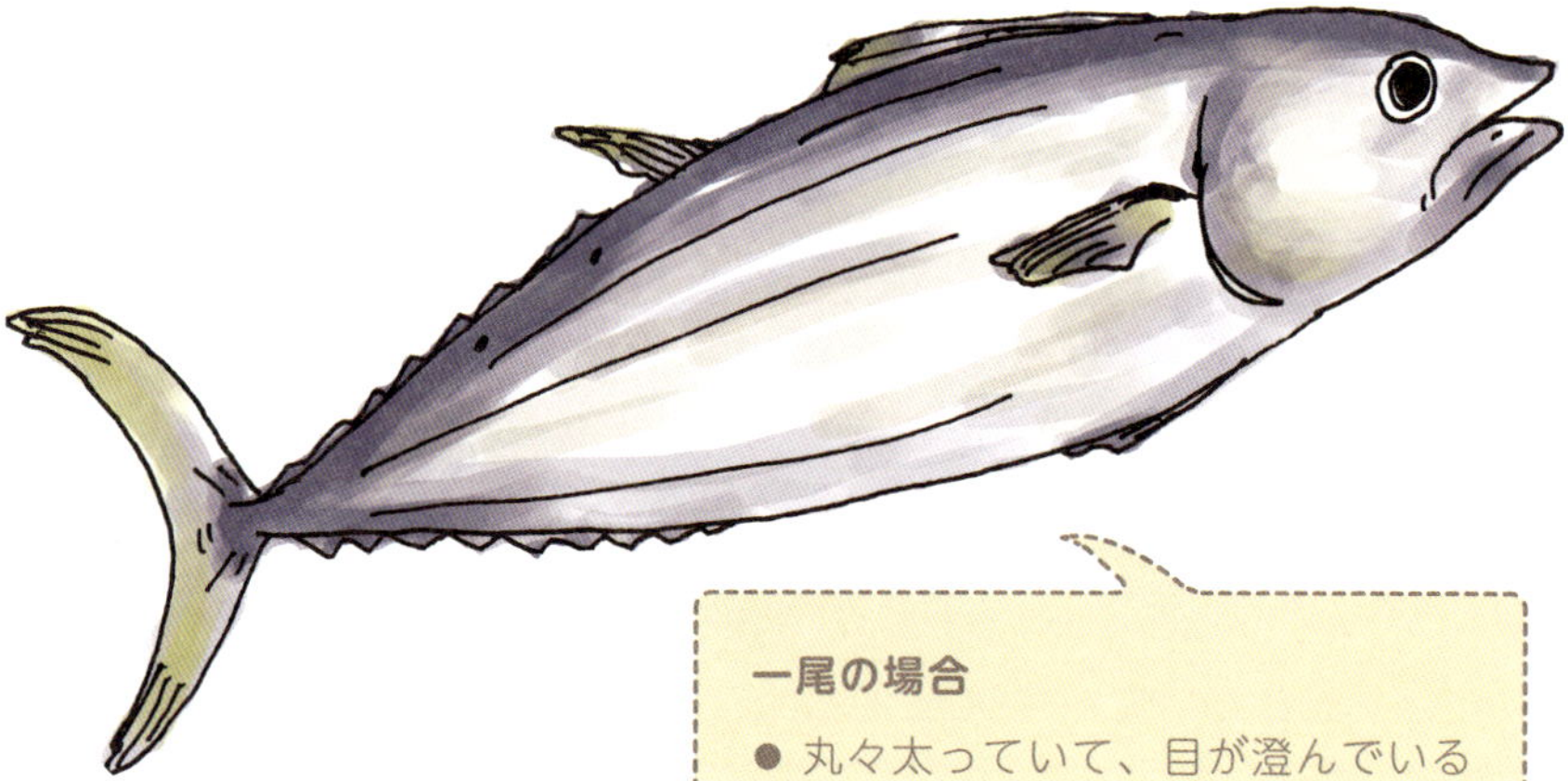

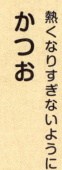

一尾の場合

- 丸々太っていて、目が澄んでいる
- 青光りしていて、しま模様がくっきりしている

〔注目の栄養素・成分〕

動物性たんぱく質

ビタミンB_{12}

かつおは、ビタミンB_{12}や良質な動物性たんぱく質を豊富に含む魚です。春に獲れる「初がつお(上りがつお)」は、あっさりした味。秋に獲れる「戻りがつお（下りがつお）」は脂がのっているので、濃厚な味です。

かつおは、かつお節やツナ缶などさまざまな食品に加工されています。

栄養を逃がさない 調理法

【刺身やたたき】

刺身や、表面を炙《あぶ》った「たたき」で食べるのが一番。水に溶けやすい栄養素が多いので、加熱する場合は、ゆでるより蒸すほうがいいでしょう。ただし、火を通しすぎると固くなるので、気をつけましょう。

栄養を逃がさない 保存法

冷蔵

水気を拭きとり、ラップで空気を抜くように包んだらチルド室に。しょうゆなどで下味をつけてからの密閉保存もOK。

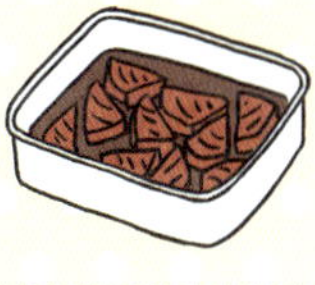

冷凍

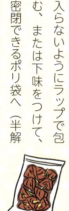

氷水にくぐらせて空気が入らないようにラップで包む、または下味をつけて、密閉できるポリ袋へ（半解凍で調理しましょう）。

栄養を おいしくとるコツ

かつおは「たたき」のイメージが強いですが、蒸したものを酢の物に入れたり、竜田揚げにしてもおいしいです。

トリテク 栄養コラム

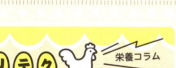

「かつお節に注目」

かつお節は、生のものに比べてカルシウムやうま味成分が増えています。おにぎりの具にするなどして食べましょう。

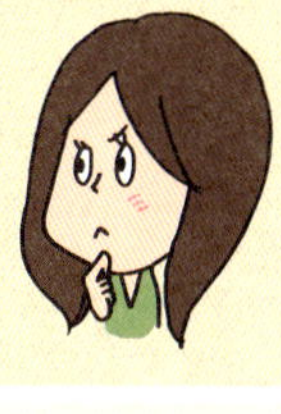

煮ても焼いても生でも

さんま

おいしい見わけかた

- ツヤのある銀色（背中は青色）
- 目が澄んでいて、口先が黄色
- 丸々と太っていて、ハリがある

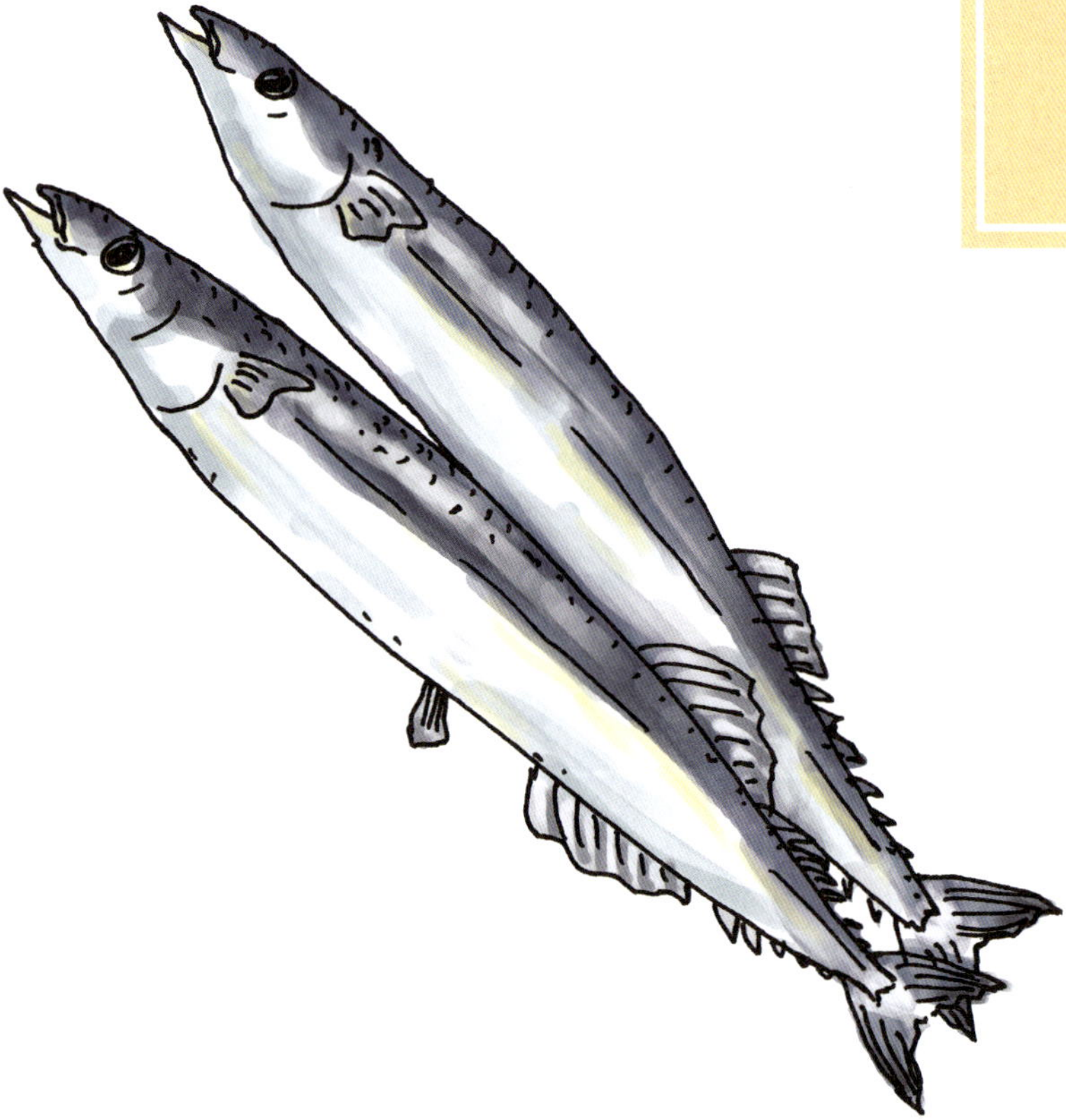

秋の味覚のひとつであるさんまは、ビタミンB_6・B_{12}、ビタミンD・E、動物性たんぱく質をとることができる魚です。

　ぶりやいわしほどではありませんが、さんまも、動脈硬化や高血圧予防に効果的なDHA・EPA（オメガ3）を多く含んでいます。

〔注目の栄養素・成分〕

ビタミンB_{12}

ビタミンD

栄養を逃がさない 調理法

【刺身やつみれ汁】

新鮮なものなら、刺身で食べるのが栄養も味もベスト。火を通す場合は、つみれ汁がおすすめです。溶け出したビタミンや、小骨のカルシウムをとることができます。

定番の塩焼きにするときは、だいこんおろしを添えると消化を助けてくれます。また、フライパンを使うと、焼くときの煙を抑えられます。

栄養を逃がさない 保存法

冷蔵

内臓などを取り除いたら、よく洗って水気を拭きます。ラップで空気を抜くように包み、チルド室で保存します。

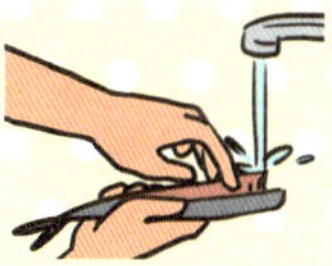

冷凍

3枚におろしたら氷水にくぐらせ、空気が入らないようにラップで包み、密閉できるポリ袋に入れて保存します。調理は半解凍で。

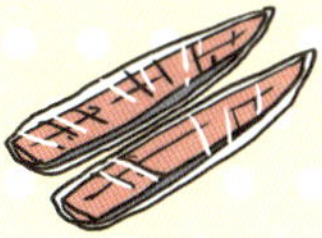

栄養をおいしくとるコツ

さんまをおろす場合は、次のように行いましょう。

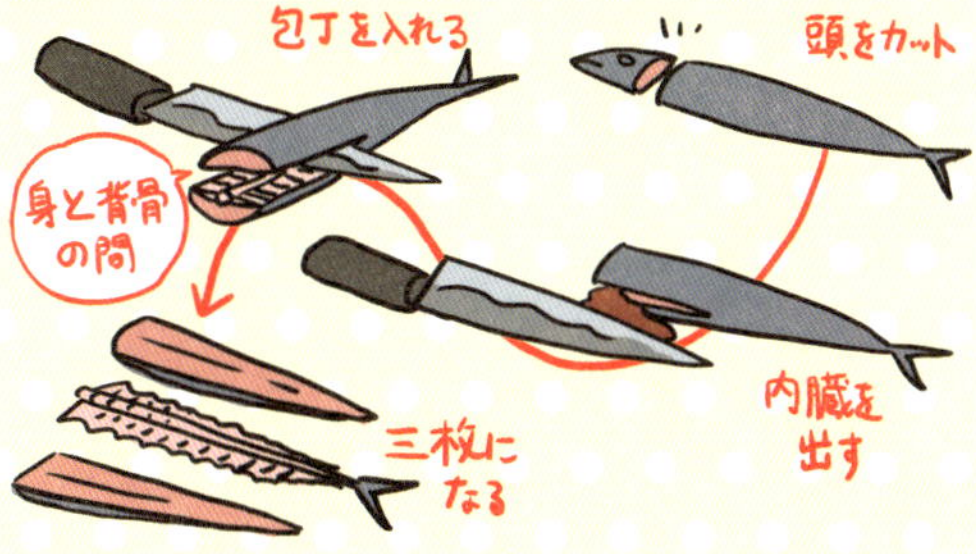

貝のツートップ

あさり・しじみ

おいしい見わけかた

- 口が閉じている（塩水に入っているものは、押すと反応がある）
- 殻の模様がはっきりしている

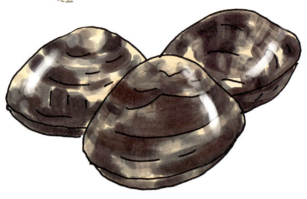

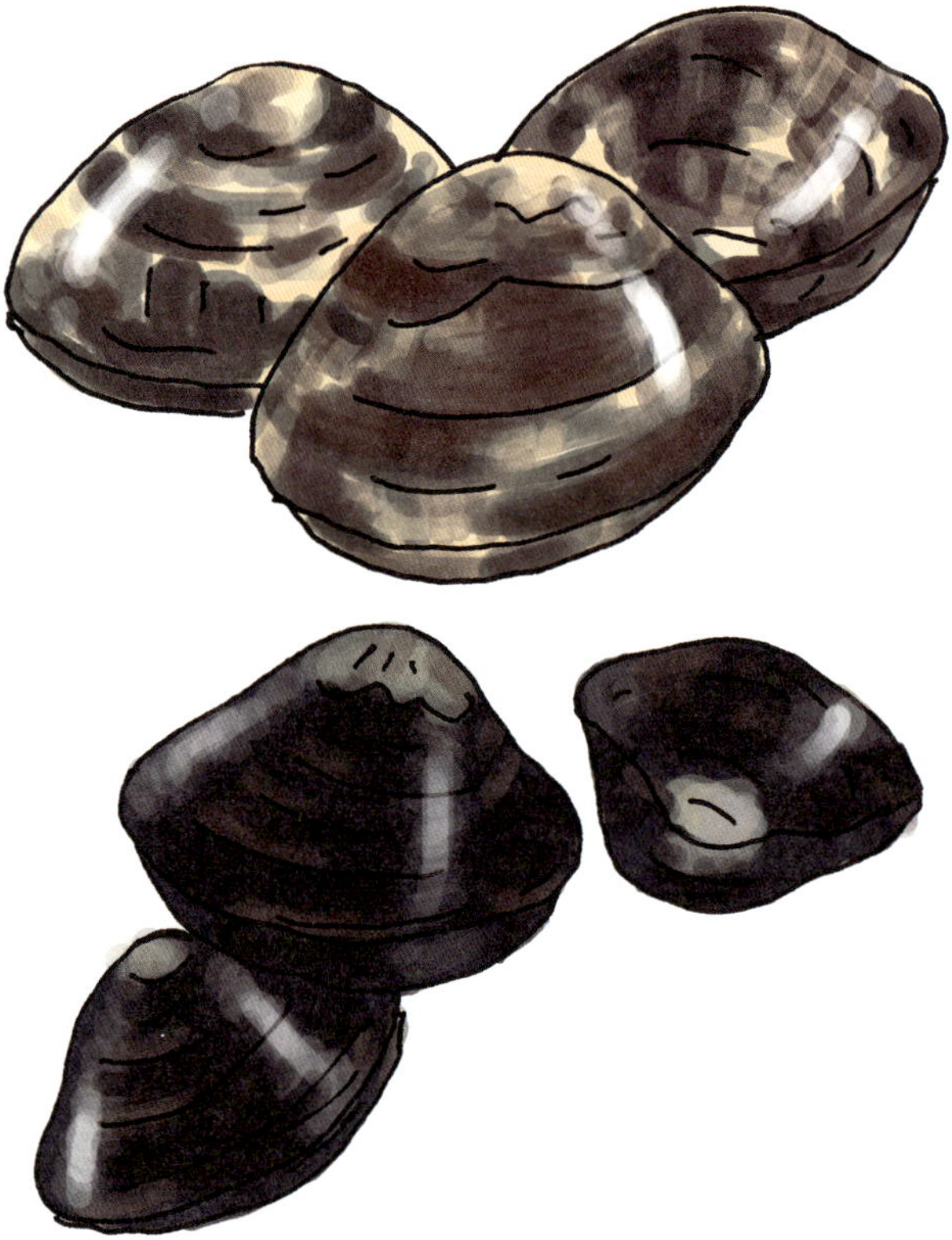

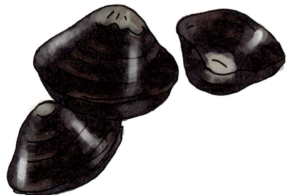

〔注目の栄養素・成分〕

ビタミンB_{12}

オルニチン

あさりは、ビタミンB_{12}やナトリウム・カリウムなどのミネラルを、しじみはビタミンB_{12}やカルシウムに加え、オルニチン（アミノ酸）を豊富に含んでいます。オルニチンは、疲労回復や肝臓の機能を改善する働きがあり、さまざまなサプリメントにもなっています。

栄養を逃がさない
調理法

【みそ汁やお吸い物】

いいダシが出ること、またビタミンB_{12}は水に溶け出しやすい性質があることから、汁物にするのがベストです。

また、しいたけやまいたけなどのように、あさりやしじみも冷凍してから調理すると、うま味が出やすくなります（オルチニンもアップ）。ただし、食感が変わることもあるので、うまく使い分けましょう。

栄養を逃がさない
保存法

冷蔵

砂抜きしたら、そのまま冷蔵庫で保存します。水は毎日取り換えるほうが長持ちします。

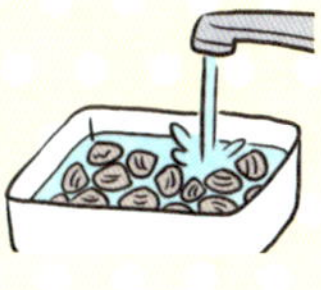

冷凍

砂抜きしたもの（むき身にしてもOK）を密閉できるポリ袋に入れ、空気を抜いて保存します。調理する際は、凍ったままの状態で使いましょう。

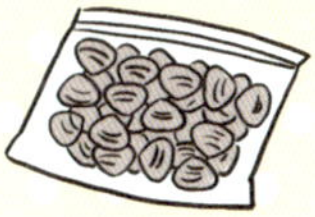

栄養を
おいしくとるコツ

砂抜きは、ボウルに塩水を作って貝を入れ、新聞紙などでフタをしたら5～6時間ほど家の涼しい場所に置いておきます。

なお、塩水はあさりが3％（水1ℓにつき・塩大さじ2）、しじみが1％（水1ℓにつき・塩小さじ2）の濃さにしましょう。

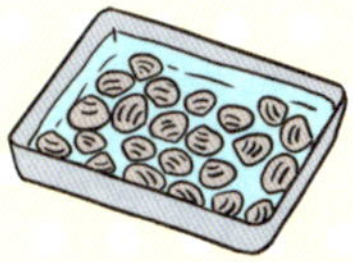

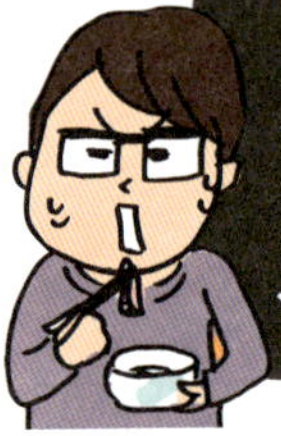

BISTRO 栄養たっぷりレシピ

最もおいしい かつおのたたき

1. だいこんは千切り、新たまねぎは薄切りにして、それぞれサッと水にさらす。
2. みょうが・青ねぎは小口切り、しょうがは千切りにする。
3. 皿にだいこん（ツマ）を敷き、厚めに切った（平切り）かつおを並べる。
4. 新たまねぎと２をたっぷりとのせて、食べるときにポン酢しょうゆをかける。

材料（２人前）

かつおのたたき……150～200g

だいこん………５センチ
新たまねぎ……1/3 個
みょうが………１個

青ねぎ………３本
しょうが……１片
ポン酢しょうゆ※

※しょうゆに、すだちやかぼすなどを絞る

さんまのはっさく和え

1. さんまは塩をふって、よく熱した焼き網でこんがりと焼く。
2. 焼いたさんまをほぐす。はっさくは皮をむいて袋から出し、オクラはゆでて輪切りにする。
3. ２を混ぜ合わせて、Ａ（二杯酢）をかける。

材料（２人前）

さんま………２尾
はっさく……1/2 個

オクラ……２本
塩……少々

Ａ｛酢…大さじ4　だし汁…大さじ2　しょうゆ…大さじ1

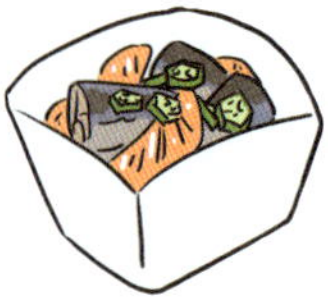

BISTRO 栄養たっぷり RECIPE

あさりのあったかチャウダー

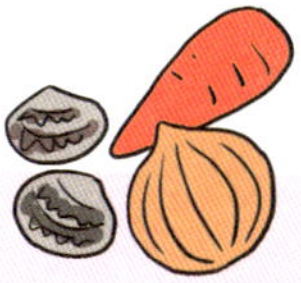

1. あさりは鍋に入れ、酒（大さじ1）をふって軽く火を通す。
2. たまねぎ・にんじん・じゃがいもは1cm角、ベーコンは1cm幅に切る。
3. 鍋に油を入れて2を炒め、薄力粉をふり入れて、さらに炒める。
4. Aを加え、時々混ぜながら野菜が柔らかくなるまで8～10分煮る。
5. 牛乳と1を加えてひと煮したら、塩・こしょうで味を調える。

材料（2人前）

あさり（むき身）……80g
たまねぎ……1/2個
にんじん………1/4本
じゃがいも……1個
ベーコン………1枚
A｛湯…300mℓ　コンソメの素…1個　ローリエ…1枚
サラダ油……大さじ1
薄力粉………大さじ2
牛乳……100mℓ
塩・こしょう……少々

栄養知っておコラム

「朝ごはんは何を食べる？」

朝ごはんはスープやコーヒーだけ。何も食べない、という方も多いのでは？　朝ごはんをきちんと食べないと、やる気が起きなかったり、だるくなったり、イライラや不安を感じやすくなったりします。そこで、エネルギーになるごはんと、野菜たっぷりのみそ汁を食べましょう。時間がないときは、バナナなどでもいいでしょう。

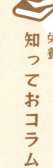

揚げていこう

レバー（豚）

おいしい見わけかた

- 赤ワイン色
- ツヤとハリがある
- 弾力がある

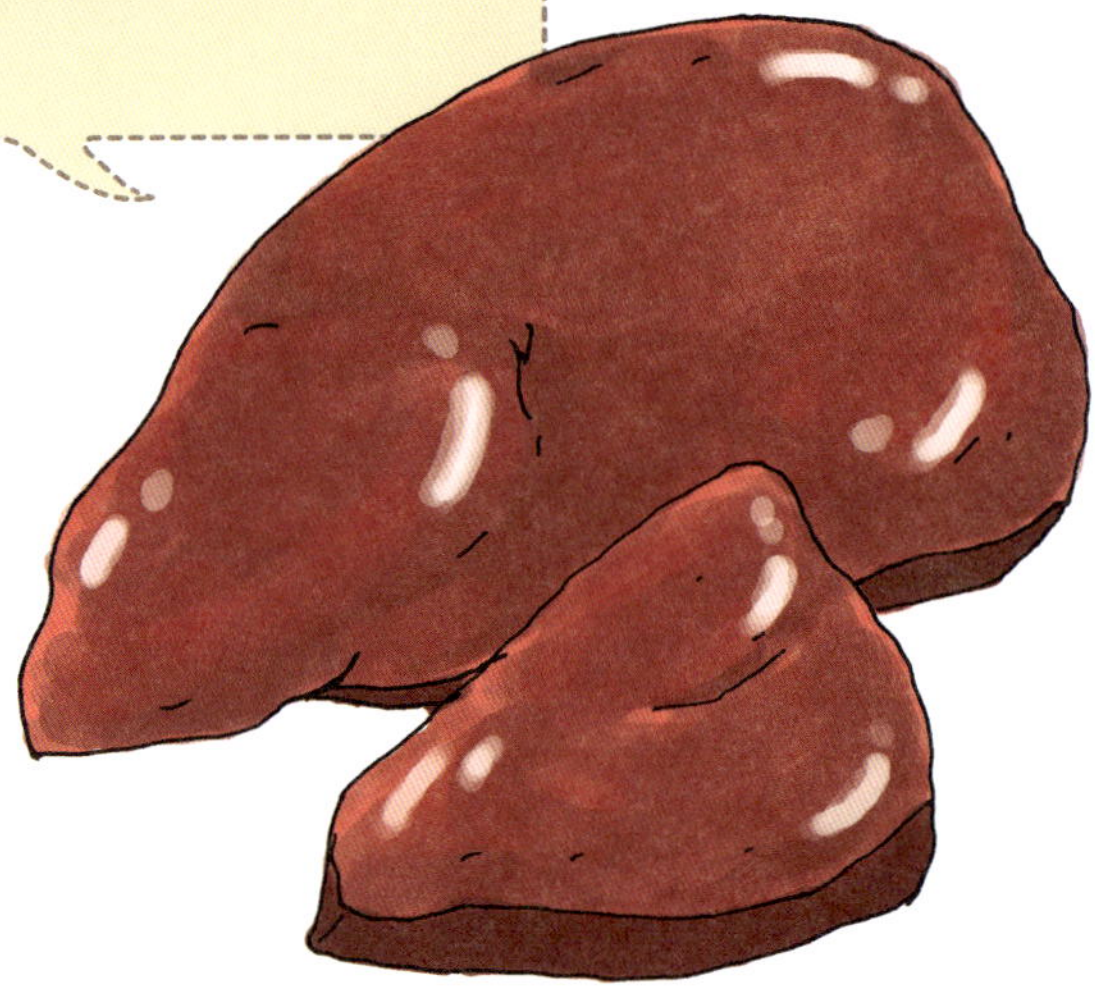

豚などのレバーは、女性が不足しがちなビタミンB群や鉄、ビタミンAを豊富に含んでいます。その上、低カロリー・高たんぱく質でもある優秀な食べ物です。レバーは苦手な方も多いと思いますが、新鮮なものを手に入れたり、調理法を工夫することで、ぐっと食べやすくなります。

〔注目の栄養素・成分〕

ビタミンB_2・B_{12}

ビタミンA

鉄

栄養をおいしくとるコツ

ビタミンB_2・B_{12}は水に溶け出しやすいので、炒めたり焼いたりするのがおすすめです。高温の油でサッと揚げてから炒めると臭みが減り、パサパサにもなりません。

鉄の吸収を増やしたい場合は、ビタミンCを含むにらなどと一緒に調理するといいでしょう。

保存する場合は、レバーペーストなどに加工して、密閉できるポリ袋に入れて冷蔵庫へ。

きりんになったその日に
バナナ

おいしい見わけかた

- きれいな黄色
- 房のつけ根がしっかりとしている
- 傷やへこみがない

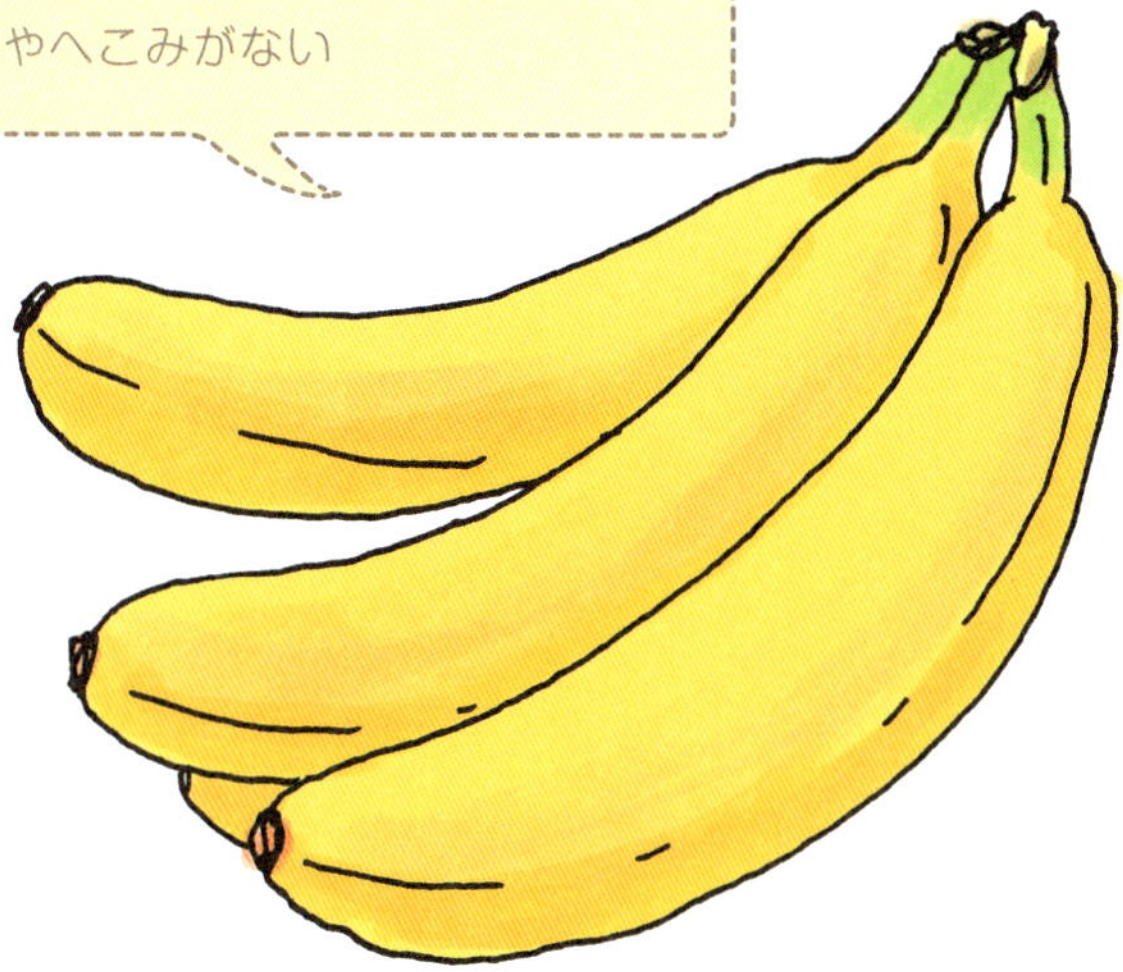

バナナは手軽にとれるエネルギー源であるだけでなく、ビタミンB6やC、カリウム（ミネラル）など、さまざまな栄養素を含んでいます。

日本に出回っているバナナの約9割が、フィリピン産です。青い状態で収穫・輸入され、専用の場所で熟成されたのちに店頭に並びます。

〔注目の栄養素・成分〕

- ビタミンB6
- 糖質

栄養をおいしくとるコツ

皮にシュガースポットと呼ばれる黒い点が出て、「きりん」のような状態になったら食べごろです。

熱帯生まれのバナナは寒さが苦手。冷蔵庫に入れると早く傷んでしまうので、常温で（可能であれば吊るして）保存します。より長持ちさせたい場合は、ジャムなどに加工して保存しましょう。

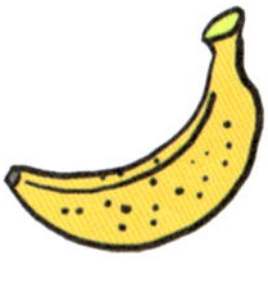

七分からはじめたい
玄米

おいしい見わけかた
- 無農薬のものが望ましい
- 手でかき混ぜても沈まないものは捨てたほうがよい

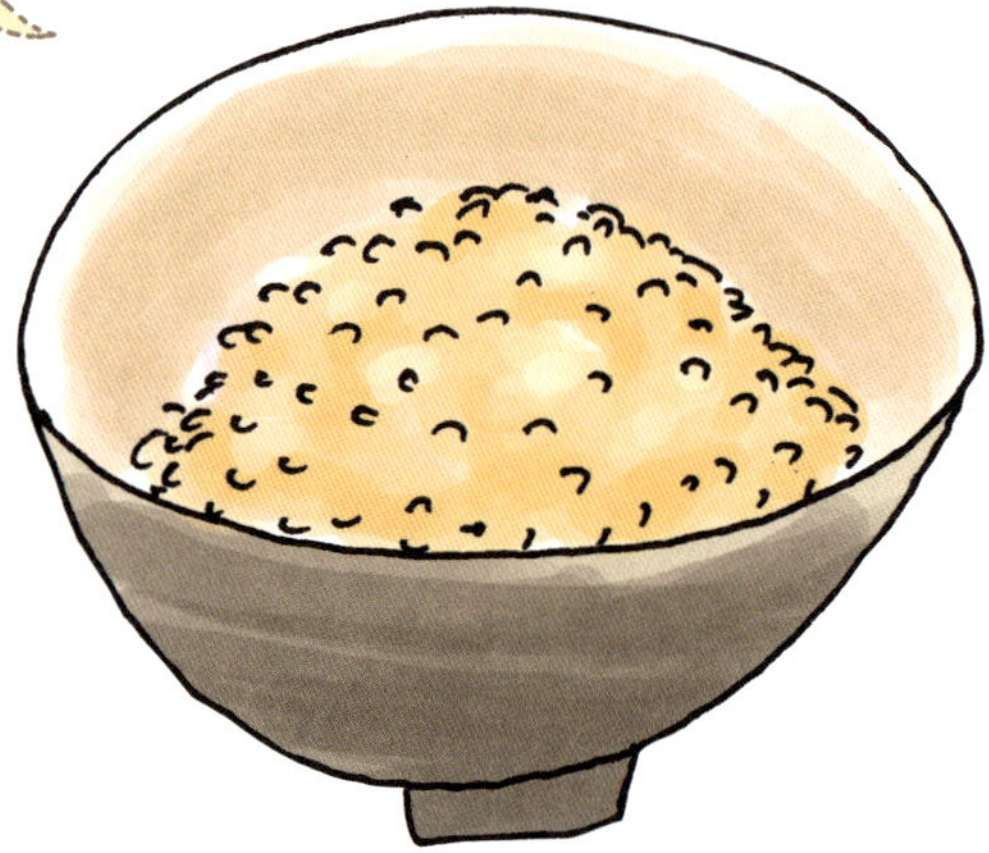

お米の糠《ぬか》（茶色い薄皮）と胚芽を取り除いたものが白米で、そのまま残したものが玄米です。

玄米はビタミンB_1・B_6などをはじめ、ミネラルや食物繊維を豊富に含んでおり、健康を保つために必要な栄養素をほとんどとることができるので「完全食」とも呼ばれます。

〔注目の栄養素・成分〕
- ビタミンB群
- ミネラル
- 食物繊維

栄養をおいしくとるコツ

玄米は水を吸いにくいので、6時間以上吸水させます。食べにくいと感じる場合は、1回でとれる栄養は減りますが、七分《しちぶ》づきや五《ご》分《ぶ》づきなど精米の割合を変えてみましょう（数字が大きいほど白米に近い）。ただし、七分・五分づきのものは味が落ちやすいので、精米したてのものを食べるのがポイントです。

なお、玄米は炊飯器で保温すると匂いが出るので、注意しましょう。

4

ファイトケミカルをとろう！

Phytochemical wo toro!

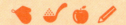

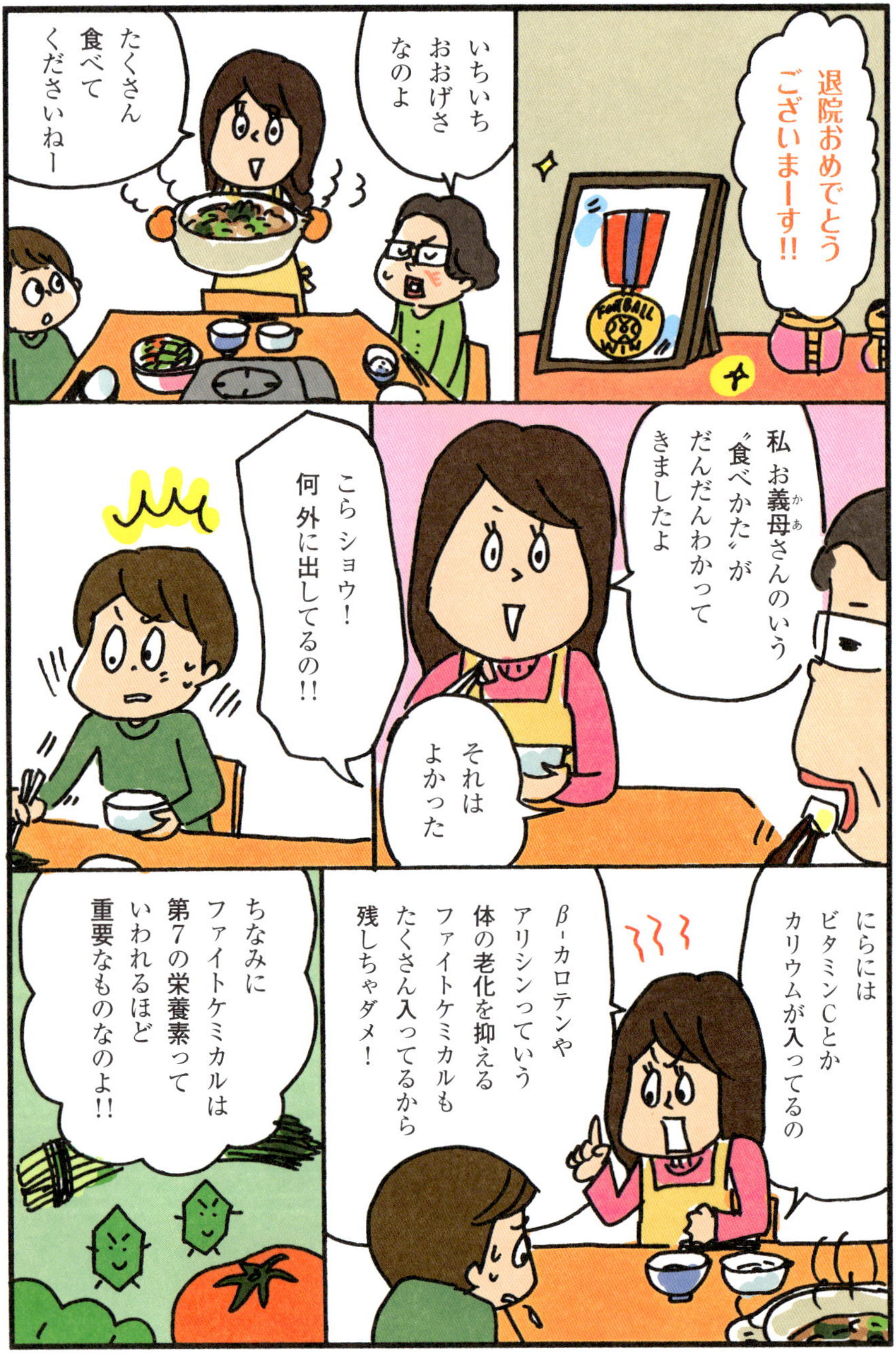

退院おめでとうございまーす!!
いちいちおおげさなのよ
たくさん食べてくださいねー
私 お義母《かあ》さんのいう〝食べかた〟がだんだんわかってきましたよ
それはよかった
こらショウ! 何外に出してるの!!
にらにはビタミンCとかカリウムが入ってるの
β-カロテンやアリシンっていう体の老化を抑えるファイトケミカルもたくさん入ってるから残しちゃダメ!
ちなみにファイトケミカルは第7の栄養素っていわれるほど重要なものなのよ!!

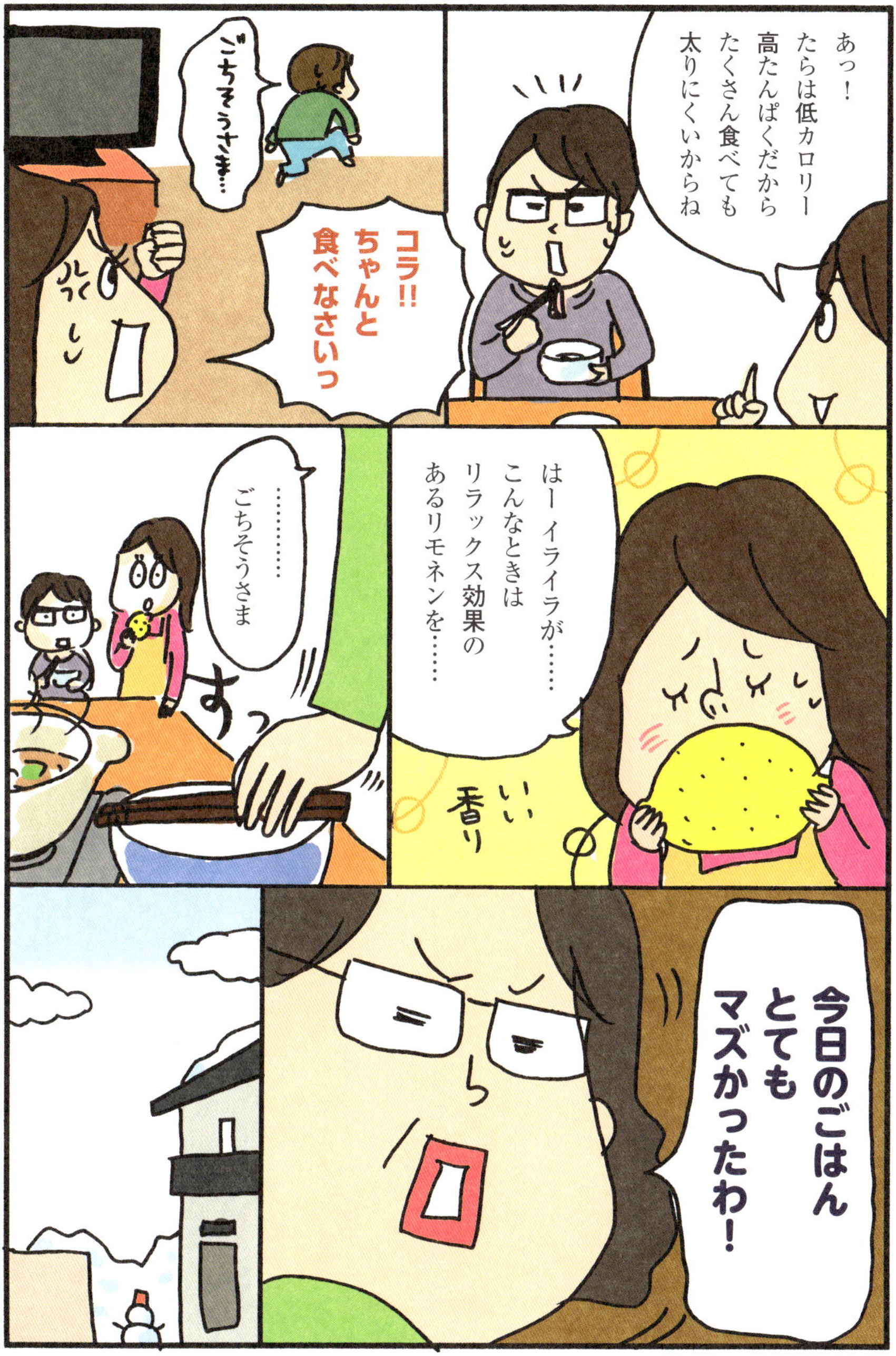
あっ！
たらは低カロリー
高たんぱくだから
たくさん食べても
太りにくいからね
ごちそうさま…
コラ!!
ちゃんと
食べなさいっ
はー イライラが……
こんなときは
リラックス効果の
あるリモネンを……
いい香り
…………
ごちそうさま
すっ
今日のごはん
とても
マズかったわ！

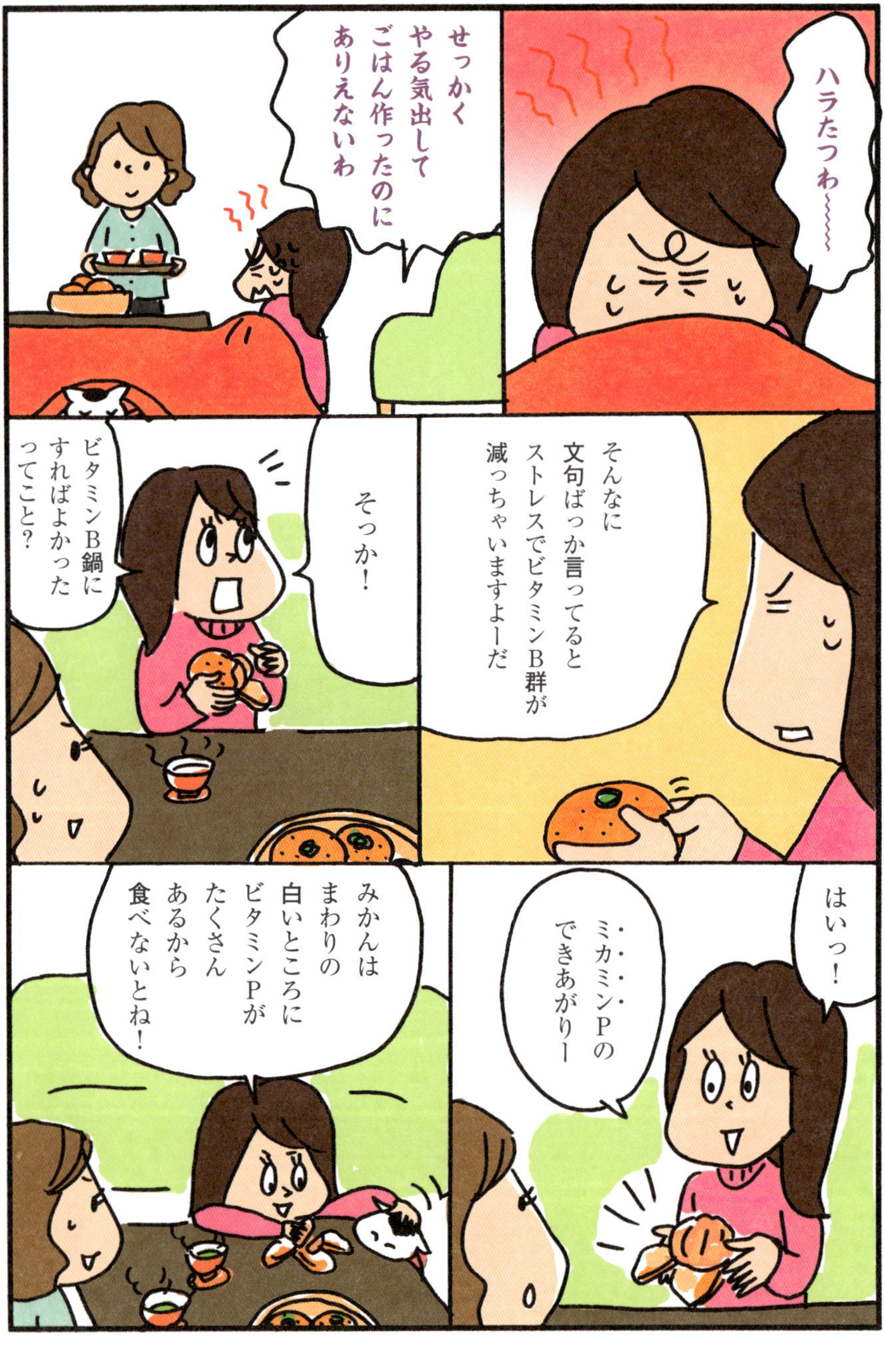
ハラたつわ〜〜〜〜
せっかくやる気出してごはん作ったのにありえないわ
そんなに文句ばっか言ってるとストレスでビタミンB群が減っちゃいますよーだ
そっか！
ビタミンB鍋にすればよかったってこと？
はいっ！
ミカミンPのできあがりー
みかんはまわりの白いところにビタミンPがたくさんあるから食べないとね！

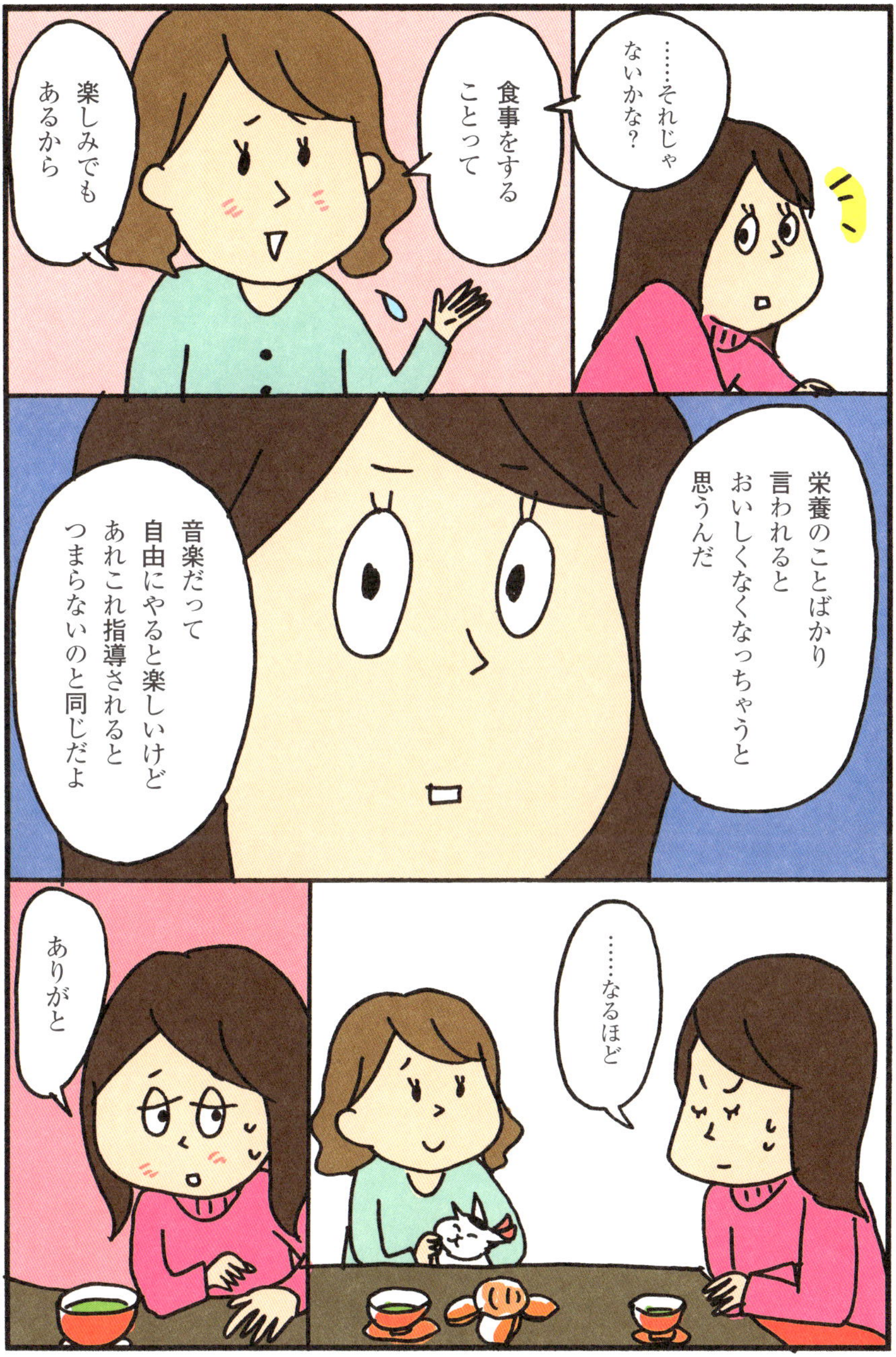
……それじゃないかな?
食事をすることって
楽しみでもあるから
栄養のことばかり言われるとおいしくなくなっちゃうと思うんだ
音楽だって自由にやると楽しいけどあれこれ指導されるとつまらないのと同じだよ
……なるほど
ありがと

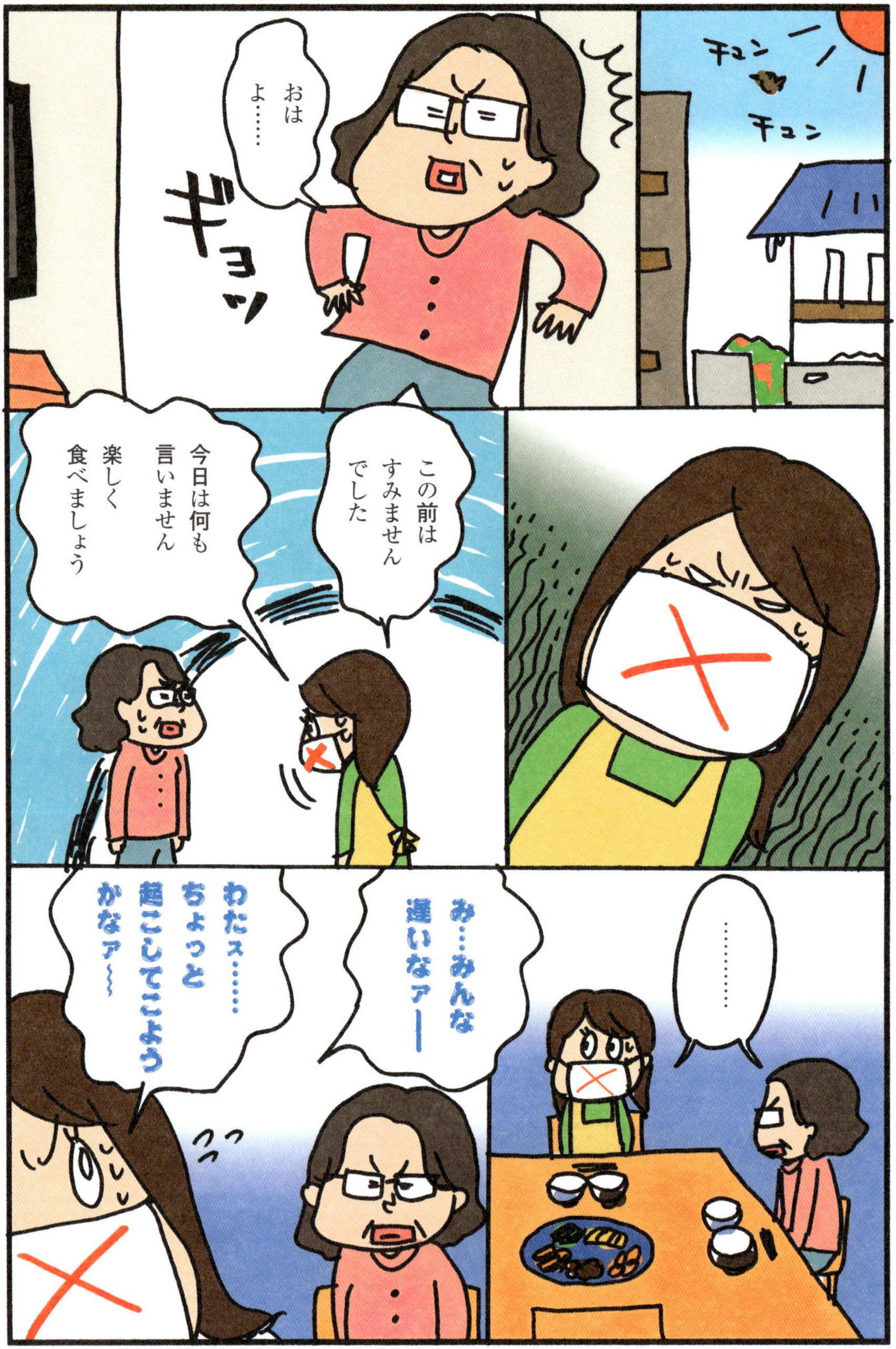

チュン
チュン
おはよ……
ギョッ
この前はすみませんでした
今日は何も言いません楽しく食べましょう
………
み…みんな遅いなァーー
わたス……ちょっと起こしてこようかなァ～～

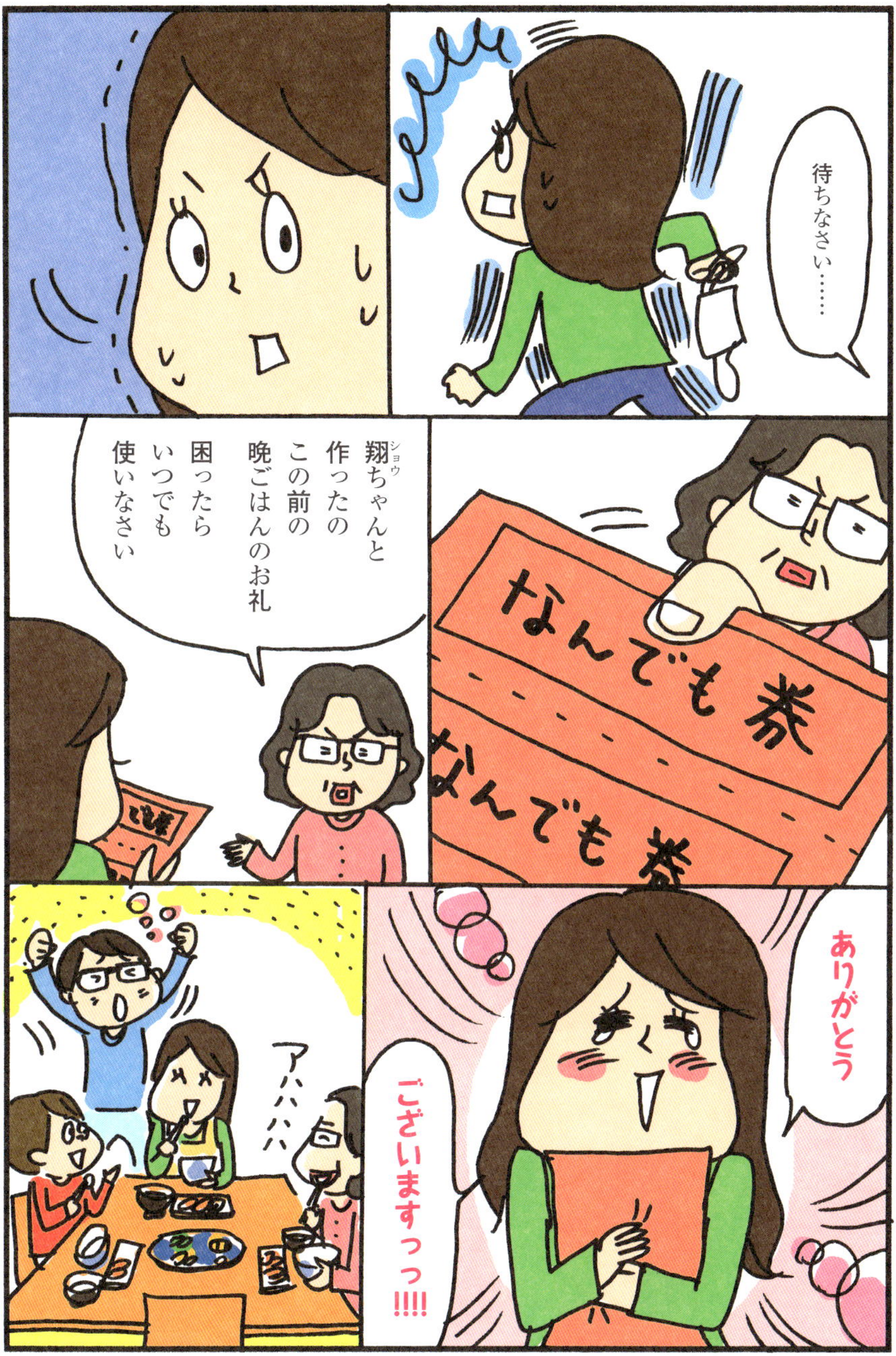
待ちなさい……
なんでも券
なんでも券
翔《ショウ》ちゃんと作ったの この前の晩ごはんのお礼 困ったら いつでも 使いなさい
ありがとう
ございますっっ!!!!
アハハハ

細かいことにこだわれ

たまねぎ

おいしい見わけかた

- 透明感のある茶色
- 表面が乾いていて、ツヤがある
- 固く、重みがある

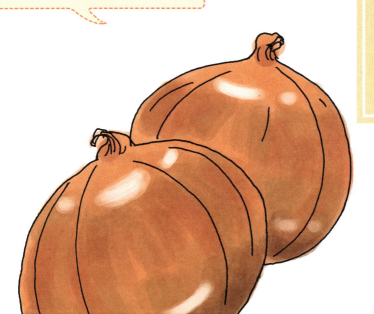

たまねぎは、アリシンをたくさん含んでいます。これは、たまねぎ特有のツンとくる匂いの元で、血液をサラサラにしてくれます。その他、ビタミンB_6・C、食物繊維などもとることができます。

通年買うことができますが、2〜4月の新たまねぎは柔らかく、甘みもたっぷりです。

〔注目の栄養素・成分〕

アリシン

栄養を逃がさない 調理法

【細かくする】

できるだけ細かくして空気に触れさせると、アリシンをより多くとることができます。みじん切りやスライス、すりおろすのがおすすめです。ただし、水に長時間さらすと流れてしまうので、気をつけましょう。

あめ色になるまでじっくりと炒めると、甘みやコクが出ておいしくなります。

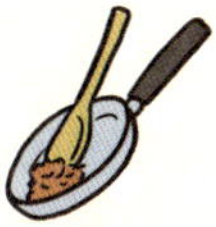

栄養を逃がさない 保存法

常温

新聞紙に包み、家の涼しい場所に。ネットに入れて日陰で干しておくのもOK。新たまねぎは新聞紙で包んでポリ袋に入れ、口をゆるめに閉じて冷蔵庫へ。

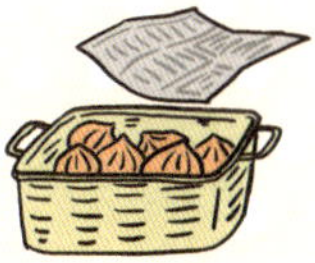

冷凍

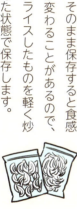

そのまま保存すると食感が変わることがあるので、スライスしたものを軽く炒めた状態で保存します。

栄養をおいしくとるコツ

切るときは、繊維に対して直角に包丁を入れると、アリシンが多くなります。

また、煮る前に軽く油で炒めて表面に膜を作ると、アリシンの減りを抑えることができます（手早く調理するのもコツです）。

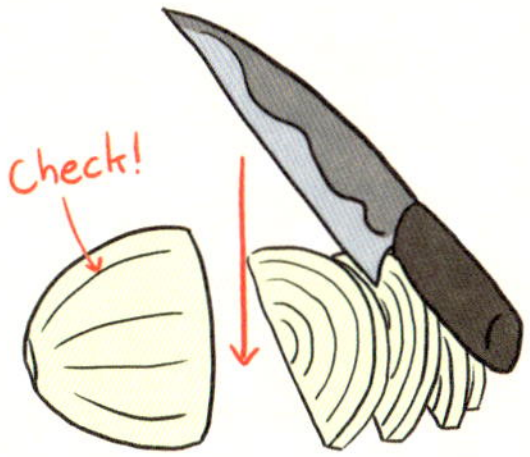

にんじん

葉つきを探せ

おいしい見わけかた

- 鮮やかな濃いオレンジ色
- 頭の切り口が小さい
- ひげ根が少ない

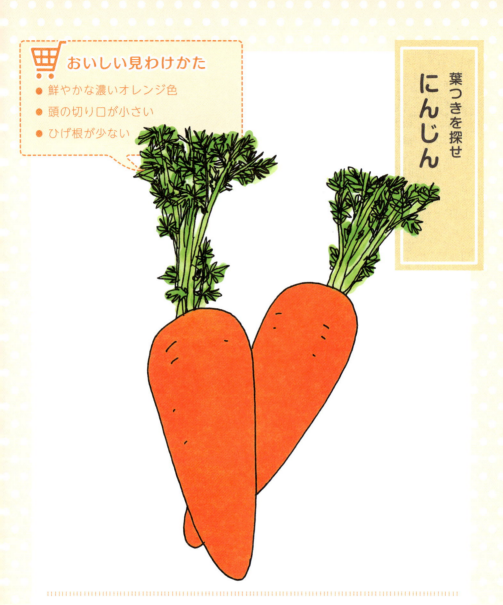

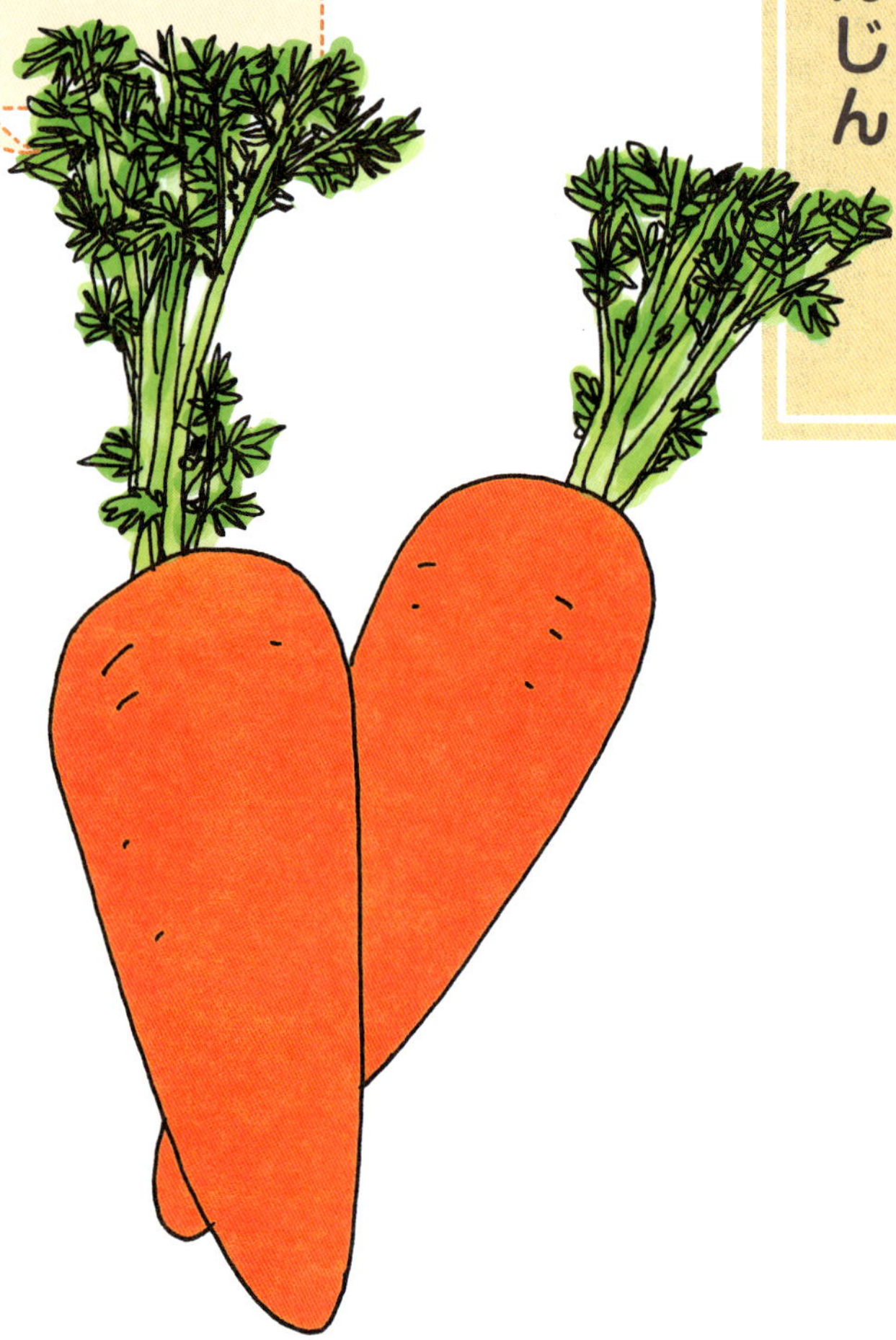

にんじんのβ-カロテンの量は、野菜の中でトップクラス。6~9月のものが最も多いというデータもあります。また、カリウム・カルシウム（ミネラル）、食物繊維も豊富です。

さまざまな品種がありますが、「ベーターリッチ」や「雪下《せっか》にんじん」などは、強い甘みが特徴です。

〔注目の栄養素・成分〕

β-カロテン

リコピン

栄養を逃がさない 調理法

【葉も食べよう】

β-カロテンやリコピンを効率よくとるには、油を使った料理（炒める・焼くなど）が向いています。

葉つきで買った場合は、切り落とします。これは、葉を伸ばすために実の栄養が使われるのを防ぐためです。葉は、ビタミンKやカルシウム、葉酸（ビタミンB群）をたくさん含んでいるので、捨てずに食べましょう。

栄養を逃がさない 保存法

冷蔵

新聞紙で包んでポリ袋に入れたら口を軽く閉じ、冷蔵庫のドアポケットに立てて保存します。

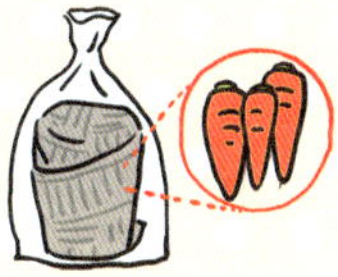

冷凍

小さく切り（薄切りや千切りなど）、固めにゆでて冷ましたら、密閉できるポリ袋に入れて保存します。使うときは、凍ったままでOK。

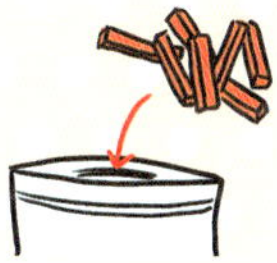

栄養をおいしくとるコツ

β-カロテンは皮の近くにあるので、皮は薄くむきます。また、時間とともに中心から栄養が抜け、食物繊維だけになっていきます。「ハズレにんじん」を作らないよう、乱切りや輪切りにして食べましょう。

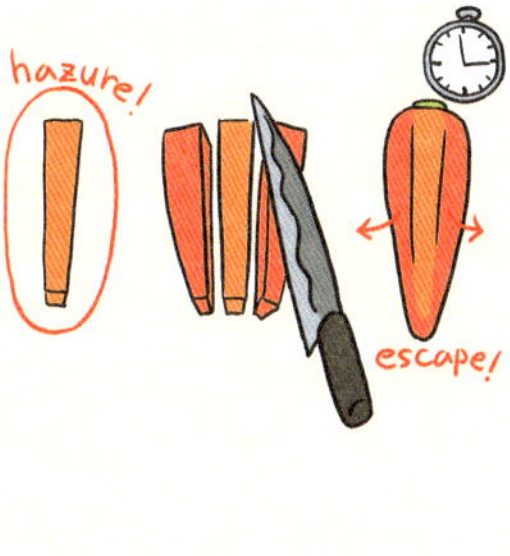

秘められた力を持つ アスパラガス

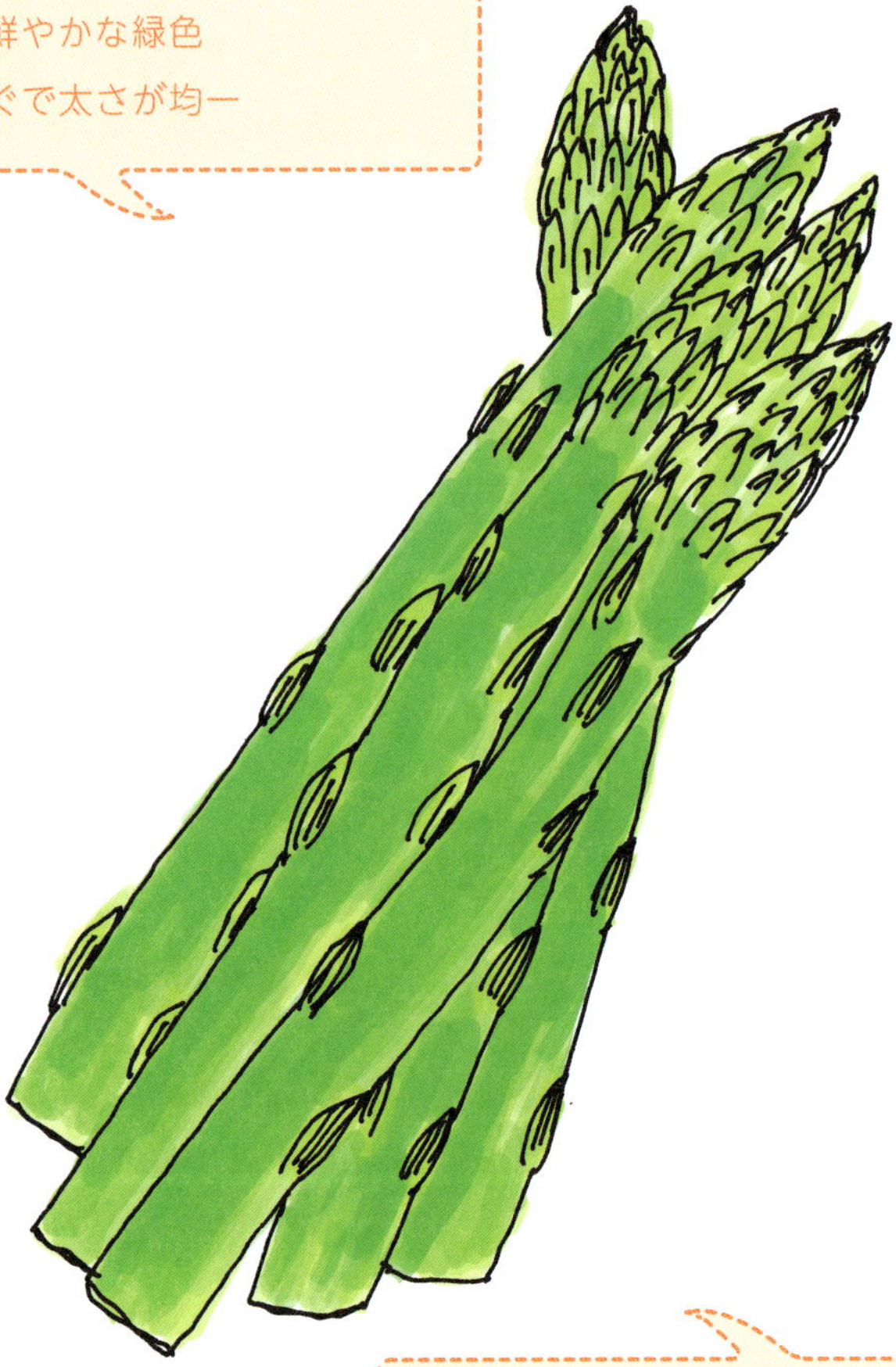

おいしい見わけかた

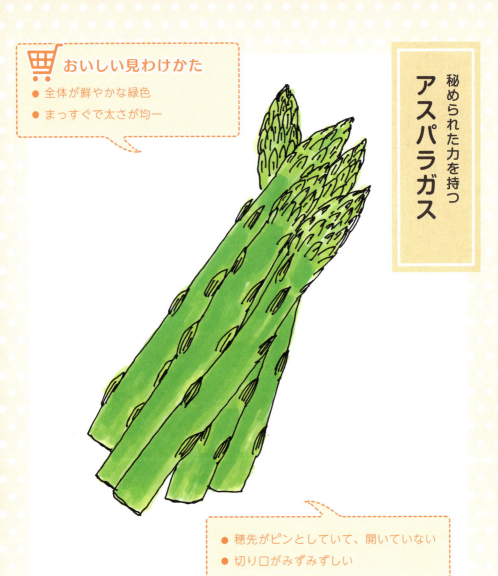

- 全体が鮮やかな緑色
- まっすぐで太さが均一
- 穂先がピンとしていて、開いていない
- 切り口がみずみずしい

〔注目の栄養素・成分〕

β-カロテン

アスパラギン酸

アスパラガスは、β-カロテンやアスパラギン酸（アミノ酸）を多く含んでいます。アスパラギン酸は、栄養ドリンクにも使われるほど疲労回復・スタミナ強化に効果的です。

　輸入物やハウス栽培のものが通年出回っていますが、一番おいしく栄養があるのは5～6月ごろです。

栄養を逃がさない 調理法

【炒める】

油やバターなどと組み合わせると、β-カロテンの吸収がよくなります。ただし、アスパラギン酸は熱に弱いので、調理の際は火を入れすぎないようにしましょう。

また、鮮度の落ちが早いので、気をつけましょう。

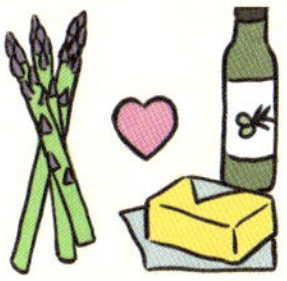

栄養を逃がさない 保存法

冷蔵

数本ずつ新聞紙で包んでポリ袋に入れます。口をゆるめに閉じたら、冷蔵庫のドアポケットに立てて保存します（2〜3日で食べきりましょう）。

冷凍

固めに塩ゆでして水気を拭き、適当な大きさに切ったら、密閉できるポリ袋へ。食感は変わることがあるので、上手な使い分けを。

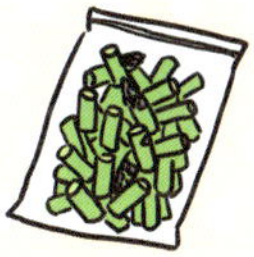

栄養をおいしくとるコツ

固い場合は、茎の三角形の部分（はかま）を取ったり、斜めに薄切りにしたり、ピーラーでむいたりすると食べやすくなります。

トリテク 栄養コラム

「緑 vs 白」

ホワイトアスパラガスは、地中で栽培したものです。柔らかく甘みが強いのが特徴ですが、栄養面では緑に劣ります。

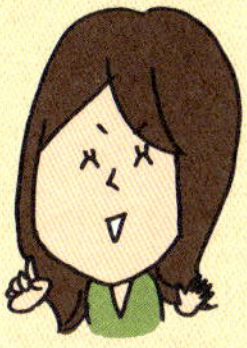

BISTRO

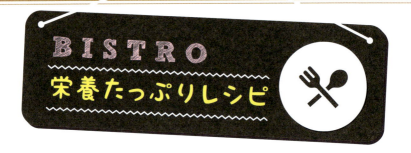

栄養たっぷりレシピ

たまねぎのおかか和え

1. たまねぎ・紫たまねぎは、それぞれ皮をむいて頭と根を切り落とし、なるべく薄い薄切りにする。ミニトマトは、ヘタを除いて輪切りにする。
2. 1を混ぜ合わせたら、かつお節を加えてさらに混ぜる。
3. しょうゆを加えて、軽く混ぜる。

材料（2人前）

たまねぎ
紫たまねぎ ……各 1/4 個

ミニトマト……4個
かつお節………1袋
しょうゆ………大さじ1

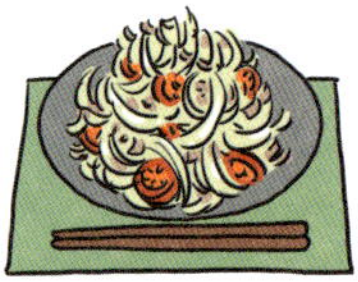

にんじんとセロリのきんぴら

1. にんじん・セロリ（筋《すじ》を除く）は3～4cm の棒切りに、セロリの葉は粗みじん切りにする。
2. 鍋に油を熱して、にんじん・セロリを炒める。
3. 火が通ったら塩・こしょうをふり、セロリの葉・しょうゆを加えて軽く混ぜる。

材料（2人前）

にんじん……1/4 本
セロリ………1/2 本

セロリの葉………適量
塩・こしょう……少々

しょうゆ……少々

BISTRO 栄養たっぷり RECIPE

アスパラガスの定番ベーコン巻き

1. アスパラガスは、根元を切り落とす。茎の固い部分をピーラーなどでむいて4等分に切ったら、塩を加えた熱湯でサッとゆでる。
2. 1をベーコンに4本ずつ巻き、ようじで留める。
3. 油を熱したフライパンで炒め、こしょうをふる。

材料（2人前）

アスパラガス……4本	こしょう……少々
ベーコン……4枚	

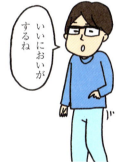

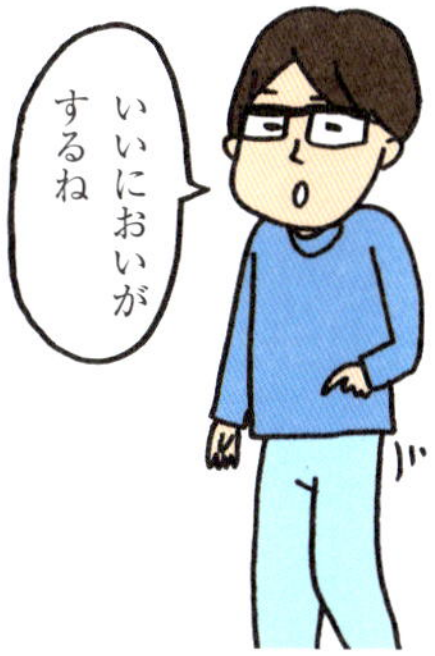

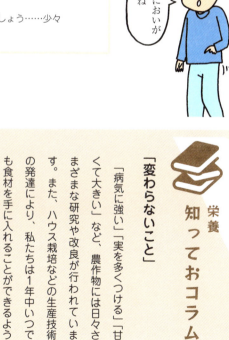

栄養知っておコラム

「変わらないこと」

「病気に強い」「実を多くつける」「甘くて大きい」など、農作物には日々さまざまな研究や改良が行われています。また、ハウス栽培などの生産技術の発達により、私たちは1年中いつでも食材を手に入れることができるようになりました。しかし、栄養やおいしさの面では、やはり旬の露地栽培のものが一番です。

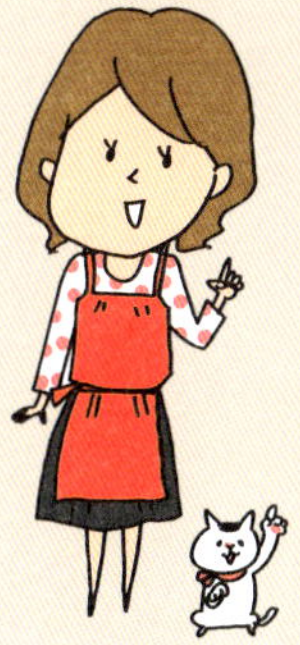

カロテンと甘みは寝て待て

かぼちゃ

おいしい見わけかた

- ゴツゴツして固い
- 頭の切り口が乾き、周囲がくぼんでいる
- ずっしりとした重みがある

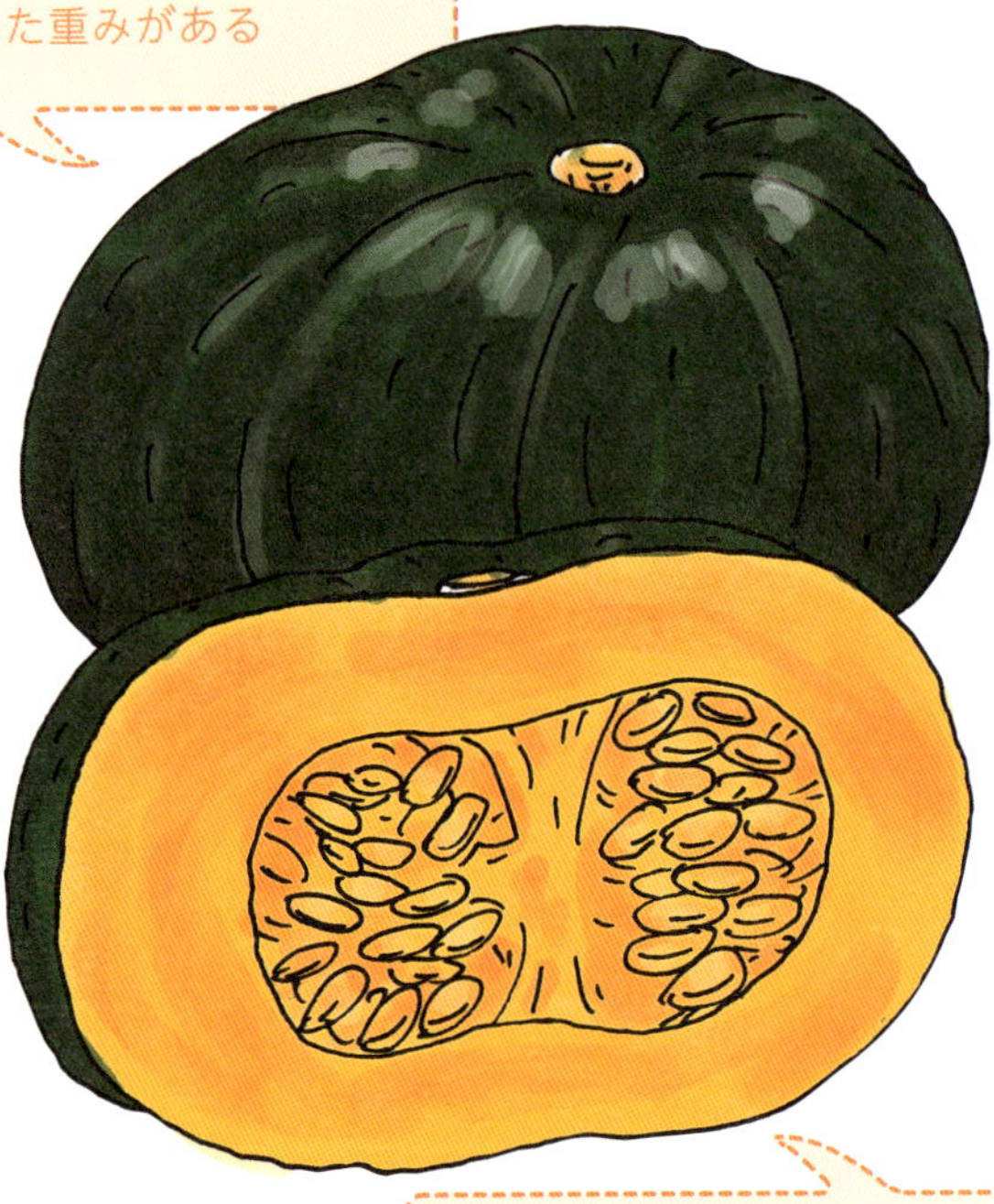

カットの場合

- 赤黄色で、切り口がみずみずしい
- タネとワタがつまっている
- タネがふくらんでいる

かぼちゃは、β-カロテン、ビタミンC・E、食物繊維、カルシウムを豊富に含んでいます。

冬至に食べる習慣がありますが、実は6～9月が旬の夏野菜です。これは保存がきき、栄養をたくさん含むかぼちゃを、野菜が少なくなる冬に食べたことが始まりともいわれています。

〔注目の栄養素・成分〕

β-カロテン

ビタミンC・E

栄養を逃がさない 調理法

【皮も大事】

β-カロテンとビタミンEは、油と組み合わせると吸収がアップします。かぼちゃのビタミンCは熱に強いですが、水には溶け出しやすいので、シチューやカレー、グラタンなどに入れるといいでしょう。

皮は、実よりもβ-カロテンを多く含んでいます。タネにもリノール酸（オメガ6）などの栄養がたっぷりあるので、捨てないで。

栄養を逃がさない 保存法

常温

新聞紙で包み、家の涼しい場所で保存します。カットしたものはタネとワタを取り、ラップで包んだら野菜室へ。

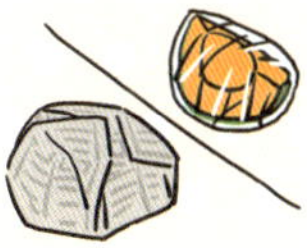

冷凍

適当な大きさに切って、軽く加熱（蒸す・電子レンジなど）したら冷まし、密閉できるポリ袋に入れて保存します。

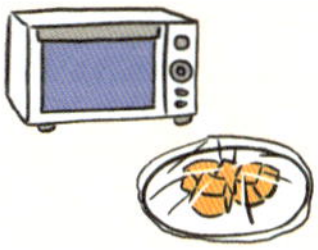

栄養をおいしくとるコツ

かぼちゃは、買ってから1か月ほど涼しい場所で保存すると、熟成されて甘みやβ-カロテンが増えます。

トリテク　栄養コラム

「リスの気分で」

タネは、漢方薬に使われるほど栄養豊富。少し乾かして軽く炒ったら、殻をむいて食べましょう。

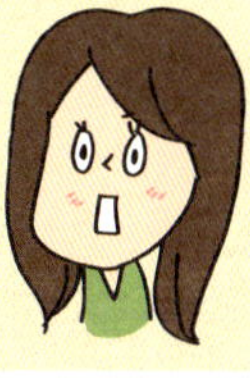

真っ白な食のキャンバス

ねぎ（白ねぎ）

おいしい見わけかた

- 緑の部分に白い膜がある
- 緑と白の境目がはっきりしている
- 太くまっすぐで、ツヤがある

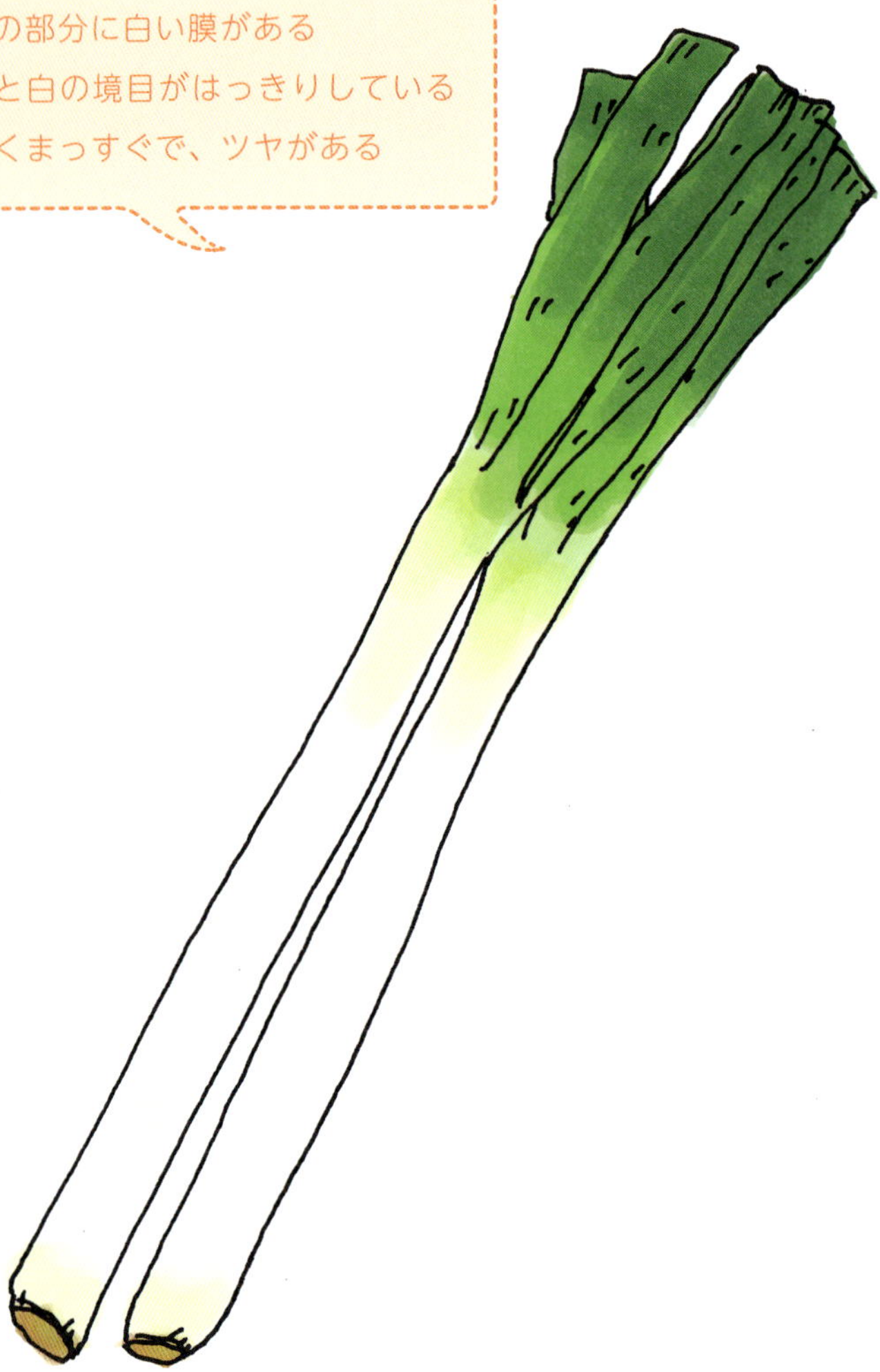

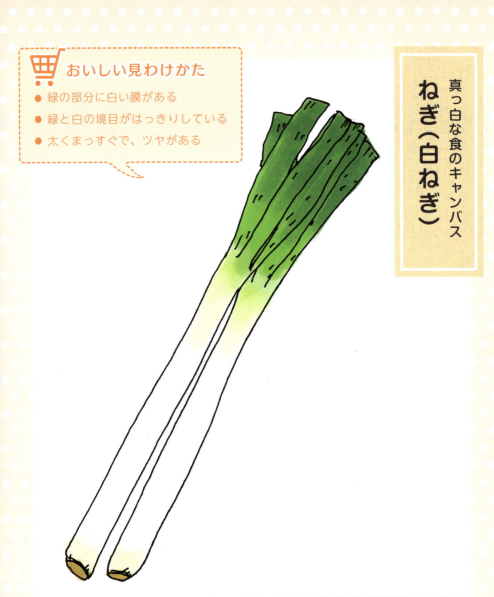

〔注目の栄養素・成分〕

アリシン

ねぎは、その香りや辛みの元であるアリシンをはじめ、β-カロテン、ビタミンC、カリウム・カルシウムなどのミネラル、葉酸（ビタミンB群）がとれる野菜です。多くの品種がありますが、白ねぎ（白い部分が長いもの）と青ねぎ（緑の部分が長いもの）の2つに分けられます。

栄養を逃がさない 調理法

【薬味として】

アリシンは白い部分に多く含まれているので、細かく刻んで薬味として食べましょう。また、アリシンはビタミンB_1の吸収を助けるので、豚肉と組み合わせるのもおすすめです。

緑の部分はβ-カロテンを含んでいるので、上手に調理して食べましょう。

栄養を逃がさない 保存法

冷蔵

新聞紙で包み、家の涼しい場所で立てて保存します。カットされたものはラップで包み、冷蔵庫のドアポケットに。

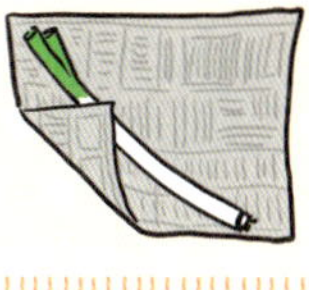

冷凍

使いやすい大きさに薄く切り、密閉できるポリ袋で保存します。使うときは、凍ったまま調理します（薬味や汁物などに）。

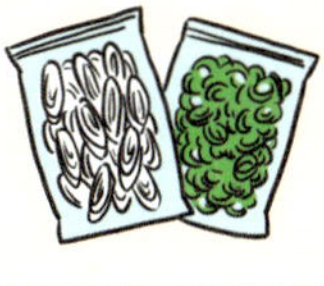

栄養をおいしくとるコツ

ねぎは、焼くと甘みが出ます。そのままでも十分おいしいですが、鍋物に入れるとまた違ったおいしさが。食通で知られる芸術家の北大路《きたおおじ》魯山人《ろさんじん》も、ねぎをたっぷり入れたすき焼きを好んで食べたとか。

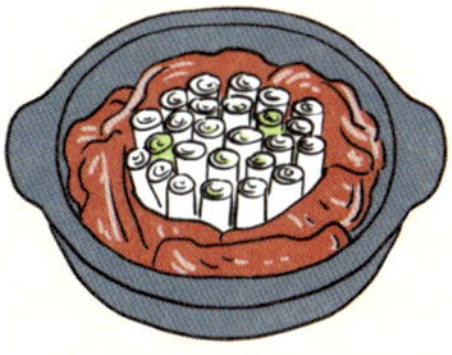

なす

一皮むけないほうがいい

おいしい見わけかた

- ツヤのある濃い紫色で、弾力がある
- 丸々していて重い
- ヘタが黒く、トゲがとがっている

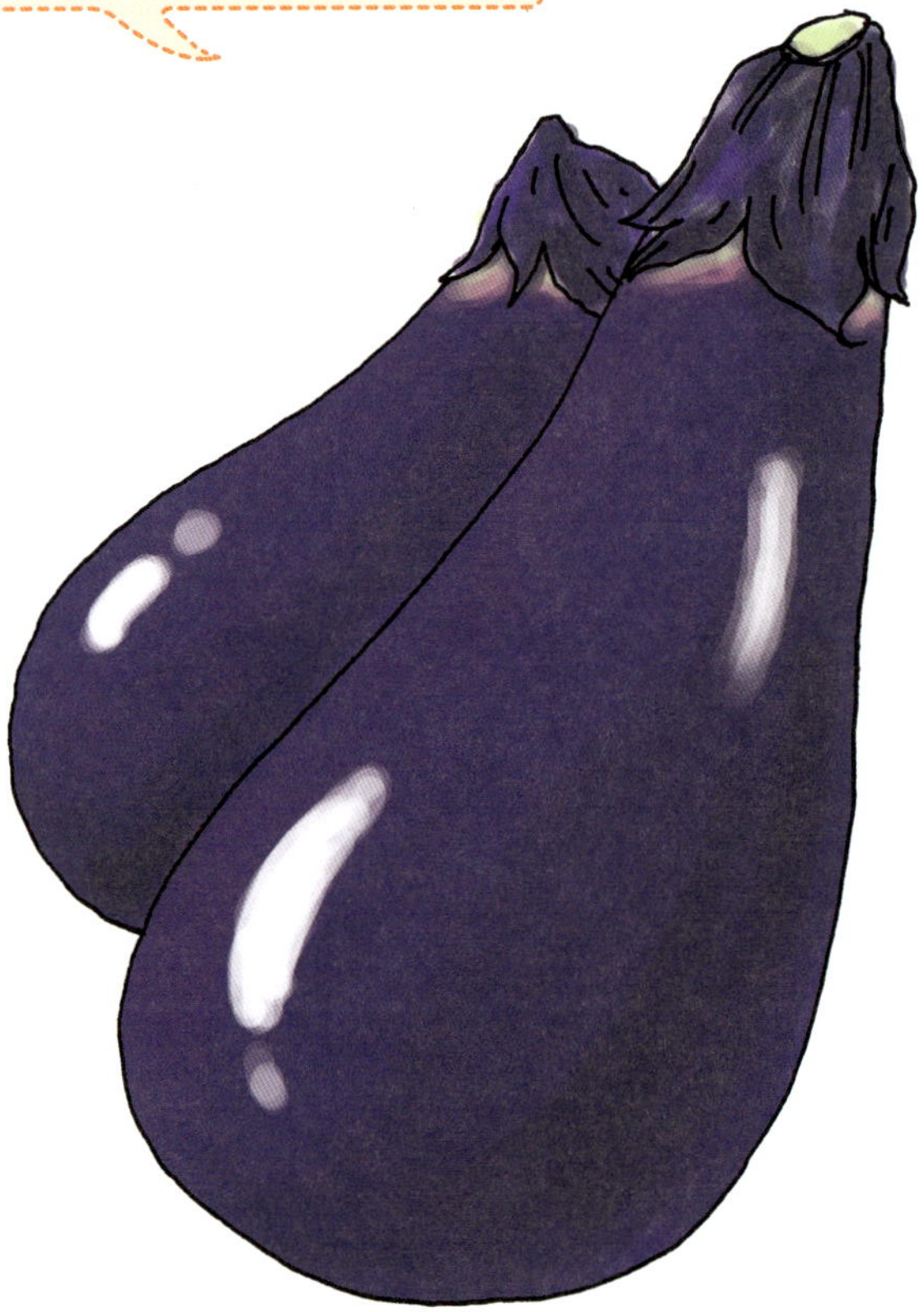

なすは、食物繊維やカリウムを含んでいますが、そのほとんどが水分です。皮には動脈硬化やがん予防、疲労回復などに効果的なナスニンがあります。

6〜9月が旬で、特に秋は実が柔らかくおいしさが増すため、「秋なすは嫁に食わすな」ということわざもあります。

〔注目の栄養素・成分〕

ナスニン

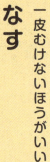

栄養を逃がさない 調理法

［皮つきで］

皮つきのまま網やオーブンで焼いたり、油で炒めたりすれば、ナスニンなどを逃さずとれます。弱火でじっくり炒めると、ジューシーに仕上がります。

なすは油をとても吸いやすく、高カロリーになりがちです。炒める前に切り口に塩を塗り込むと、油の吸いすぎを防ぐことができます（出てきた水分は拭きとりましょう）。

栄養を逃がさない 保存法

冷蔵

新聞紙で1つずつ包んで、ポリ袋に入れます。口をゆるく閉じ、立てた状態で野菜室へ。

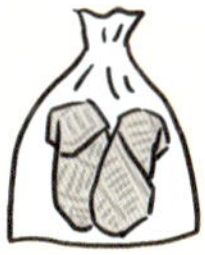

冷凍

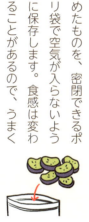

焼く、もしくは切って炒めたものを、密閉できるポリ袋で空気が入らないように保存します。食感は変わることがあるので、うまく使い分けましょう。

栄養をおいしくとるコツ

長なすや米《べい》なすは煮る・焼く、水《みず》なすは漬物、丸なすは田楽《でんがく》など、それぞれの特徴を生かした調理をしましょう。

トリテク 栄養コラム

「塩で一石二鳥」

塩を塗ると、油の吸いすぎを防ぐだけでなく、水にさらすより栄養を残しながらアクを抜くことができます。

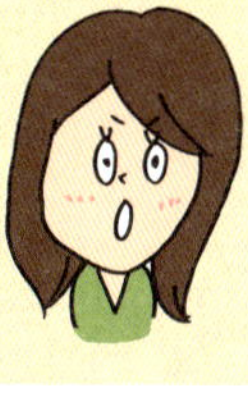

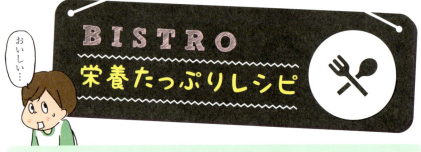

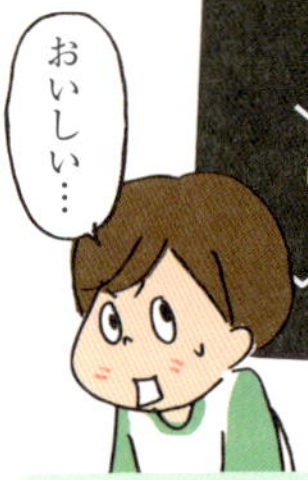

BISTRO 栄養たっぷりレシピ

かぼちゃのこんがりソテー

1. かぼちゃは5～7mmの厚さの扇型に、にんにくは薄切りにする。
2. かぼちゃは塩・こしょうをしてAにくぐらせ、にんにく・アーモンドスライスをまぶす。
3. フライパンに油を入れ、両面をこんがり焼く。

材料（2人前）

かぼちゃ……50g
にんにく……小1片
アーモンド（スライス）……適量
塩・こしょう……少々
A { 片栗粉…大さじ1　水…大さじ1（事前に合わせておく）

白ねぎの焼き浸し

1. 鍋にAを入れて、ひと煮立ちさせる。
2. 白ねぎは3～4cm、厚揚げは白ねぎと同じくらいの大きさに切る。
3. 油を熱したフライパンで、2を弱火で焦げ目が軽くつくまで焼く。
4. 熱いうちに1に浸けて、混ぜ合わせる。

材料（2人前）

白ねぎ……1本
厚揚げ……1/2枚
A { 水…80mℓ　みりん…大さじ2
和風だしの素…2g　薄口しょうゆ…大さじ2

なすの和洋炒め

1. なす・ズッキーニはヘタを除き、1cm ほどの厚さの輪切りにする。
2. 油を入れたフライパンに1を広げて炒め、塩・こしょうで軽く下味をつける。
3. しんなりしたら、Aをサッと絡める。

材料（2人前）

なす……2本
ズッキーニ……1本
サラダ油……大さじ1
塩・こしょう……少々
A ｛みそ…大さじ1　酒・みりん…各大さじ1/2
（事前に合わせておく）

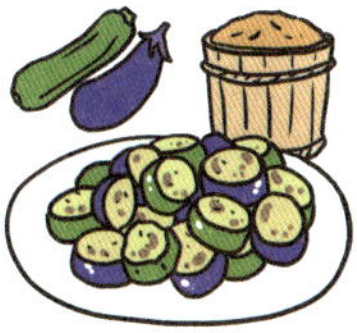

栄養 知っておコラム

「調味料は自分で作ろう」

ドレッシングやマヨネーズは自分で作ると、おいしいだけでなく、味やカロリーも調節することができます。

ドレッシングは、油・酢・塩・こしょう・しょうゆなどを混ぜるだけ。梅干しやだいこんおろし、おろしにんにくなどを入れてもOK。マヨネーズは、卵黄・酢・塩などを泡立てたら油を加えます。混ぜながら少しずつ入れるのがポイントです。

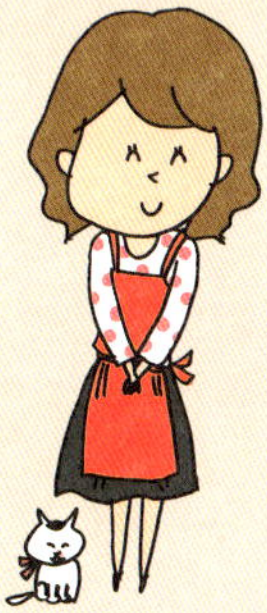

春夏の赤を求めて

トマト

おいしい見わけかた

- 濃い赤色で、ツヤとハリがある
- ヘタのあたりから香りがする
- おしりに星印（白い筋）が見える

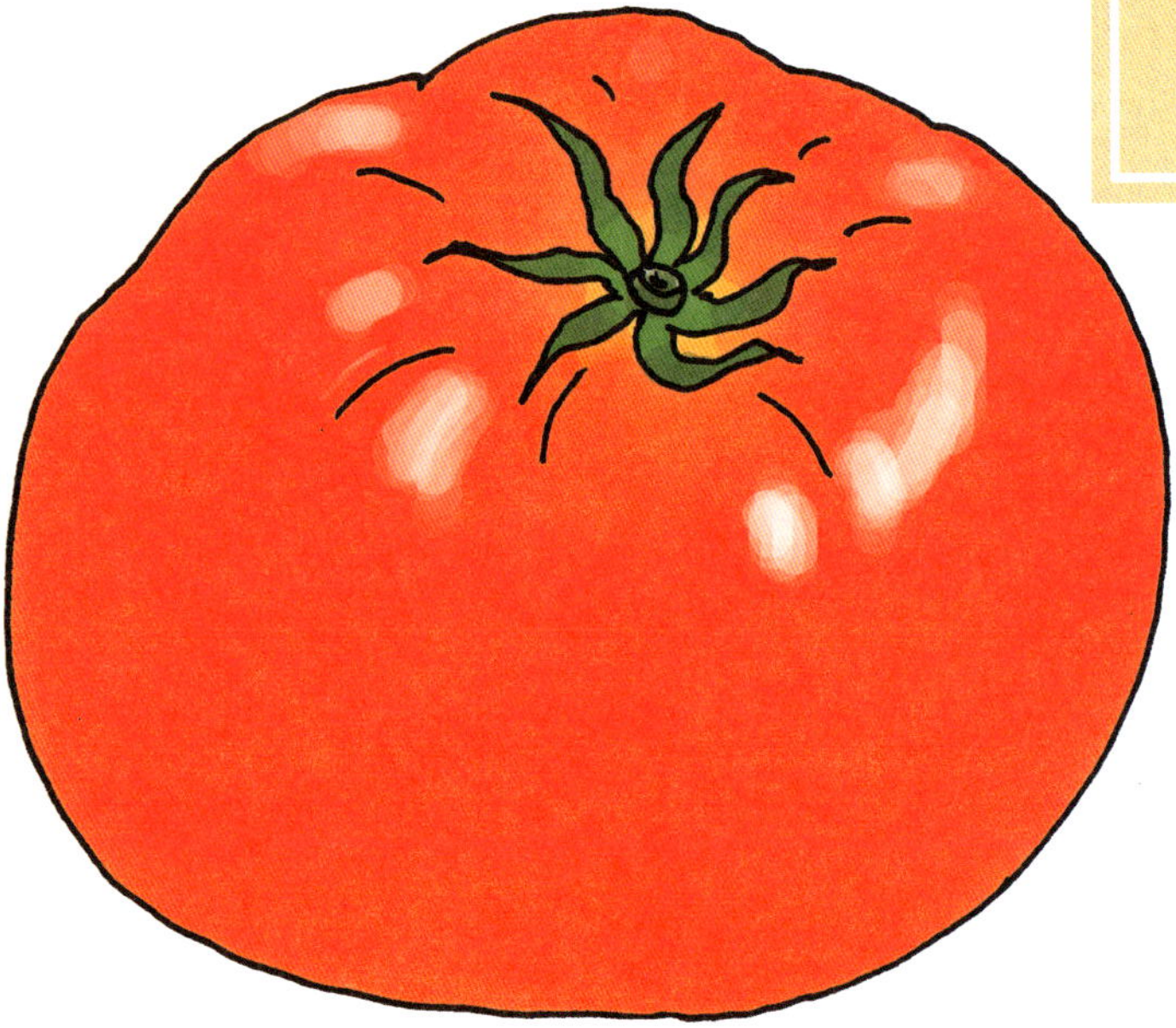

赤色が濃いトマトほど、老化や動脈硬化の予防に効果のあるリコピンをたくさん含んでいます。また、β-カロテンやビタミンC、カリウムなどのミネラルも多く含んでいます。

春のものは甘みと酸味が強くおいしいですが、夏のほうがβ-カロテンが多いというデータもあります。

〔注目の栄養素・成分〕

リコピン

β-カロテン

栄養を逃がさない 調理法

【熱を加える】

リコピンは、生よりも加熱したほうが吸収が高まります。スープやカレーに入れて煮込んだり、ピザにのせて焼いたり、ソースにしたりして食べましょう。

生で食べる場合は、油を含むドレッシングやマヨネーズなどと合わせたり、アボカドとの組み合わせも効果的です。

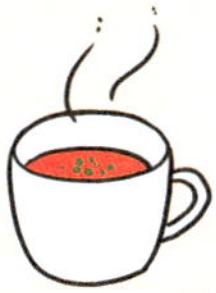

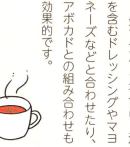

栄養を逃がさない 保存法

常温

トマトは寒いところが苦手なので、新聞紙で包み、ヘタを下にして家の涼しい場所に置いて保存します。

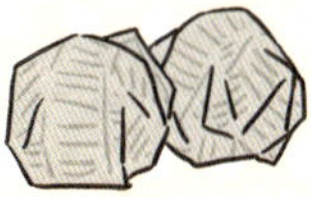

冷凍

密閉できるポリ袋に並べ、空気が入らないように口を閉じて保存します。食感は変わるので、ペーストで保存し、ソースの元にするのもいいでしょう。

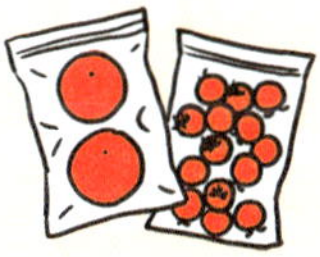

栄養をおいしくとるコツ

トマトを冷蔵庫で冷やしすぎると、リコピンが減ってしまいます。暑い時期や完熟している場合以外は、常温で保存しましょう。

トリテク　栄養コラム

「プランターでも」

トマトは家庭菜園の定番。簡単にできるので、挑戦してみましょう。水を少なめにあげるのが、甘く育てるコツです。

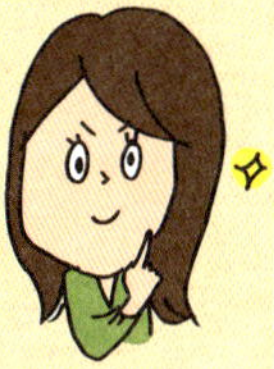

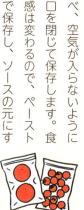

時間がないんだ にら

おいしい見わけかた

- 鮮やかな緑色で肉厚
- 葉先がピンと立ち、茎にハリがある
- 切り口が白くみずみずしい

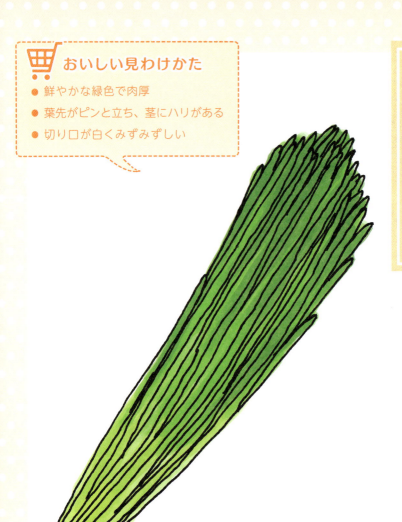

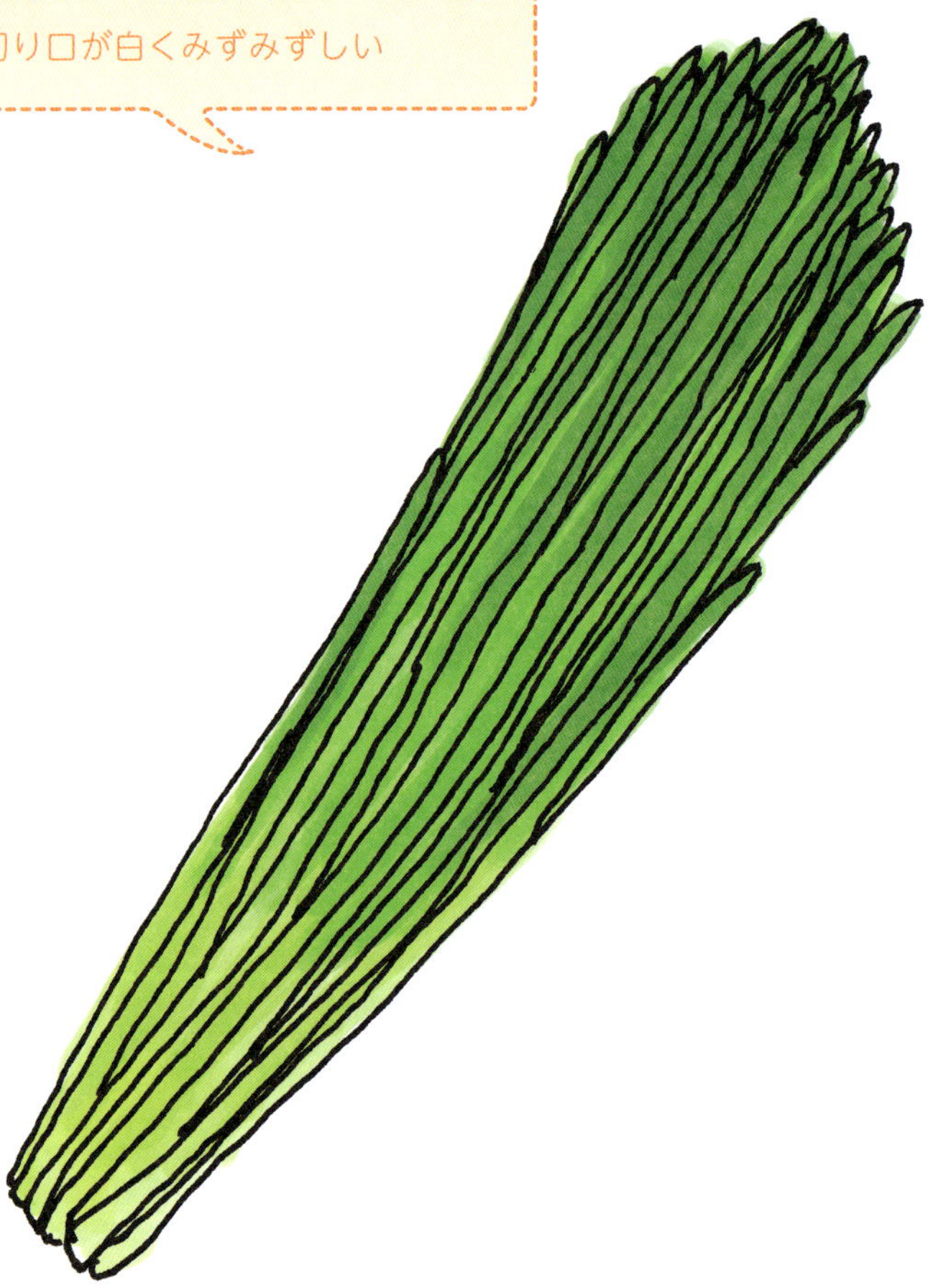

にらは平安時代の書物に登場したり、江戸時代に薬として使われたりと、日本に古くからある野菜です。
　アリシン、β-カロテン、ビタミンC・E、カリウム（ミネラル）を多く含み、疲労回復や体を温める効果などが期待できます。主に高知県や栃木県で作られています。

〔注目の栄養素・成分〕

- アリシン
- β-カロテン

栄養を逃がさない 調理法

【10分以内に】

アリシンは細かく刻むと活性化しますが、時間とともに効果が落ちるので、10分を目安に調理するのがポイントです。餃子《ぎょうざ》などに入れる場合も、手早く混ぜましょう。炒め物や鍋物に入れる場合は、火を通しすぎないように最後に入れましょう。

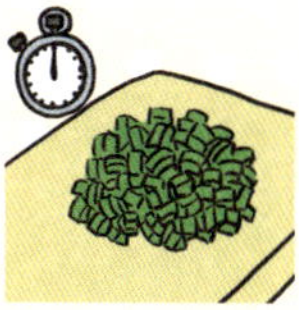

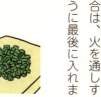

栄養を逃がさない 保存法

冷蔵

買ってきたらすぐに、根元を数分間水に浸けます。水気を拭きとり、新聞紙で包んだらポリ袋に入れて、ドアポケットに立てて保存します。

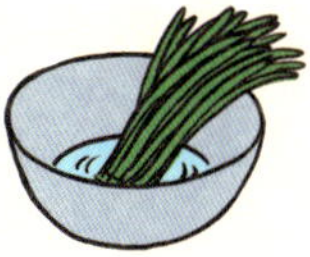

冷凍

サッと湯通しし、適当な大きさに切ったら水を拭き、密閉できるポリ袋に入れて保存します。

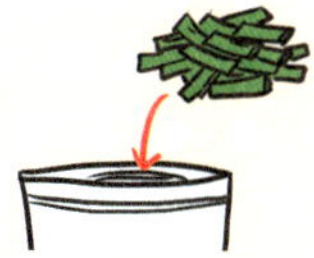

栄養をおいしくとるコツ

根元（茎）には多くのアリシンがありますが、葉にはβ-カロテンが豊富に含まれています。どちらもバランスよく食べましょう。

トリテク　栄養コラム

「意外な組み合わせ」

にらは、そうめんやそばなどと一緒にゆでて食べるとおいしいので、一度試してみてください。

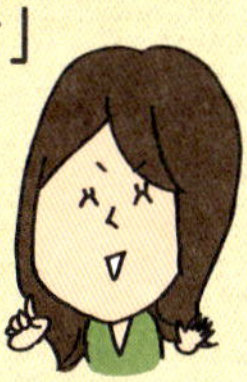

冬の栄養サプリ

こまつな

おいしい見わけかた

- 葉が濃い緑色で肉厚
- 茎が太くハリがある
- 株が大きい

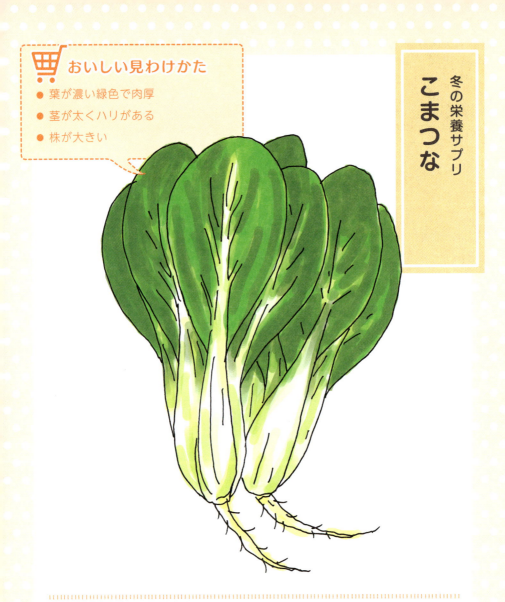

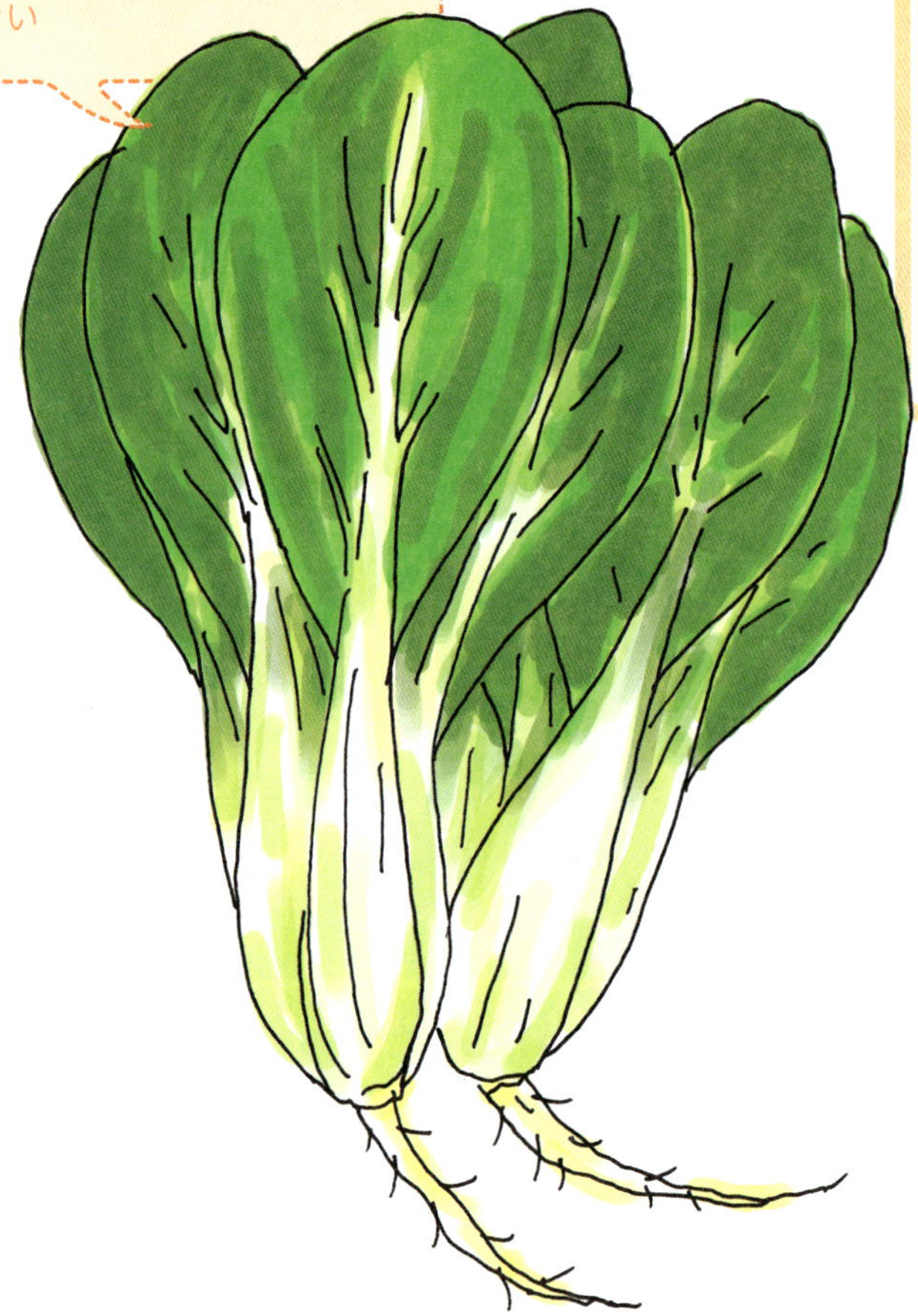

こまつなは、β-カロテンやビタミンC・Kが豊富な野菜です。ほうれんそうに比べ、鉄を1.4倍、カルシウムを3.5倍含んでいます。

スーパーで1年中買うことができますが、12〜1月の露地栽培されたものは甘みが出ておいしく、栄養もたっぷりです。

〔注目の栄養素・成分〕

β-カロテン

ビタミンC・K

カルシウム

栄養を逃がさない 調理法

［アクがないので］

炒め物にすると、β-カロテンの吸収がアップします。アクがないので、サラダにしたり蒸したりして食べれば、ビタミン類を無駄なくとることができます。

また、肉や魚などのたんぱく質と組み合わせれば、カルシウムをより多くとることができます。

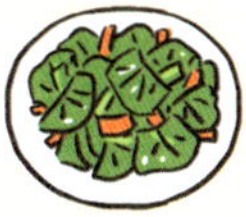

栄養を逃がさない 保存法

冷蔵

水を張ったボウルにしばらく浸します。水気を拭いたら、新聞紙で包んでポリ袋に入れ、ドアポケットに立てて保存します。

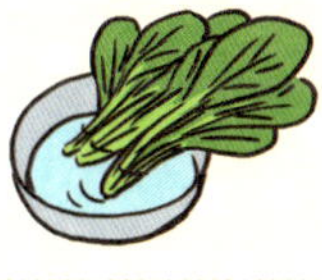

冷凍

サッとゆで、適当な大きさに切ったら水気を絞ります。ラップで小分けにし、密閉できるポリ袋へ。煮物や汁物に使いましょう。

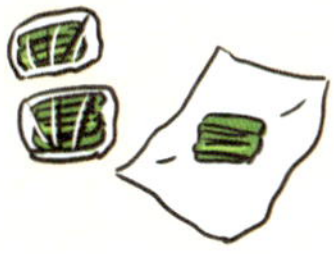

栄養をおいしくとるコツ

こまつなはほうれんそうと似ていますが、尿路結石の原因となるシュウ酸（アクの元でもある）を含んでいないので、下ゆでの必要はありません。

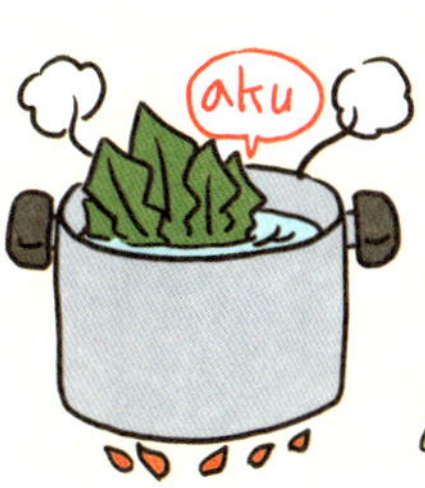

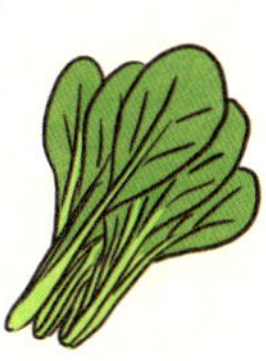

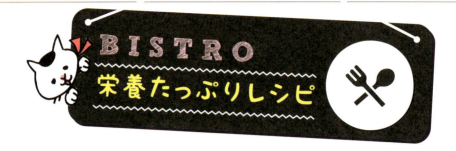

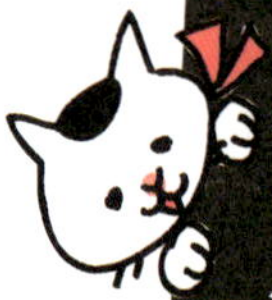

BISTRO
栄養たっぷりレシピ

トマトの5秒deマリネ

1. トマトは、湯むきして大きめの角切りにする。
2. たまねぎは、粗みじん切りにする。
3. 1・2を混ぜ合わせたら、Aで和える。

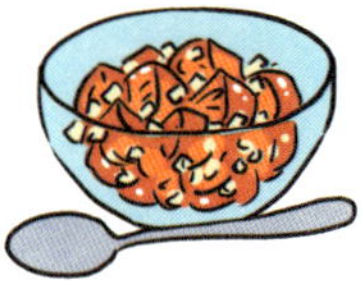

材料（2人前）

トマト………2個
たまねぎ……1/8個

塩…小さじ2
こしょう…少々

A
酢・オリーブ油
…各大さじ2
（事前に合わせておく）

にらのぺちゃんこハンバーグ

1. 豚挽き肉・にら（みじん切り）・Aをよく混ぜ合わせる。
2. 粘り気が出てきたら、4等分にして丸める。
3. フライパンに油を入れたら、2を押し付けてつぶし、両面をこんがり焼く。

材料（2人前）

豚挽き肉……100g
にら……1/2束

A
塩・こしょう…少々
片栗粉…小さじ1

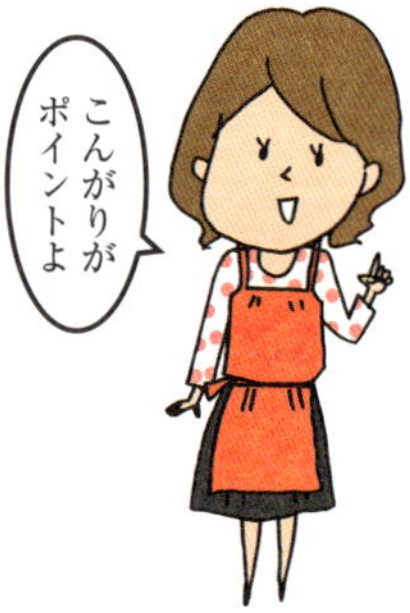

BISTRO 栄養たっぷり RECIPE

こまつなの辛子和え

1. こまつなは、塩を加えた熱湯でゆでる。にんじんは、細めの棒切り（長さは３〜４cm）にしてサッとゆでる。
2. １を混ぜ合わせ、しょうゆをまぶして下味をつけたら、ぎゅっと絞っておく。
3. ２をＡで和える。

材料（２人前）

こまつな……２株
にんじん……1/5 本

Ａ
練り辛子…少々
しょうゆ…小さじ１
（事前に合わせておく）

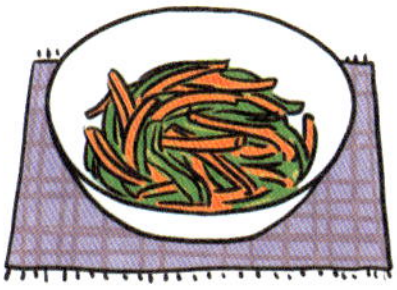

栄養 知っておコラム

「バランスよく食べる」

食べ物は薬ではありません。特定の栄養素だけを集中的にとっても、病気が治ったり、やせたりすることはありません。栄養素の持つ働きを最大限に引き出すには、さまざまな食材を組み合わせて食べることが重要です。つまり、バランスよく食べることが、健康や理想体型への近道なのです。いろんなものを、いろんな調理法で食べましょう。野菜多めがポイントです。

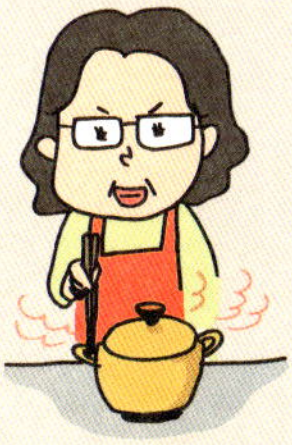

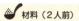

りんご

白い膜は食べごろサイン

おいしい見わけかた

- 頭の軸がしっかりしている
- 白い膜がかかり、香りが出ている
- おしりのくぼみが深く、重みがある

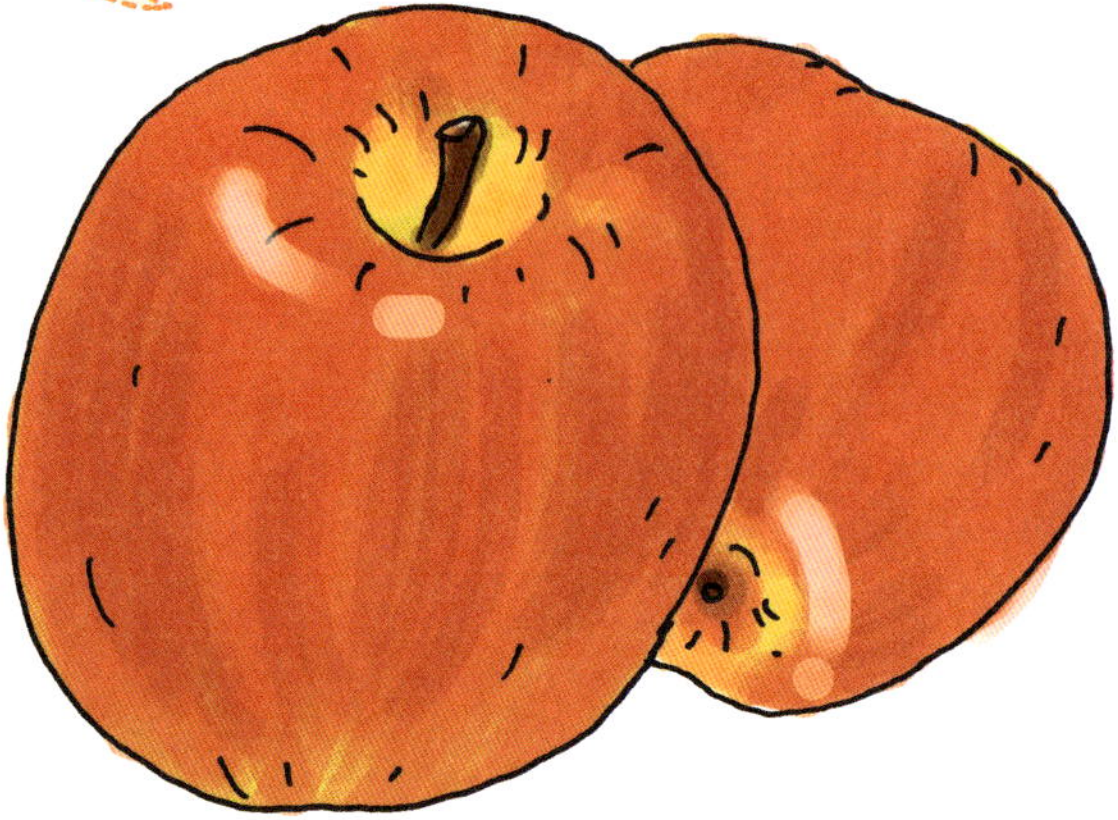

〔注目の栄養素・成分〕

りんごポリフェノール

りんごの成分で特に注目したいのは、プロシアニジンなどのりんごポリフェノール。体のサビつきを抑えたり、コレステロール値の低下が期待できます。

　なお、「サン」がつく品種は（サンつがるなど）、日光を多く浴びているので、通常のもの（つがるなど）より甘みがあります。

栄養をおいしくとるコツ

　ポリフェノールは、皮に多く含まれています。うさぎの形に切ってもいいですが、すりおろしたり薄く輪切りにしたりすれば、食べやすくなります（芯の部分は、クッキーの型でくり抜いてもOK）。

　りんごの表面にベタッとした白い膜が見えることがありますが、これはりんご自身が作り出したもので、食べごろのサイン。健康上の問題は全くありません。

横着したらアントシアニン
ぶどう

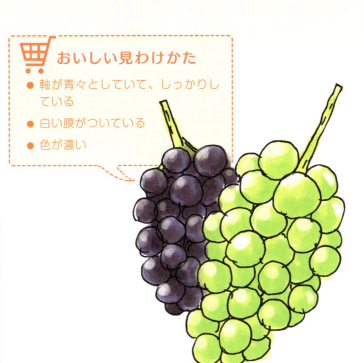

おいしい見わけかた

- 軸が青々としていて、しっかりしている
- 白い膜がついている
- 色が濃い

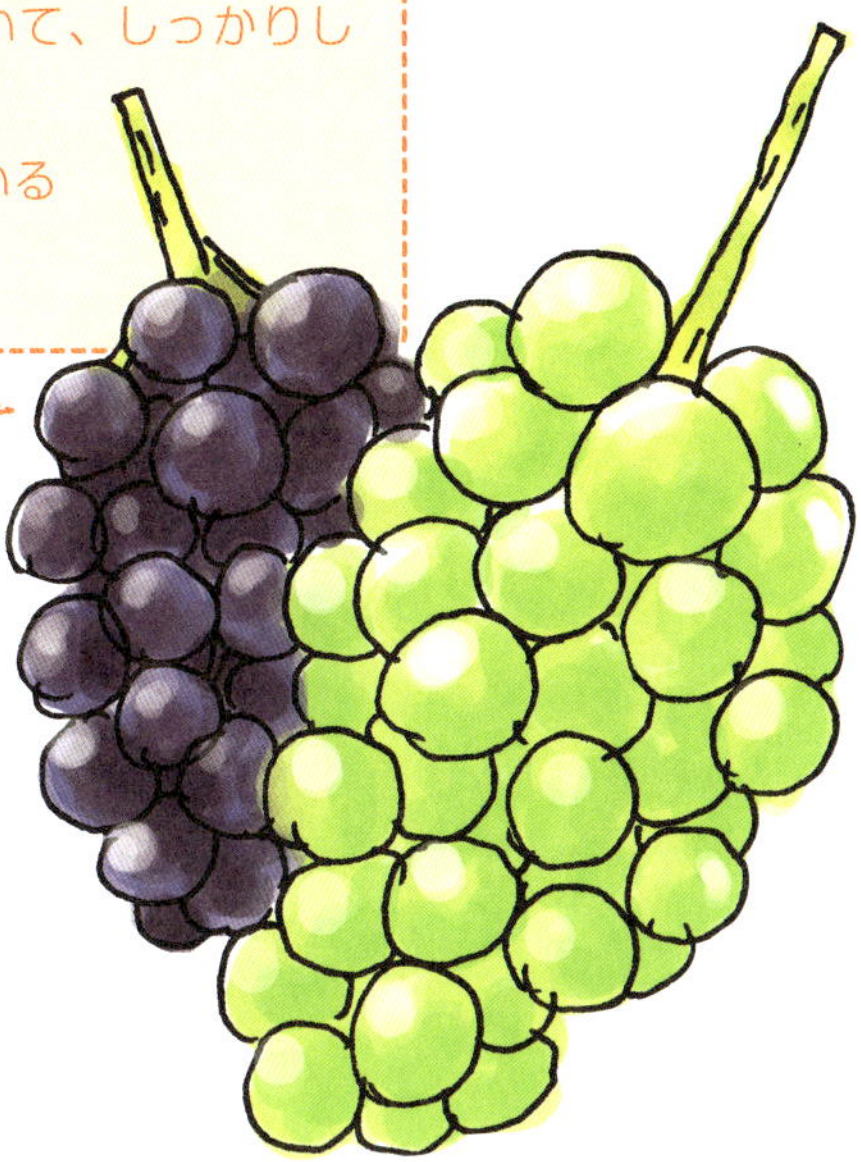

ぶどうはそのほとんどが水分ですが、ポリフェノールの一種であるアントシアニンを含んでいます。アントシアニンには強力な抗酸化作用があり、視力回復などに役立ちます。

さまざまな品種がありますが、色の濃いものほど（巨峰など）、ポリフェノールが豊富です。

〔注目の栄養素・成分〕

アントシアニン

栄養をおいしくとるコツ

ポリフェノールは、実より皮に多く含まれています。そのまま食べてもいいですが、皮ごと食べることを前提として作られている「ナガノパープル」などの品種もおすすめです。

また、ぶどうの表面を覆う白っぽい膜は、農薬ではなく「ブルーム」という成分。ぶどう自身が作り出したものなので、食べても問題ありません。

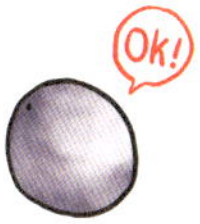

ミよりカワをとれ
レモン

おいしい見わけかた

- 鮮やかな黄色（輸入物）
- ラグビーボール型で、ツヤとハリがある
- ヘタが緑色

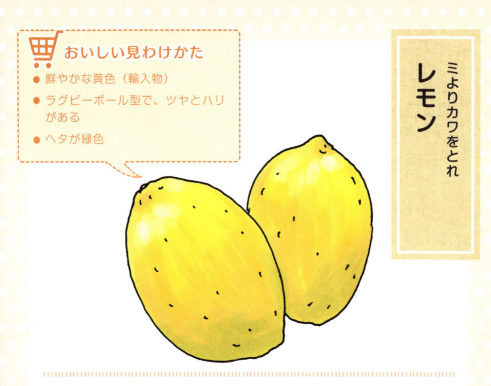

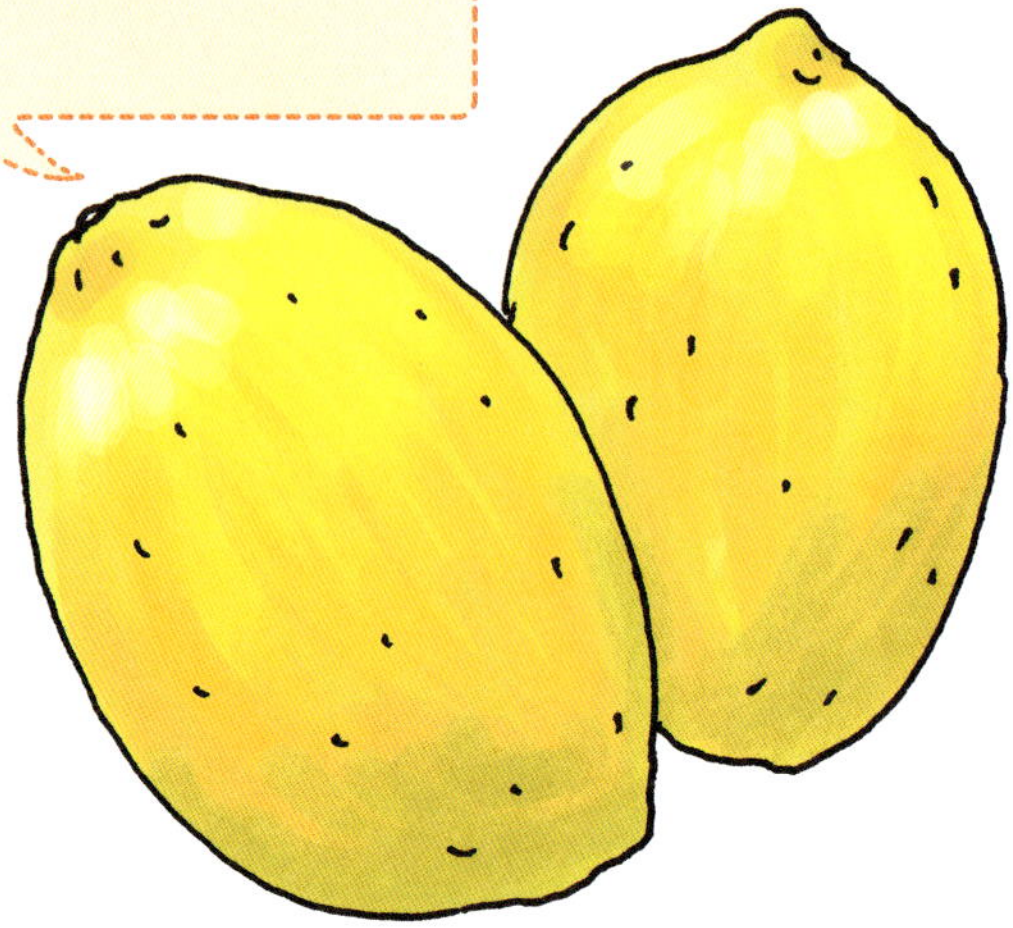

レモンといえば、ビタミンC（柑橘類の中でナンバーワンの量）やクエン酸のイメージがありますが、近年注目されているのがレモンポリフェノール（エリオシトリン）。これは、活性酸素を抑えたり、コレステロールを低下させる働きがある成分で、ファイトケミカルのひとつです。

〔注目の栄養素・成分〕

レモンポリフェノール

栄養をおいしくとるコツ

レモンポリフェノールは、皮により多く含まれています。刻んでジャムにしたり、はちみつ漬けにしたりして食べましょう（水できちんと洗って、農薬を落とします。気になる場合は塩をつけてこすり、流水で流しましょう）。

なお、バツの字に包丁を入れると、より多くの果汁をしぼることができます。

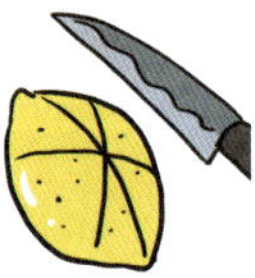

飲み物は食べ物

緑茶

おいしい見わけかた

- 鮮やかな緑色でツヤがある
- 豊かな香りがある
- 砕けたものが少ない

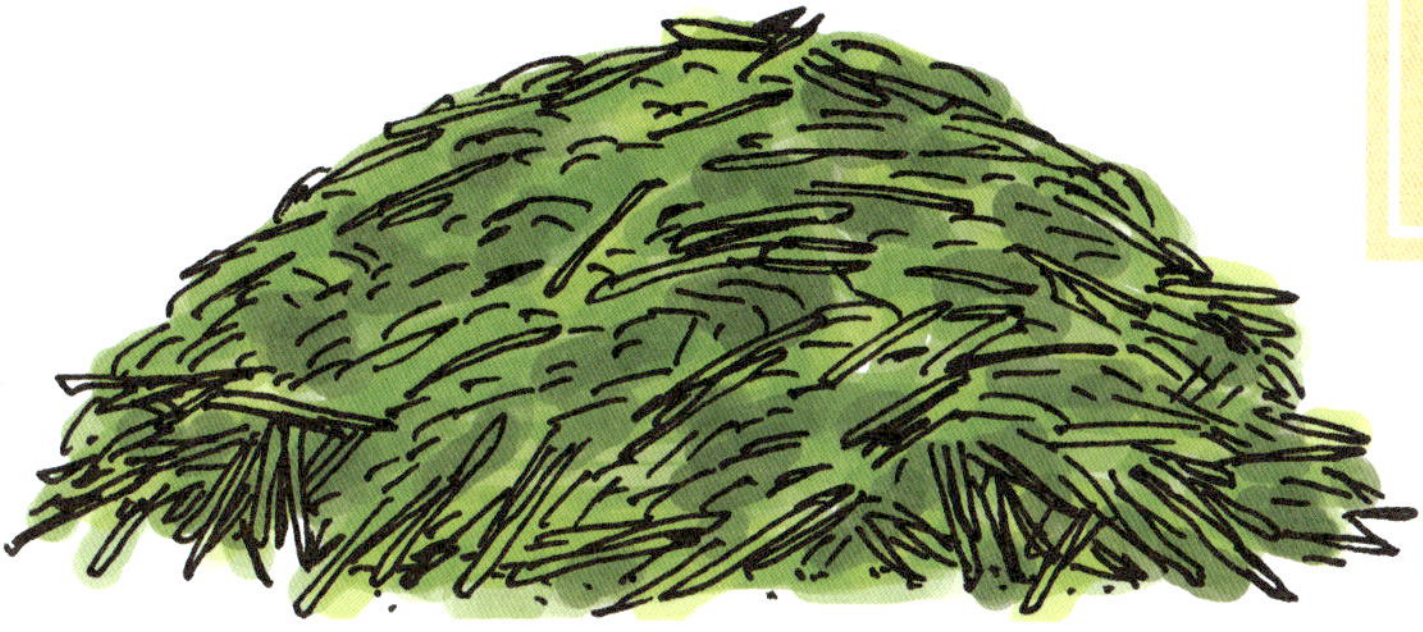

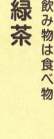

〔注目の栄養素・成分〕

カテキン

緑茶は熱に強いビタミンCやカテキンなどを含んでいます。特にカテキンは、老化の原因となる活性酸素を減らす、脂肪の吸収を抑えるなどの働きがあります。

お茶にはさまざまな種類がありますが（煎茶・紅茶・烏龍茶など）、すべて同じ原料（葉）から作られています。

栄養をおいしくとるコツ

煎茶はお茶の中で、最も多くのカテキンを含んでいます。大きく沸騰する手前の80～85℃のお湯で淹《い》れると、カテキンやカフェインが増えます。

より効果的にとりたい場合は、茶葉をそのまま食べましょう。乾燥させてフードプロセッサーで細かくしたら、ふりかけにしたり、みそ汁に入れたり、スイーツにかけたりします。ただし、食べすぎには注意しましょう。

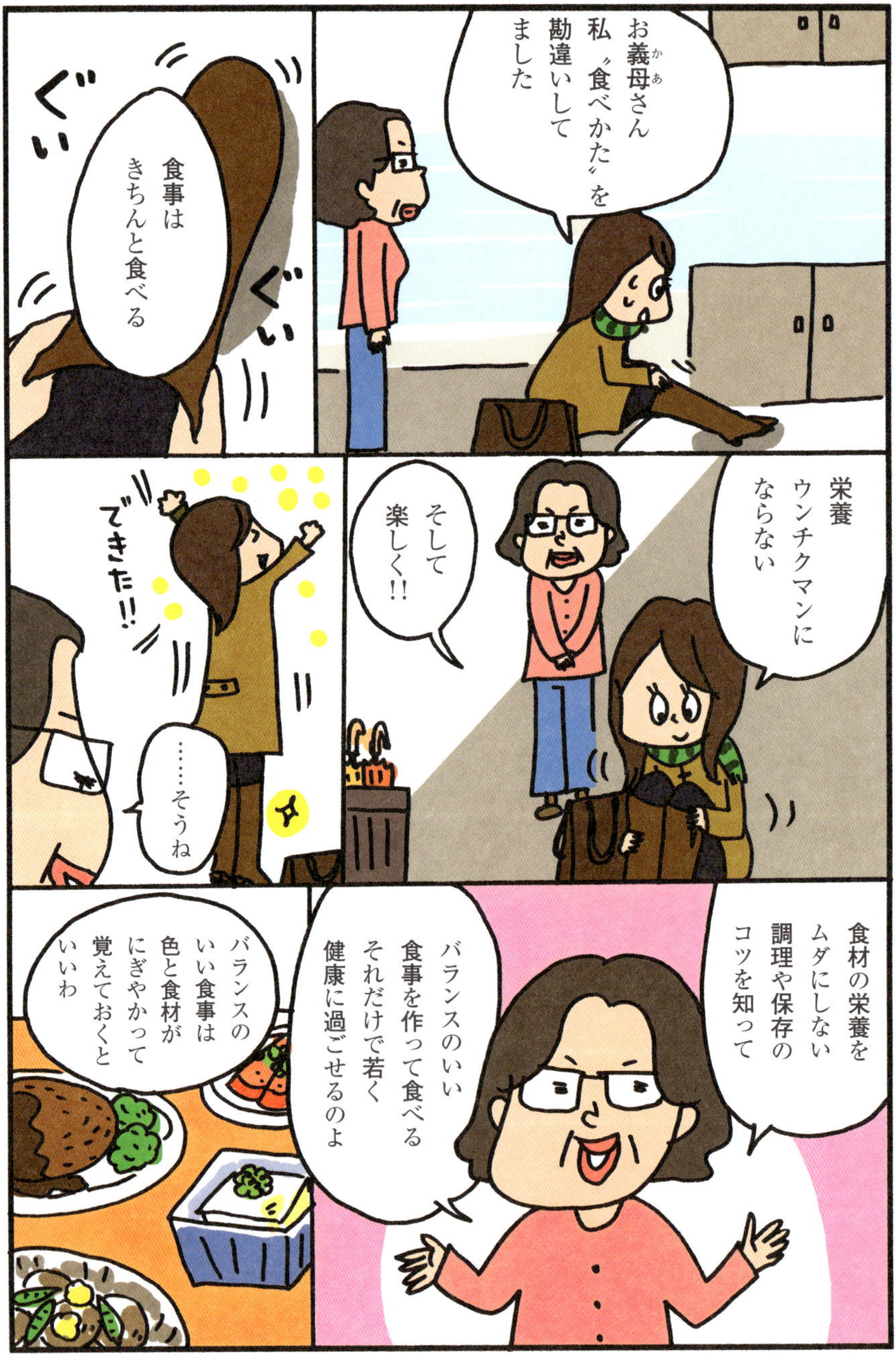

お義母《かあ》さん 私〝食べかた〟を勘違いしてました
食事はきちんと食べる
ぐい
ぐい
栄養ウンチクマンにならない
そして楽しく!!
できた!!
……そうね
食材の栄養をムダにしない調理や保存のコツを知って
バランスのいい食事を作って食べる それだけで若く健康に過ごせるのよ
バランスのいい食事は色と食材がにぎやかって覚えておくといいわ

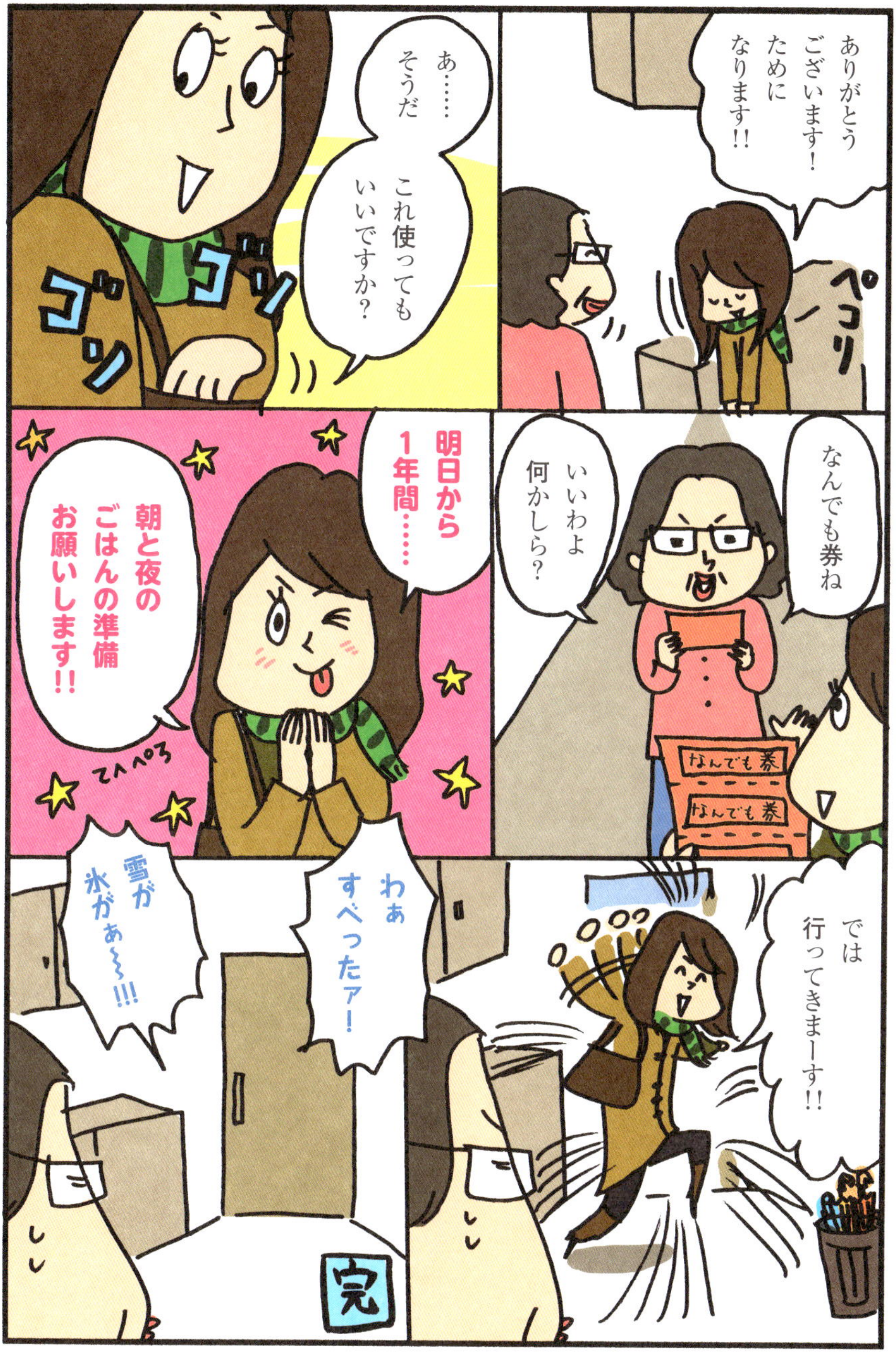
ありがとうございます！ためになります!!
ペコリ
あ……そうだ
これ使ってもいいですか？
ゴツ
ゴツ
なんでも券ね
いいわよ何かしら？
なんでも券
なんでも券
明日から1年間……
朝と夜のごはんの準備お願いします!!
てへぺろ
では行ってきまーす!!
わぁすべったア！
雪が氷がぁ〜〜!!!
完

監修　竹森美佐子
文　河合ひろみ
イラスト・まんが　えのきのこ
イラスト　関上絵美
デザイン　土田智（atelier LIM）
組版　風間佳子
編集　上島俊秀（リベラル社）
編集人　伊藤光恵（リベラル社）
営業　榎正樹（リベラル社）

編集部　渡辺靖子・堀友香・猫塚康一郎
営業部　津田滋春・廣田修・青木ちはる・栗田宏輔・中西真奈美

[参考文献]

『もっとおいしく、ながーく安心 食品の保存テク』（朝日新聞出版）／『野菜のソムリエ おいしい野菜とフルーツの見つけ方』（小学館）／『簡単・無駄なし！ 野菜のストック便利帳』（大泉書店）／『その調理、９割の栄養捨ててます！』（世界文化社）／『食材の栄養素を最大限に引き出す便利帖』（永岡書店） ほか

トマト、冷蔵庫に入れてませんか？

2017年11月25日　初版

編　集　リベラル社
発行者　隅田 直樹
発行所　株式会社 リベラル社
〒460-0008　名古屋市中区栄3-7-9　新鏡栄ビル8F
TEL 052-261-9101　FAX 052-261-9134　http://liberalsya.com
発　売　株式会社 星雲社
〒112-0005 東京都文京区水道1-3-30
TEL 03-3868-3275
印刷・製本　株式会社 チューエツ

ISBN978-4-434-24051-5